CB044100

Radiologia Básica

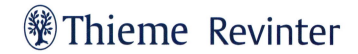

Radiologia Básica

Terceira Edição

Carlos Fernando de Mello Junior

Professor-Associado e Coordenador da Disciplina de Radiologia do Curso de Medicina da Universidade Federal da Paraíba (UFPB)
Doutor em Radiologia pela Faculdade de Medicina da Universidade de São Paulo (USP)
Membro Titular do Colégio Brasileiro de Radiologia
Especialista em Radiologia e Diagnóstico por Imagem pela Associação Médica Brasileira
Coordenador da Residência de Radiologia da Faculdade de Medicina Nova Esperança
Presidente da Comissão Estadual de Residência Médica da Paraíba (CEREM-PB)

Thieme
Rio de Janeiro • Stuttgart • New York • Delhi

Dados Internacionais de Catalogação na Publicação (CIP)

J95r

    Junior, Carlos Fernando de Mello
    Radiologia básica / Carlos Fernando de Mello Junior. – 3. Ed. –
Rio de Janeiro – RJ: Thieme Revinter Publicações, 2021.

    256 p.: il; 21 x 28 cm.
    Inclui Índice Remissivo e Bibliografia
    ISBN 978-65-5572-058-7
    eISBN 978-65-5572-059-4

    1. Radiologia. 2. Diagnóstico por Imagem. 3. Técnicas Avan-
çadas. I. Título.

                            CDD: 616.0757
                            CDU: 616-073.5

Contato com o autor:
carlosfmello@hotmail.com

Nota: O conhecimento médico está em constante evolução. À medida que a pesquisa e a experiência clínica ampliam o nosso saber, pode ser necessário alterar os métodos de tratamento e medicação. Os autores e editores deste material consultaram fontes tidas como confiáveis, a fim de fornecer informações completas e de acordo com os padrões aceitos no momento da publicação. No entanto, em vista da possibilidade de erro humano por parte dos autores, dos editores ou da casa editorial que traz à luz este trabalho, ou ainda de alterações no conhecimento médico, nem os autores, nem os editores, nem a casa editorial, nem qualquer outra parte que se tenha envolvido na elaboração deste material garantem que as informações aqui contidas sejam totalmente precisas ou completas; tampouco se responsabilizam por quaisquer erros ou omissões ou pelos resultados obtidos em consequência do uso de tais informações. É aconselhável que os leitores confirmem em outras fontes as informações aqui contidas. Sugere-se, por exemplo, que verifiquem a bula de cada medicamento que pretendam administrar, a fim de certificar-se de que as informações contidas nesta publicação são precisas e de que não houve mudanças na dose recomendada ou nas contraindicações. Esta recomendação é especialmente importante no caso de medicamentos novos ou pouco utilizados. Alguns dos nomes de produtos, patentes e design a que nos referimos neste livro são, na verdade, marcas registradas ou nomes protegidos pela legislação referente à propriedade intelectual, ainda que nem sempre o texto faça menção específica a esse fato. Portanto, a ocorrência de um nome sem a designação de sua propriedade não deve ser interpretada como uma indicação, por parte da editora, de que ele se encontra em domínio público.

© 2021 Thieme. All rights reserved.

Thieme Revinter Publicações Ltda.
Rua do Matoso, 170
Rio de Janeiro, RJ
CEP 20270-135, Brasil
http://www.ThiemeRevinter.com.br

Thieme USA
http://www.thieme.com

Design de Capa: © Thieme
Créditos Imagem da Capa: Carlos Fernando de Mello Junior

Impresso no Brasil por BMF Gráfica e Editora Ltda.
5 4 3 2 1
ISBN 978-65-5572-058-7

Também disponível como eBook:
eISBN 978-65-5572-059-4

Todos os direitos reservados. Nenhuma parte desta publicação poderá ser reproduzida ou transmitida por nenhum meio, impresso, eletrônico ou mecânico, incluindo fotocópia, gravação ou qualquer outro tipo de sistema de armazenamento e transmissão de informação, sem prévia autorização por escrito.

SUMÁRIO

Prefácio da Primeira Edição, vi
Prefácio da Segunda e Terceira Edição, vii
Agradecimento, viii
Dedicatória, ix
Colaboradores, x

PRANCHAS EM CORES . . . . **xii**

1 PRINCÍPIOS TÉCNICOS E NOMENCLATURA RADIOLÓGICA **1**
Carlos Fernando de Mello Junior

2 NEURORRADIOLOGIA **15**
Carlos Fernando de Mello Junior

3 RADIOLOGIA DA CABEÇA E PESCOÇO **55**
Carlos Fernando de Mello Junior

4 RADIOLOGIA TORÁCICA **83**
Carlos Fernando de Mello Junior ◆ *Leonardo Bernardo Bezerra*

5 RADIOLOGIA DA MAMA **119**
Su Jin Kim Hsieh ◆ *Carlos Fernando de Mello Junior*

6 RADIOLOGIA ABDOMINAL **139**
Carlos Fernando de Mello Junior ◆ *Sandro Santos Fenelon*

7 RADIOLOGIA MUSCULOESQUELÉTICA **181**
Carlos Fernando de Mello Junior ◆ *Severino Aires de Araújo Neto* ◆ *Rosalvo Zózimo Bispo Júnior*

8 TÉCNICAS AVANÇADAS **217**
Carlos Fernando de Mello Junior ◆ *Cláudio Campi de Castro* ◆ *Sandro Santos Fenelon*

ÍNDICE REMISSIVO **229**

PREFÁCIO DA PRIMEIRA EDIÇÃO

A Radiologia é uma das especialidades médicas que mais cresceu nos últimos anos. O surgimento de novos métodos de Diagnóstico por Imagem e a evolução recente dos métodos já existentes, como a tomografia computadorizada e a ressonância magnética, levaram a um aumento do volume de informações na especialidade difícil de ser acompanhada pelo médico generalista e, especialmente, pelo médico em formação.

Em meu contato diário com os alunos de graduação em Medicina, sou frequentemente questionado sobre qual livro eu indicaria como um livro básico de Diagnóstico por Imagem. Não há uma resposta única. Há excelentes textos nacionais e internacionais sobre temas específicos da especialidade, porém, inadequados para o estudante pela sua profundidade. Há poucos livros nacionais atualizados que abordem todas as principais áreas do Diagnóstico por Imagem com a profundidade e abrangência adequadas ao ensino de graduação. O presente livro, a meu ver, vem preencher esta lacuna.

O autor, Prof. Dr. Carlos Fernando de Mello Junior, fez um excelente trabalho ao contribuir com sua experiência e ao coordenar um grupo de renomados especialistas nas diversas áreas do Diagnóstico por Imagem para a realização deste livro, que, com certeza, será de grande valia para o aluno da graduação em Medicina e das outras áreas das Ciências da Saúde.

Prof. Dr. Cláudio Campi de Castro
Professor Titular da Disciplina de Diagnóstico por Imagem da
Faculdade de Medicina do ABC
Professor-Associado do Departamento de Radiologia da
Faculdade de Medicina da Universidade de São Paulo

PREFÁCIO DA SEGUNDA E TERCEIRA EDIÇÃO

A primeira edição do livro *Radiologia Básica*, coordenada pelo Prof. Dr. Carlos Fernando de Mello Junior, foi um sucesso, e hoje é considerado um dos principais textos nacionais de Radiologia e Diagnóstico por Imagem com foco no aluno de graduação.

A segunda e terceira edição foram totalmente revisadas, tendo sido incluídos novos conteúdos e novas ilustrações. Os capítulos foram atualizados por especialistas que são referências nacionais em suas áreas de atuação. Os resultados foram textos completos, porém concisos, objetivos e fartos em ilustrações, o que os tornam adequados aos estudantes de Medicina e das outras áreas das Ciências da Saúde, aos residentes e aos médicos generalistas.

Acreditamos que a sua nova edição continuará sendo uma referência nacional em sua área.

Prof. Dr. Cláudio Campi de Castro
Professor Titular da Disciplina de Diagnóstico por
Imagem da Faculdade de Medicina do ABC
Professor-Associado do Departamento de Radiologia da
Faculdade de Medicina da Universidade de São Paulo

AGRADECIMENTOS

Nas edições anteriores, sempre destaquei que a grande maioria da literatura radiológica atual está voltada para os profissionais da pós-graduação em diagnóstico por imagem. Com a sua terceira edição, eu acredito que **Radiologia Básica** cumpriu seu principal objetivo: oferecer, aos alunos de graduação dos diversos cursos da área da saúde, uma literatura abrangente, básica e objetiva sobre a imaginologia. Sempre acreditei que o nosso trabalho poderia ser uma referência literária para ajudar esses alunos durante seu processo de formação. E estou muito satisfeito com os resultados. A publicação de nossa terceira edição confirma tudo isso.

Mais uma vez gostaria de agradecer, de coração, a todos aqueles que, de algum modo, colaboraram para meu crescimento acadêmico, pessoal e profissional. Aos meus pais, Carlos e Vitória, exemplos de inspiração de vida; ao meu orientador e amigo, Dr. Osmar de Cássio Saito; ao Dr. Luís Carlos Donoso Scoppetta; aos Drs. Rubens Yamashiro e Ângelo Perrone; aos Drs. Giovanni Guido Cerri, Carmem Lúcia Madruga, Nestor de Barros (*in memoriam*) e Regina Lúcia Elia Gomes e à editora Revinter pelo excelente trabalho editorial.

Carlos Fernando de Mello Junior

DEDICATÓRIA

*Este livro é dedicado
à minha esposa, Priscilla,
e ao meu filho, Lucas.*

COLABORADORES

CLÁUDIO CAMPI DE CASTRO
Doutor em Radiologia pela Faculdade de Medicina da Universidade de São Paulo (USP)
Livre-Docente em Radiologia pela Faculdade de Medicina da USP
Professor-Associado do Departamento de Radiologia da Faculdade de Medicina da USP
Professor Titular da Disciplina de Diagnóstico por Imagem da Faculdade de Medicina do ABC, SP
Especialista em Radiologia e Diagnóstico por Imagem pela Associação Médica Brasileira

LEONARDO BERNARDO BEZERRA
Mestre em Radiologia pela Universidade Federal do Rio de Janeiro (UFRJ)
Professor Adjunto da Disciplina de Radiologia da Universidade Federal do Rio Grande do Norte (UFRN)
Membro Titular do Colégio Brasileiro de Radiologia (CBR)
Especialista em Radiologia e Diagnóstico por Imagem pela Associação Médica Brasileira (AMB)

ROSALVO ZÓZIMO BISPO JÚNIOR
Mestre e Doutor em Ortopedia pela Universidade de São Paulo (USP)
Membro da Sociedade Brasileira de Ortopedia e Traumatologia (SBOT)
Professor Adjunto da Disciplina de Ortopedia e Traumatologia da Universidade Federal da Paraíba (UFPB)
Especialista em Ortopedia e Traumatologia pela Associação Médica Brasileira (AMB)

SANDRO SANTOS FENELON
Especialista em Radiologia e Diagnóstico por Imagem pela Associação Médica Brasileira (AMB)
Membro Titular do Colégio Brasileiro de Radiologia (CBR)

SEVERINO AIRES DE ARAÚJO NETO
Mestre e Doutor pela Universidade de Campinas (UNICAMP)
Professor Adjunto da Disciplina de Radiologia da Universidade Federal da
Paraíba (UFPB)
Especialista em Radiologia e Diagnóstico por Imagem pela Associação Médica
Brasileira (AMB)
Membro Titular do Colégio Brasileiro de Radiologia (CBR)

SU JIN KIM HSIEH
Doutora em Radiologia pela Faculdade de Medicina da Universidade de São Paulo (USP)
Médica Assistente do Instituto de Radiologia do Hospital das Clínicas da
Universidade de São Paulo (INRAD)
Membro Titular do Colégio Brasileiro de Radiologia (CBR)
Especialista em Radiologia e Diagnóstico por Imagem pela Associação Médica
Brasileira (AMB)

PRANCHAS EM CORES

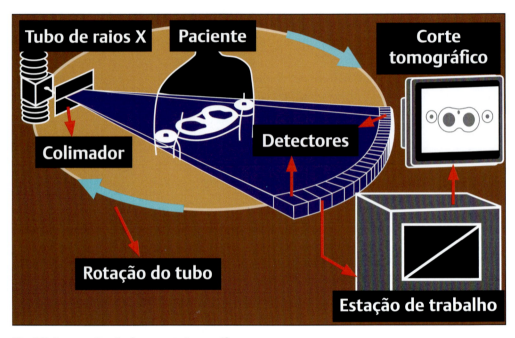

Fig. 1-7. Esquematização de um corte tomográfico.

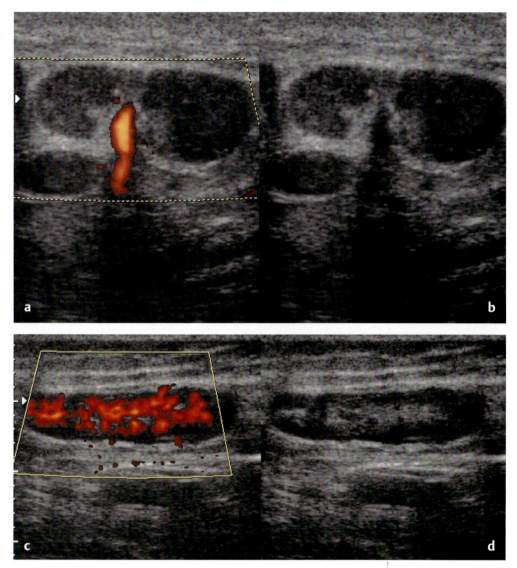

Fig. 1-13. (**a-d**) Caracterização do fluxo sanguíneo pelo efeito Doppler.

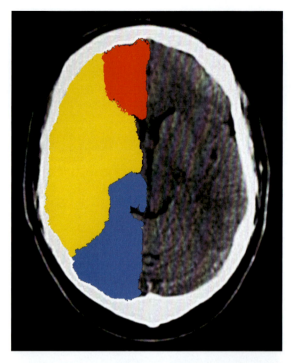

Fig. 2-1. Territórios arteriais. Regiões irrigadas pela artéria cerebral anterior em vermelho, cerebral média em amarelo e cerebral posterior em azul.

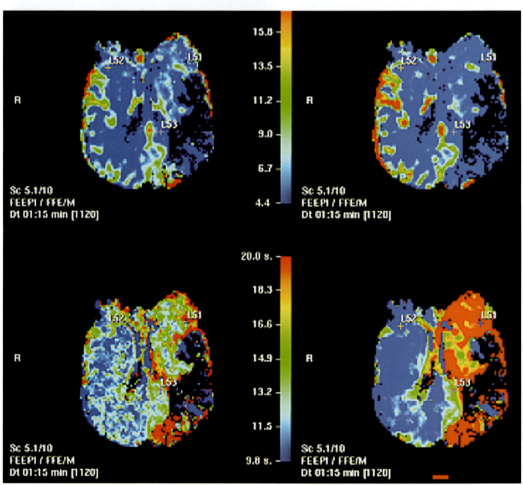

Fig. 2-4. Mapa de perfusão por RM. As áreas escuras e avermelhadas evidenciam uma hipoperfusão em hemisfério cerebral esquerdo em relação ao contralateral, em um paciente com estenose carotídea.

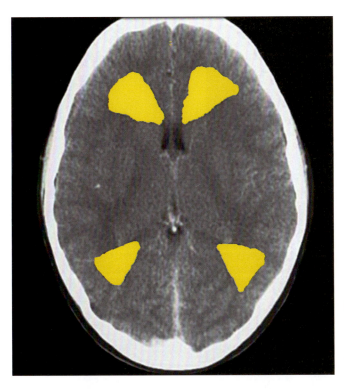

Fig. 2-9. As regiões assinaladas (em amarelo) representam os limites das áreas irrigadas pelas artérias cerebrais anteriores, médias e posteriores. São locais onde a perfusão sanguínea é mais debilitada (territórios de fronteira).

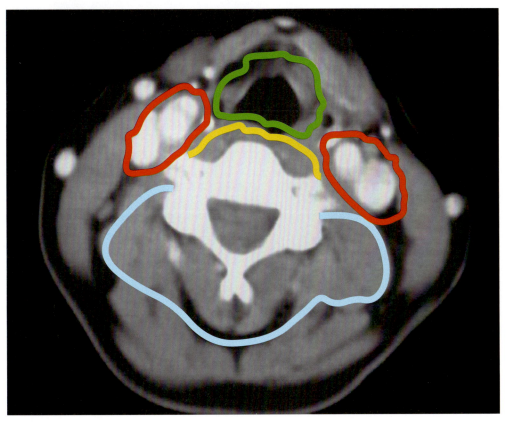

Fig. 3-16. Corte axial de TC do pescoço infra-hioide demonstrando alguns espaços cervicais para caracterização. O espaço carotídeo em vermelho, espaço pré-vertebral em amarelo, espaço visceral em verde e o espaço cervical posterior em azul.

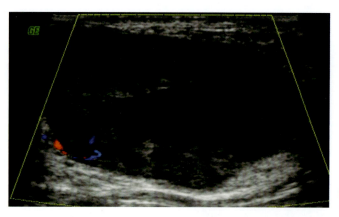

Fig. 5-21. Nódulo oval, circunscrito, complexo. Carcinoma papilífero.

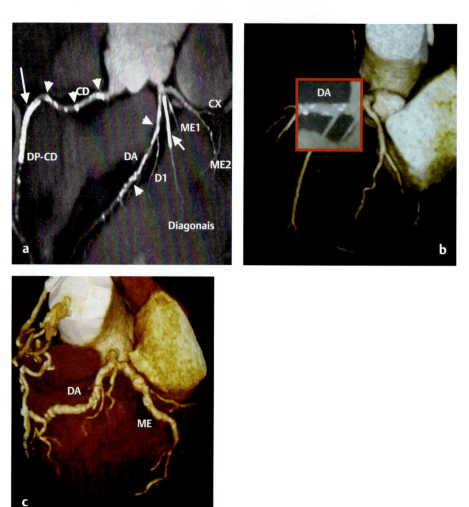

Fig. 8-4. TC cardíaca. Verificar as artérias coronárias com calcificações ateromatosas *(pontas de seta)* e com "stents" de angioplastia *(setas)* (**a**). Reconstruções tridimensionais de TC de coração. Observar a vascularização coronariana (**b**, **c**).

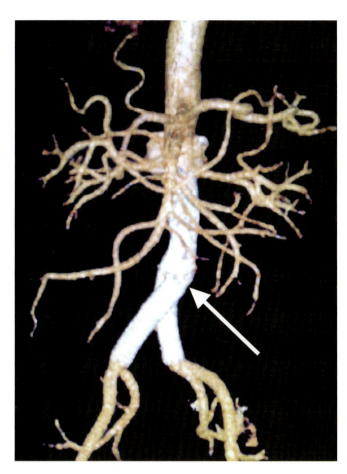

Fig. 8-13. Reconstrução tridimensional de uma angiotomografia da aorta para caracterização pós-cirúrgica de prótese endovascular *(seta)*.

Radiologia Básica

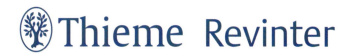

PRINCÍPIOS TÉCNICOS E NOMENCLATURA RADIOLÓGICA

CAPÍTULO 1

Carlos Fernando de Mello Junior

A radiologia pode ser definida como a especialidade médica que consiste na utilização de imagens para o auxílio dos diagnósticos clínico e terapêutico (radiologia intervencionista). No Brasil, o Conselho Federal de Medicina reconhece a especialidade pelo nome de "Radiologia e Diagnóstico por Imagem". Descreveremos a seguir os princípios técnicos e a nomenclatura dos principais métodos de diagnóstico por imagem:

- Radiografia.
- Ultrassonografia (USG).
- Tomografia computadorizada (TC).
- Ressonância magnética (RM).

■ RADIOGRAFIA

A radiografia tem como princípio básico os **raios X**, uma radiação eletromagnética capaz de ionizar a matéria por causa do seu alto conteúdo de energia. Os raios X foram descobertos por **Wilhelm Conrad Roetgen** na cidade de Wrisburg, na Alemanha, em 8 de novembro de 1895. Ele observou que os raios catódicos, que escapavam de um tubo com vácuo por uma janela de alumínio, produziam uma luminescência em sais fluorescentes e um escurecimento em chapas fotográficas. Sua descoberta lhe deu o Prêmio Nobel de Física em 1901. Roetgen faleceu em decorrência de um carcinoma intestinal em 10 de fevereiro de 1923, em Munique.

Desde a descoberta dos raios X, a radiologia tem evoluído de tal forma que hoje é um dos mais importantes métodos de diagnóstico na área de saúde, contribuindo fortemente para os avanços da medicina, desde o diagnóstico até o tratamento.

A produção dos raios X é realizada em um tubo de vácuo revestido por chumbo. O chumbo e o bário são os elementos da natureza que bloqueiam a passagem da radiação. No interior desse tubo, existe um polo negativo, o cátodo, constituído por um filamento de tungstênio por onde passa uma corrente elétrica. Do lado oposto ao cátodo, está o ânodo, o polo negativo, formado por uma placa de cobre e tungstênio. Para que ocorra a geração dos raios X, é necessário aplicar uma grande diferença de potencial no cátodo, que se torna incandescente, gerando um fluxo de elétrons que são acelerados, ganhando energia, até serem liberados e atingirem o ânodo bruscamente, perdendo parte da energia adquirida durante a aceleração. O resultado desta colisão é uma transferência de energia dos elétrons para os átomos do elemento-alvo (Fig. 1-1). Apenas cerca de 1 a 2% de toda a energia produzida são raios X, o restante é energia térmica.

O filme é uma película coberta por sais de prata fotossensíveis. Eles são colocados em chassis que são revestidos no seu interior pelos écrans. Os *écrans*, quando expostos aos raios X, tornam-se fluorescentes, e essa luz, juntamente com a exposição direta da radiação, sensibiliza o filme radiográfico.

Fig. 1-1. Esquematização de um tubo de raios X. O fluxo de elétrons que são acelerados ganha energia e é liberado do cátodo (à direita) para atingirem o ânodo bruscamente (à esquerda).

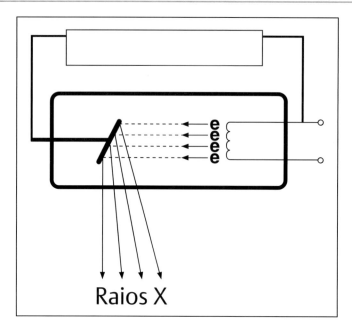

É importante salientar que os exames radiográficos sempre são analisados como se o paciente estivesse de frente ao observador. Deste modo, ao avaliar uma película radiográfica, o lado esquerdo do paciente estará à direita do observador e vice-versa. Esse aspecto é respeitado em todos os demais exames de imagem estáticos, como a tomografia computadorizada, ressonância magnética, medicina nuclear etc. (Figs. 1-2 e 1-3).

Os termos mais frequentemente utilizados nas descrições das imagens em uma radiografia estão relacionados com a transparência radiológica dos tecidos avaliados, ou seja, a capacidade de determinada estrutura do corpo humano absorver ou permitir a passagem dos raios X, fazendo com que este atinja em menor ou maior proporção o filme radiográfico. Definimos como estruturas **radiotransparentes** (pretas) aquelas que permitem uma grande passagem dos raios X, como, por exemplo, os pulmões; de modo inverso, os ossos, que bloqueiam ou absorvem grande parte de sua passagem, são estruturas **radiopacas** (brancas). No entanto, não possuímos apenas pulmões e ossos em nosso corpo; gordura, músculos, tendões, vísceras abdominais e os demais órgãos e estruturas apresentam uma densidade radiográfica característica. Classicamente podemos caracterizar quatro densidades radiográficas básicas (Fig. 1-2), do mais radiotransparente ao mais radiopaco:

- Ar.
- Gordura.
- Partes moles (músculos, órgãos, tendões, ligamentos etc.).
- Osso.

Uma desvantagem da radiografia simples em relação a outros métodos de diagnóstico, como a TC, RM e USG, é a sobreposição das imagens de órgãos e estruturas. Diferente dos outros métodos que adquirem imagens em cortes axiais, coronais, sagitais e oblíquos, na radiografia o exame é realizado pela incidência direta dos raios X no filme radiográfico, fazendo com que as estruturas se sobreponham. Para tentar minimizar esse problema, o exame radiográfico deve ser sempre realizado em mais de uma incidência. Por exemplo, em uma radiografia do tórax sempre utilizamos uma incidência em PA (posteroanterior) e uma em perfil (Fig. 1-4).

■ TOMOGRAFIA COMPUTADORIZADA

A tomografia computadorizada também apresenta como princípio básico os raios X, deste modo as estruturas avaliadas vão apresentar as mesmas características de imagem radiográfica simples. O ar que é escuro na radiografia também será escuro na TC; do mesmo modo o osso, que é branco ao exame radiográfico, será branco no tomográfico (Fig. 1-5). A grande vantagem da tomografia computadorizada em relação à radiografia simples é permitir a realização de cortes axiais ou transversos do corpo humano, e com uma resolução de imagem muito superior. Enquanto a radiografia

PRINCÍPIOS TÉCNICOS E NOMENCLATURA RADIOLÓGICA

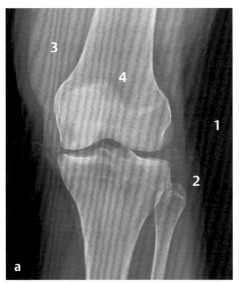
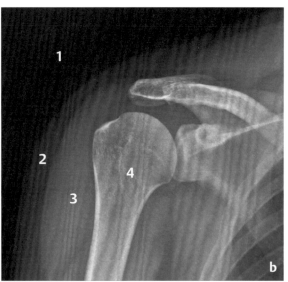
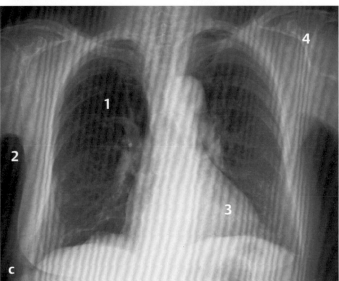

Fig. 1-2. Radiografias simples do joelho (**a**) e do ombro (**b**) para caracterização das densidades radiográficas (ar, gordura, partes moles e osso). As áreas mais radiotransparentes estão relacionadas com o ar (1); o cinza escuro (2) está relacionado com a gordura do tecido celular subcutâneo; em (3) as partes moles (músculos); e em (4) a densidade óssea. Em (**c**), uma radiografia do tórax exemplificando as áreas mais radiotransparentes relacionadas com o ar no pulmão (1); o cinza escuro (2) relacionado com a gordura do tecido celular subcutâneo na axila; em (3), as partes moles (coração); e em (4), a densidade óssea da escápula. Atentar para o fato que a radiografia do tórax (**b**) simula que o paciente está de frente a quem analisa o exame. Verificar que o coração está à direita de quem olha a imagem. Todos os exames radiográficos sempre serão analisados como se o paciente estivesse de frente ao observador.

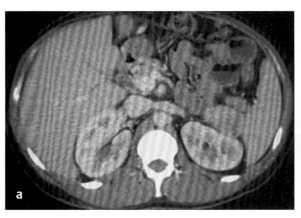
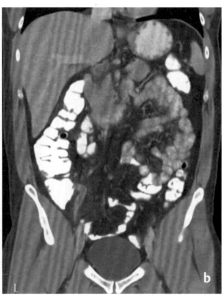

Fig. 1-3. TC em corte axial do abdome (**a**) e uma reconstrução coronal (**b**). Atentar para o fato que tanto os cortes axial como coronal simulam que o paciente está de frente a quem analisa o exame. Verificar que, em ambos, o fígado está à esquerda de quem olha a imagem. Todos os exames radiográficos sempre serão analisados como se o paciente estivesse de frente para o observador.

Fig. 1-4. (**a**) Radiografia simples frontal do tórax evidenciando lesão radiopaca peri-hilar à direita (seta). (**b**) Na incidência em perfil, pode-se verificar que a lesão se localiza posteriormente no tórax (setas), o que não era possível avaliar apenas com a incidência frontal. Observar também o aspecto de imagem do pulmão (radiotransparente) e da coluna vertebral e costelas (radiopacas).

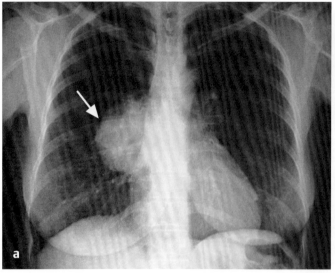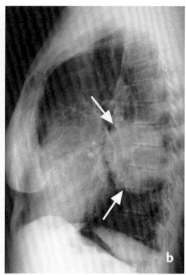

Fig. 1-5. Cortes axiais de TC. (**a**) Demonstrando as densidades radiográficas seguindo a mesma lógica da radiografia simples (ar, gordura, partes moles e osso). As áreas mais radiotransparentes (hipodensas) estão relacionadas com o ar atmosférico e o ar no interior de alças intestinais (1); o cinza escuro (2) está relacionado com a gordura intraperitoneal e do tecido celular subcutâneo; em (3), as partes moles (fígado e baço); e em (4), a densidade óssea do corpo vertebral. (**b**) Os valores em Unidades Hounsfield (UH) dos diversos tecidos corporais e do ar, na TC.

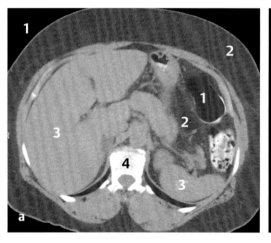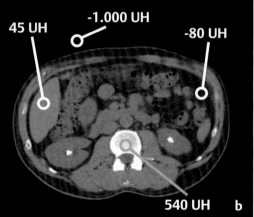

apresenta uma variação em torno de 25 tons de cinza, a TC apresenta cerca de 250. O tomógrafo computadorizado é composto por uma unidade emissora de raios X, o *gantry*, que emite um feixe de radiação que gira em torno do paciente, onde sensores captam os dados adquiridos e os enviam para um computador que os transformam em imagens (Figs. 1-6 e 1-7). Os cortes são adquiridos predominantemente no plano axial, no entanto, por ser um exame computadorizado, os aparelhos de TC permitem reconstruções das imagens nos outros planos (Fig. 1-3).

O estudo tomográfico computadorizado também permite a análise dos coeficientes de atenuação radiológica (densidades) das estruturas avaliadas. Essa mensuração é medida pelas chamadas **Unidades Hounsfield** (UH), que utilizam como parâmetros os valores absolutos da água, que equivale a 0 UH, e a do ar, que possui valor de -1.000 UH. A partir desses, o aparelho consegue mensurar os valores das diversas densidades radiográficas dos demais tecidos avaliados (Quadro 1-1 e Fig. 1-5).

Quadro 1-1. Densidades Radiográficas	
Estrutura	**Densidade (UH)**
Ar	-1.000
Gordura	-50 a -100
Água	0
Partes moles	40 a 90
Osso	150 a 700

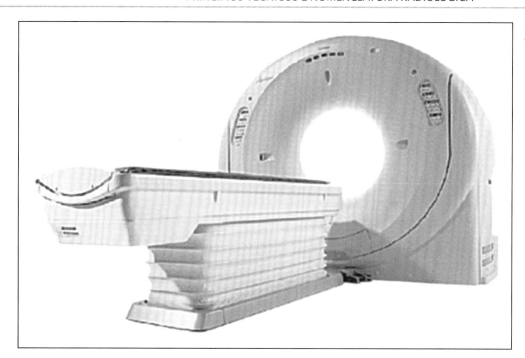

Fig. 1-6. Aparelho de tomografia computadorizada.

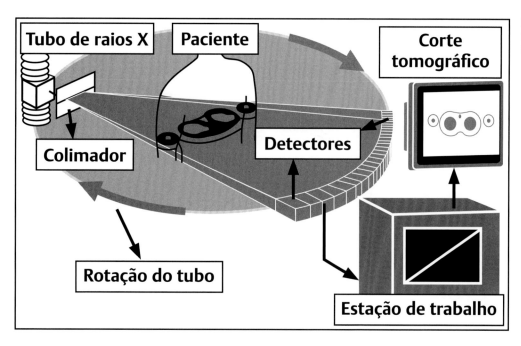

Fig. 1-7. Esquematização de um corte tomográfico. (Ver Prancha em Cores.)

Como o olho humano não tem a capacidade de distinguir os diversos tons de cinza da TC, é utilizada a técnica das **janelas** (*windowing*), onde são colocados parâmetros específicos para a visualização das estruturas a serem avaliadas. Deste modo, por exemplo, em uma tomografia computadorizada do crânio podemos utilizar uma janela com ênfase nas partes moles para avaliação do parênquima cerebral e uma janela óssea para a caracterização de eventuais lesões da calota craniana (Fig. 1-8). Do mesmo modo, quando realizamos um exame do tórax, devemos fazer uma janela para o parênquima pulmonar, e outra para o mediastino (Fig. 1-9).

A utilização dos termos radiotransparente e radiopaco é válida também para descrever as estruturas na TC, no entanto, ela apresenta uma terminologia própria. A nomenclatura utilizada na tomografia tem como referência a densidade radiográfica da estrutura avaliada. Uma estrutura **hiperdensa** é aquela que exibe uma alta densidade na tomografia (brancas), como, por exemplo, os ossos. De modo inverso uma estrutura **hipodensa** é aquela que apresenta uma baixa densidade

Fig. 1-8. (a-d) Cortas axiais de TC de crânio e coluna evidenciando as janelas ósseas (**a**, **c**) e as janelas para partes moles (**b**, **d**).

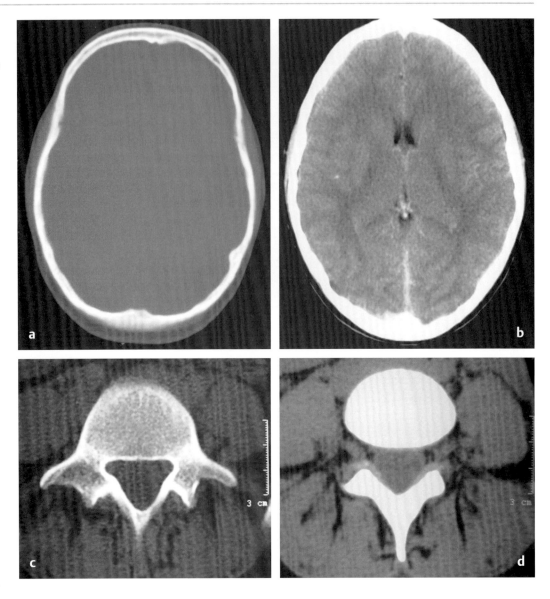

Fig. 1-9. Cortes axiais de TC do tórax com janelas para o parênquima pulmonar (**a**) e para partes moles (mediastino) (**b**). Verificar a hipodensidade (preto) do parênquima pulmonar.

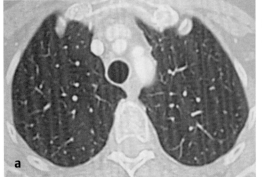
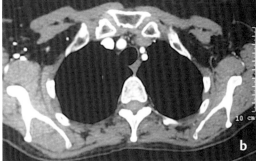

PRINCÍPIOS TÉCNICOS E NOMENCLATURA RADIOLÓGICA

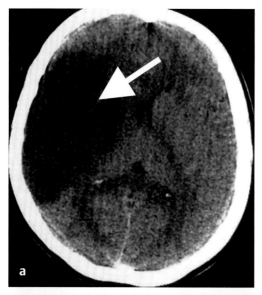
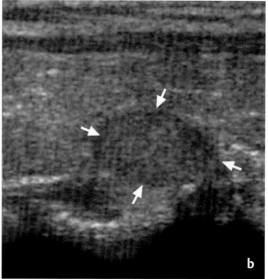
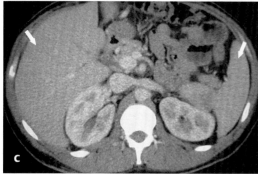

Fig. 1-10. Exemplos de descrição de lesões na tomografia e ultrassonografia. (**a**) TC do crânio demonstrando uma lesão hipodensa no cérebro. (**b**) Ultrassonografia da tireoide demonstrando uma lesão nodular hipoecoica em relação ao parênquima tireoidiano. (**c**) TC evidenciando as densidades semelhantes do parênquima hepático e esplênico (estruturas isodensas).

radiográfica (pretas), como os pulmões. A análise deve sempre ser comparativa; por exemplo, o fígado é hipodenso em relação ao osso. Assim, quando avaliamos estruturas de densidade semelhante, como, por exemplo, o fígado e o baço, dizemos quais são estruturas **isodensas** entre si, ou seja, apresentam densidades semelhantes (Fig. 1-10).

■ ULTRASSONOGRAFIA

A ultrassonografia utiliza como princípio básico o som, é o método de diagnóstico que consiste na decodificação de ondas sonoras em imagens.

O ser humano caracteriza o som por meio da mudança de pressão na superfície da membrana timpânica causada por ondas mecânicas que se propagam pelo ar. A frequência sonora é a mudança periódica (cíclica) dessa pressão que se traduz como vibração do tímpano. O nosso ouvido possui a capacidade de detectar frequências de ondas sonoras que variam entre 20-20.000 ciclos/segundo (Hertz). Frequências de onda inferiores a 20 Hertz são denominadas de infrassom, e padrões acima de 20.000 Hertz, de ultrassom. São esses padrões de onda que utilizamos para a formação das imagens para a prática clínica.

Os transdutores dos aparelhos de ultrassonografia apresentam, em sua extremidade, cristais que possuem a capacidade de converter a energia elétrica em energia mecânica (sonora) e vice--versa. Esse fenômeno é chamado de **efeito piezoelétrico**. Os transdutores são classificados de acordo com a sua morfologia e sua frequência em:

- Lineares.
- Anulares.
- Setoriais.

Os aparelhos de ultrassonografia em geral utilizam várias frequências, dependendo do tipo de transdutor, que pode variar de 3,5 a 14 Mhz. **Quanto maior a frequência do transdutor, maior a sua definição e menor a sua profundidade.**

Para a realização do exame ultrassonográfico, utilizamos sempre um agente acoplador, um gel à base de água, que interrompe a interface de ar entre o transdutor e o paciente.

A terminologia utilizada no exame ultrassonográfico baseia-se na ecogenicidade dos tecidos avaliados. Quando a estrutura se apresenta escura ao exame, denominamos de **hipoecoica** ou **hipoecogênica**. Quando a estrutura se apresenta clara (branca) ao ultrassom, ela é denominada de **hiperecoica** ou **hiperecogênica**, e, quando as estruturas avaliadas apresentam ecogenicidade semelhante, são chamadas de **isoecoicas** ou **isoecogênicas** (Fig. 1-10).

Quando determinada estrutura avaliada não permite a passagem do som (p. ex., no cálculo renal), ela forma uma imagem escura alongada posteriormente, denominada **sombra acústica** (Fig. 1-11). De modo inverso quando avaliamos uma estrutura que permite uma passagem mais rápida do som que as vísceras sólidas (lesões císticas, por exemplo), ocorre uma maior concentração de ondas sonoras posteriormente à estrutura, é o que chamamos de **reforço acústico** (Fig. 1-12).

Efeito Doppler

Este efeito é descrito como uma característica observada em ondas emitidas ou refletidas por fontes em movimento relativo ao observador. O efeito foi descrito pela primeira vez, em 1842, por Johann Christian Andreas Doppler, recebendo o nome efeito Doppler em sua homenagem. Para ondas sonoras, o efeito Doppler constitui o fenômeno pelo qual um observador percebe frequências diferentes das emitidas por uma fonte e acontece por causa da velocidade relativa entre a onda sonora e o movimento entre o observador e/ou a fonte. O sinal obtido para cada elemento de amostragem no Doppler é codificado por cores em relação ao sentido do fluxo vascular e por *nuances* em relação ao módulo da velocidade do movimento. Sobre a imagem em tempo real é apresentada outra colorida (Fig. 1-13), que representa um mapeamento dos elementos móveis (no caso, o fluxo vascular) em relação à intensidade e ao sentido do movimento.

No Doppler colorido, o deslocamento de frequência é demonstrado por um espectro de uma ou duas cores dentro de uma área definida. Pela equação Doppler **(fd = 2 ft.v.cosθ/c),** onde fd = frequência Doppler; ft = frequência do feixe de ultrassom transmitido (frequência do transdutor); v = velocidade das hemácias; θ = ângulo Doppler (ângulo formado pela intersecção do eixo correspondente à direção do fluxo sanguíneo e o feixe sonoro emitido pelo transdutor); cosθ = cosseno do ângulo formado entre o transdutor e o fluxo vascular; c = velocidade média do ultrassom nos tecidos, é estabelecida a **velocidade da corrente sanguínea.**

Fig. 1-11. Cálculo no interior da vesícula biliar (seta) com sombra acústica posterior (pontas de setas).

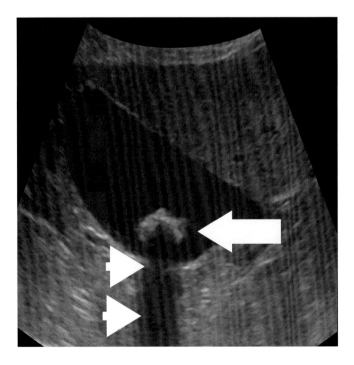

PRINCÍPIOS TÉCNICOS E NOMENCLATURA RADIOLÓGICA

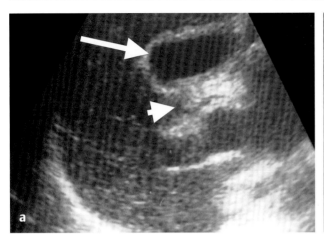
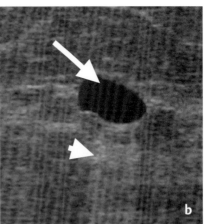

Fig. 1-12. Observar as setas apontando a vesícula biliar (**a**) e um cisto mamário (**b**). Verificar que são imagens hipoecoicas, preenchidas por líquido, exibindo reforço acústico posterior (pontas de setas).

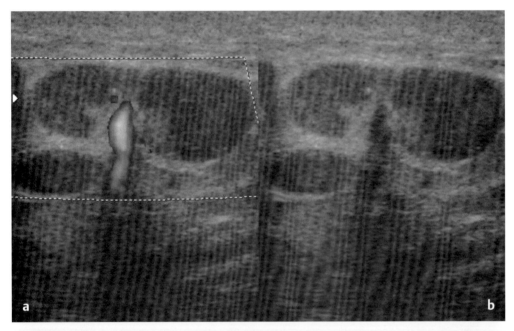
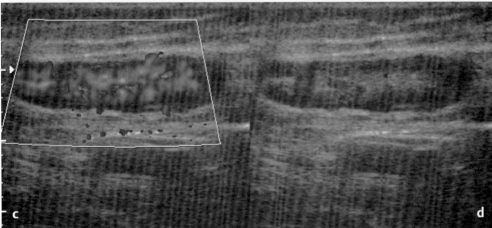

Fig. 1-13. (a-d) Caracterização do fluxo sanguíneo pelo efeito Doppler. (Ver Prancha em Cores.)

■ RESSONÂNCIA MAGNÉTICA

Apesar de ser a mais recente ferramenta para avaliação radiológica, a RM tem-se destacado sobre os demais métodos de diagnóstico em algumas áreas, principalmente a neurologia e ortopedia.

O princípio básico da RM é o magnetismo. É uma técnica que permite determinar propriedades dos tecidos pela correlação da energia absorvida com a frequência do espectro eletromagnético para a formação de imagens. Usa as transições entre níveis de energia rotacionais dos *spins* dos prótons de hidrogênio do corpo humano, por serem os mais abundantes e por fazerem parte da molécula da água.

Ao submeter os prótons a um alto campo magnético (Bo), eles tendem a se alinhar na mesma direção do campo, resultando em um pequeno vetor magnético paralelo a Bo (Mo), acarretando a magnetização da amostra. Então, aplica-se um segundo campo magnético (B1) pelas bobinas de radiofrequência (BRF), que estão sincronizadas na frequência do núcleo de hidrogênio (42 MHz). A partir daí, aplicam-se pulsos de radiofrequência (PRF) por tempo suficiente para que os vetores se orientem perpendicularmente ao campo magnético. As mesmas bobinas que emitiram os pulsos magnéticos passam agora a receber o sinal da energia desprendida. Esse sinal recebido pelas bobinas de radiofrequência será o responsável pela formação das imagens na RM. Resumindo, o objeto estudado é submetido a um estímulo magnético, onde emite um "eco" em resposta, e este estímulo será processado pelo equipamento para a formação das imagens.

Os tempos de sequência são os tempos de pulsos utilizados para excitar e receber o sinal de radiofrequência emitido pelo aparelho de RM.

- *TR (tempo de repetição):* intervalo de tempo entre os pulsos de excitação sucessivos de radiofrequência no tecido.
- *TE (tempo de eco):* intervalo de tempo decorrido entre o pulso de excitação e que o pico de eco dos *spins* é recebido pelo aparelho.

Com base nos tempos de repetição e tempo de eco, definimos as características dos efeitos de imagem ou ponderações. Quando temos um TR e TE baixos (p. ex., 450 e 25) temos uma imagem **ponderada em T1**. Quando o TR e o TE apresentam valores elevados (p. ex., 3.200 e 150) temos uma imagem **ponderada em T2** (Figs. 1-14 e 1-15). Também podemos obter imagens adquiridas com um TR alto e um TE baixo, são as ponderadas em densidade de prótons (DP).

A terminologia utilizada na RM se baseia na intensidade de sinal da estrutura avaliada. Definimos uma imagem branca na ressonância magnética como **hiperintensa** ou com **hipersinal**, uma imagem escura como **hipointensa** ou com **hipossinal**, e estruturas com intensidade de sinal semelhante como **isointensas** ou com **isossinal** (Fig. 1-16). O aparelho de RM não consegue adquirir o sinal nos vasos de grande calibre, como aorta, ilíacas e carótidas nas fases sem contraste, em razão da alta velocidade de seu fluxo. Essa ausência de sinal característica desses vasos é denominada de ***flow-void*** (Fig. 1-17). Diferente da TC que realiza o exame por meio de cortes axiais, a RM permite a realização do exame por vários planos de corte (axial, coronal, sagital, oblíquos).

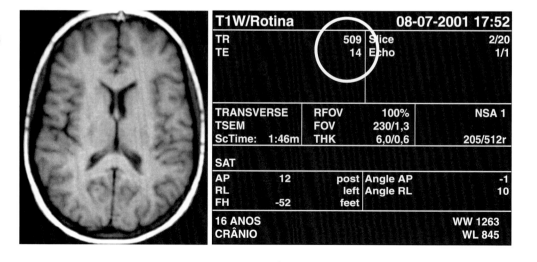

Fig. 1-14. Corte axial de RM ponderado em T1. Verificar os tempos de repetição (TR) e de eco (TE) baixos (509 e 14) e o hipossinal (preto) do liquor no interior dos ventrículos.

PRINCÍPIOS TÉCNICOS E NOMENCLATURA RADIOLÓGICA

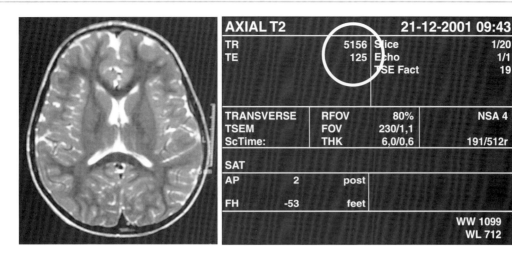

Fig. 1-15. Corte axial de RM ponderado em T2. Verificar os tempos de repetição (TR) e de eco (TE) altos (5156 e 125) e hipersinal (branco) do liquor no interior dos ventrículos.

Cada ponderação (T1, T2, DP etc.) exibe características distintas de sinal das diversas estruturas avaliadas (Quadro 1-2). Um aspecto que deve ser destacado é a intensidade do sinal magnético da água, que exibe hipersinal nas sequências ponderadas em T2 e hipossinal em T1 (Figs. 1-15 e 1-16). Esta característica é importante para a determinação das várias patologias. Pois sendo a água hiperintensa (branca) nas sequências em T2, os processos inflamatórios e o edema decorrente de lesões teciduais (neoplasias, traumas etc.) brilham nestas ponderações e ficam escuros nas sequências em T1.

O exame de RM também possui uma característica peculiar, a capacidade da supressão da gordura nas suas sequências. Nesta técnica, todo o sinal da gordura torna-se hipointenso (preto), permitindo a diferenciação de eventual dúvida em relação a alguma imagem suspeita, onde a presença do tecido adiposo possa prejudicar a adequada análise da lesão (Fig. 1-18).

■ PROTEÇÃO RADIOLÓGICA

Tanto os pacientes como os profissionais de saúde que trabalham na área radiológica precisam se proteger da exposição aos raios X, uma radiação ionizante. O uso de capotes de chumbo, protetores de tireoide, luvas e óculos plumbíferos são necessários. Os profissionais que atuam na área também devem utilizar os dosímetros, marcadores da quantidade de radiação recebida por mês e realizar hemogramas periódicos para a avaliação dos níveis de plaquetas, primeiro elemento figurado do sangue a se alterar no caso de uma intoxicação por raios X.

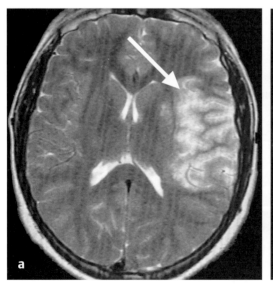 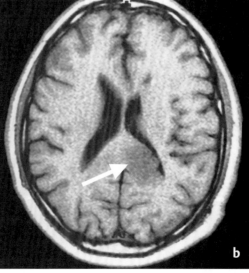

Fig. 1-16. Exemplos de descrição de lesões na ressonância magnética. (**a**) RM do crânio ponderada em T2 demonstrando uma lesão hiperintensa no cérebro. (**b**) RM ponderada em T1 evidenciando uma lesão hipointensa.

Fig. 1-17. Ausência de sinal das artérias carótidas internas (**a**) e da aorta abdominal (**b**), em decorrência de seus altos fluxos (*flow-voids*).

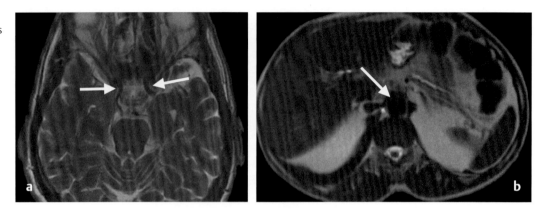

Quadro 1-2. Características de Imagem em T1 e T2 de alguns Componentes Teciduais de Importância Clínica				
Hipointenso em T1	Água (liquor)	Fluxo (*flow-void*)	Cálcio	Hemossiderina/ferro
Hiperintenso em T1	Melanina	Gordura	Gadolínio	Líquidos hiperproteináceos
Hipointenso em T2	–	Fluxo (*flow-void*)	Cálcio	Hemossiderina/ferro
Hiperintenso em T2	Água (liquor)	Gordura	Inflamação	Líquidos hiperproteináceos

Fig. 1-18. Observar a imagem normal de um corte coronal do tornozelo em (**a**) e a imagem com a técnica de supressão de gordura em (**b**). Verificar o hipossinal da gordura do tecido celular subcutâneo e da medular óssea.

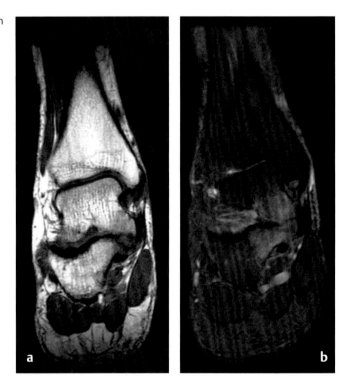

Apesar de não emitir radiação, na ressonância magnética são necessários cuidados especiais em virtude do alto campo magnético do aparelho. Para aproximar-se do magneto, o paciente e o profissional responsável não podem estar de posse de nenhum material ferromagnético. Pacientes portadores de marca-passo cardíaco e alguns tipos de próteses (implantes cocleares, por exemplo) estão formalmente contraindicados para a realização do exame.

■ MEIOS DE CONTRASTE

São substâncias utilizadas na radiologia com o objetivo de promover diferentes atenuações dos tecidos a serem examinados. Por exemplo, uma lesão nodular no parênquima hepático que se apresenta isodensa nas fases sem contraste. Ao injetarmos o contraste endovenoso, as células da lesão vão captar de maneira diferente os hepatócitos, e, deste modo, a lesão, que era hipodensa na fase não contrastada, tornar-se-á hipo ou hiperdensa em relação ao parênquima hepático nas fases pós-contraste (Fig. 1-19).

O meio de contraste também pode ser utilizado por via oral nos exames de radiografia e TC com o objetivo de opacificar as alças intestinais e permitir uma melhor avaliação do tubo digestório (Fig. 1-20).

As substâncias utilizadas como meio de contraste nas radiografias e na tomografia computadorizada são o **iodo** (Iônico e Não Iônico) e o **bário**. O iodo pode ser administrado por via oral e endovenosa, o bário é um meio de contraste exclusivo por via oral. Na ressonância magnética utilizamos o **gadolínio**, um meio de contraste paramagnético. O gadolínio eleva o sinal e fornece um maior contraste de imagem nas sequências ponderadas em T1, deste modo, realizamos as imagens antes e após o contraste endovenoso nos cortes de RM nas sequências ponderadas em T1. Vale a pena lembrar que os meios de contraste **sempre são brancos** nos diversos métodos de diagnóstico por imagem, ou seja, são radiopacos nas radiografias, hiperdensos na tomografia e hiperintensos na ressonância magnética.

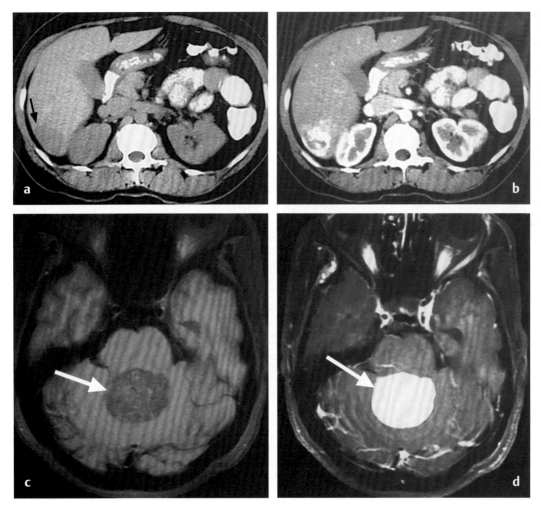

Fig. 1-19. TC de fígado demonstrando uma lesão discretamente hipodensa em lobo hepático direito na fase pré-contraste (**a**), que se torna hiperdensa após sofrer intenso realce pelo meio de contraste iodado endovenoso (**b**). RM ponderada em T1 evidenciando lesão hipointensa no quarto ventrículo na fase sem contraste (**c**), que se torna hiperintensa após a administração endovenosa do gadolínio (**d**).

Fig. 1-20. Exames radiográficos contrastados de abdome. Observar a opacificação do trato gastrointestinal em paciente com a ingestão de bário por via oral (**a**) e do intestino grosso por via retal (**b**).

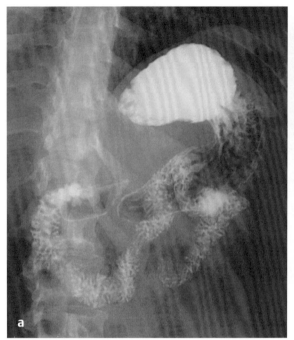
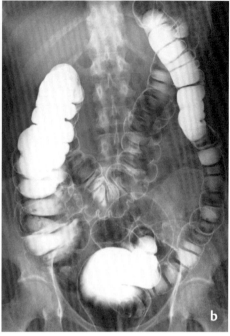

■ IMPORTÂNCIA DAS INFORMAÇÕES CLÍNICAS AO SOLICITAR EXAMES DE IMAGEM

A observação dos dados clínicos do paciente pelo radiologista é fundamental para uma boa avaliação do exame de imagem. O radiologista precisa escolher a técnica de estudo e o protocolo mais adequado para cada indicação clínica, dando atenção aos principais aspectos de determinada doença e permitindo a realização de um laudo mais completo para ajudar o máximo possível no diagnóstico. Deste modo, é muito importante que o médico solicitante sempre forneça o máximo de informações clínicas do paciente para que seu exame seja realizado com a melhor qualidade técnica possível.

■ LITERATURA SUGERIDA

Bispo Junior RZ, Mello Junior CF. Ortopedia básica. Rio de Janeiro: Revinter; 2013.
Chamas MC, Cerri GG. Ultra-sonografia abdominal. 2. ed. Rio de Janeiro: Revinter; 2009.
Haaga JR, Dogra VS, Forsting M, Gilkeson RC, Há HK; Sundaram M. Tomografia Computadorizada e Ressonância Magnética: uma abordagem do corpo humano completo. 5. ed. Rio de Janeiro: Elsevier; 2010.
Juhl JH, Crummy AB. Interpretação radiológica. 7. ed. Rio de Janeiro: Guanabara Koogan; 2000.
Mello Junior CF. Tomografia Computadorizada do tórax. In: Vaidergorn J. Radiologia básica em cirurgia do tórax. Rio de Janeiro: Roca; 2006.
Mello Junior CF, Martins RJ. Princípios físicos em Ressonância Magnética. In: Vaidergorn J. Radiologia básica em cirurgia do tórax. Rio de Janeiro: Roca; 2006. cap. 3, p. 11-13.

NEURORRADIOLOGIA

CAPÍTULO 2

Carlos Fernando de Mello Junior

O diagnóstico das patologias do sistema nervoso obteve um avanço exponencial com a evolução dos métodos de diagnóstico por imagem e o surgimento de técnicas, como a tomografia computadorizada (TC) e a ressonância magnética (RM). Elas permitiram uma detecção muito mais precoce e precisa das mais variadas enfermidades que comprometem o neuroeixo.

Didaticamente, podemos classificar as principais alterações do sistema nervoso central (SNC) da seguinte maneira:

- Alterações vasculares.
- Neoplasias.
- Alterações congênitas.
- Processos inflamatórios e infecciosos.
- Leucopatias.
- Traumatismo cranioencefálico.

■ ALTERAÇÕES VASCULARES

As alterações vasculares do SNC podem estar relacionadas com a obstrução do fluxo sanguíneo para determinado território encefálico, o que caracteriza a **lesão vascular isquêmica**, ou decorrente de uma ruptura vascular, caracterizando a **lesão vascular hemorrágica**.

Doença Vascular Isquêmica

Para um melhor entendimento das lesões vasculares isquêmicas precisamos de um conhecimento prévio da vascularização encefálica. As principais artérias que irrigam o encéfalo são:

- Art. cerebral anterior (ACA).
- Art. cerebral média (ACM).
- Art. cerebral posterior (ACP).
- Art. cerebelar posteroinferior (ACPI).
- Art. cerebelar anteroinferior (ACAI).
- Art. cerebelar superior (ACS).

Cada artéria irriga determinada área específica do encéfalo, como verificado na Figura 2-1, deste modo podemos caracterizar com precisão que artéria foi comprometida em virtude da área afetada pela lesão isquêmica. Por exemplo, se verificarmos uma lesão na região frontal anterior, paramediana (em vermelho), podemos afirmar que a artéria obstruída é a cerebral anterior, pois este é o seu território de irrigação. Se a lesão comprometer a região temporal ou parietal (em amarelo), sabemos que a artéria obstruída é a cerebral média, e assim sucessivamente.

Fig. 2-1. Territórios arteriais. Regiões irrigadas pela artéria cerebral anterior em vermelho, cerebral média em amarelo e cerebral posterior em azul. (Ver Prancha em Cores.)

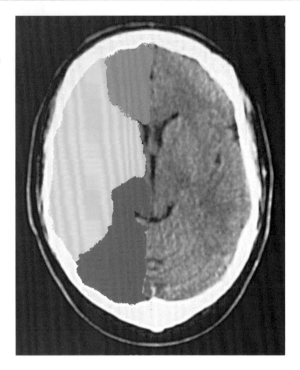

Achados Radiológicos

A tomografia computadorizada apresenta uma sensibilidade diagnóstica nas primeiras 24 horas de aproximadamente 70 a 80%. Isto ocorre porque na fase aguda (primeiras horas após o infarto) a TC pode ainda não evidenciar a lesão e apresentar um resultado falso-negativo. No entanto, à medida que o tempo evolui, a lesão isquêmica vai se apresentar como uma área hipodensa no território arterial comprometido decorrente de uma área de edema, que perdura por aproximadamente 1 a 3 semanas e que acarreta o apagamento dos sulcos e fissuras encefálicas na região (Fig. 2-2a). O edema geralmente exerce efeito de massa e ocasiona compressão sobre o sistema ventricular e pode acarretar desvio das estruturas da linha média para o lado oposto à lesão (Fig. 2-2b).

A impregnação pelo contraste iodado pode ocorrer até 3 dias após o *ictus* (início do quadro clínico) e persistir por até 3 meses.

Fig. 2-2. (a) Pacientes que realizaram TC de crânio, evidenciando áreas hipodensas em regiões frontoparietais à direita compatíveis com lesões isquêmicas em territórios de artérias cerebrais médias. (b) Observar a compressão do ventrículo lateral direito. Em ambos, verificamos o apagamento dos sulcos cerebrais e o desvio da linha média para à esquerda em decorrência do edema.

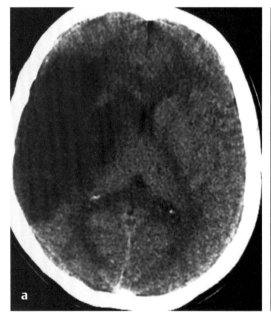
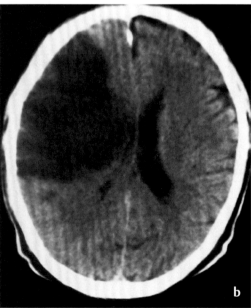

A sensibilidade nas primeiras 24 horas do exame de RM para o diagnóstico das isquemias cerebrais é próxima de 100%. A sequência ponderada em **DIFUSÃO** possui uma sensibilidade e especificidade em torno de 100% para o diagnóstico de lesões isquêmicas agudas, que irão apresentar um hipersinal na área comprometida (Fig. 2-3), o que pode ser verificado em até menos de 2 horas após o *ictus*. A sequência em difusão mostra as áreas isquemiadas irreversíveis (infartadas).

O método também permite o estudo da perfusão encefálica pela ressonância magnética. Essas sequências conseguem realizar uma análise das áreas que estão hipovascularizadas, que podem tanto estar relacionadas com uma área isquêmica irreversível (infarto) ou que ainda não sofreu uma isquemia definitiva (Fig. 2-4).

A diferença entre a área hipoperfundida (verificada no estudo de perfusão) e a área infartada (que pode ser caracterizada nas sequências em difusão) é o que se denomina **"área de penumbra"**. A área de penumbra é a região isquemiada do encéfalo que ainda pode ser salva se tratada rápida e adequadamente. Ou seja, é a área que está sofrendo uma isquemia, mas que ainda não infartou e que pode ser salva se diagnosticada e tratada a tempo.

Temos ainda a sequência **FLAIR** da RM. Ela é uma sequência ponderada em T2, mas que suprime o sinal do liquor (que fica hipointenso), ou seja, ela apresenta todas as características do T2 em relação à maioria das lesões, mas o liquor fica com hipossinal, o que ajuda no diagnóstico diferencial de lesões encefálicas, como veremos a seguir. A sequência FLAIR apresenta alta sensibilidade para detecção de lesões parenquimatosas encefálicas, porém pouca especificidade (Figs. 2-5 e 2-6).

Assim, verificaremos na RM as lesões isquêmicas como áreas de hiperintensidade de sinal em DIFUSÃO, T2 e FLAIR e hipossinal em T1 (Figs. 2-3 e 2-5). Do mesmo modo como verificado na TC, por causa do edema decorrente da isquemia, também verificaremos na RM o aumento e a distorção dos giros cerebrais, acarretando um estreitamento e obliteração dos sulcos no território comprometido.

A impregnação pelo gadolínio ocorre até 24 horas após o *ictus*, e é comum um realce anormal das meninges em torno do 2° ao 6° dia após o início do quadro clínico.

Pode ocorrer hemorragia 1 a 3 dias após a isquemia, é o que denominamos de transformação hemorrágica do AVE isquêmico.

Por causa da perda neuronal na área infartada, o parênquima cerebral reabsorvido é substituído parcialmente por liquor, induzindo uma reação cicatricial crônica, que se denomina **encefalomalacia** ou **gliose**. Verifica-se, nas fases mais tardias (após algumas semanas), o alargamento do sistema ventricular e dos sulcos e fissuras encefálicas, por efeito compensatório, é o **"fenômeno ex-vácuo"** (Fig. 2-7).

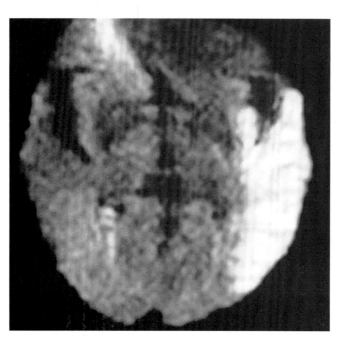

Fig. 2-3. Corte axial de RM ponderado em difusão evidenciando lesão hiperintensa compatível com lesão isquêmica aguda em território de artéria cerebral média esquerda.

Fig. 2-4. Mapa de perfusão por RM. As áreas escuras e avermelhadas evidenciam uma hipoperfusão em hemisfério cerebral esquerdo em relação ao contralateral, em um paciente com estenose carotídea. (Ver Prancha em Cores.)

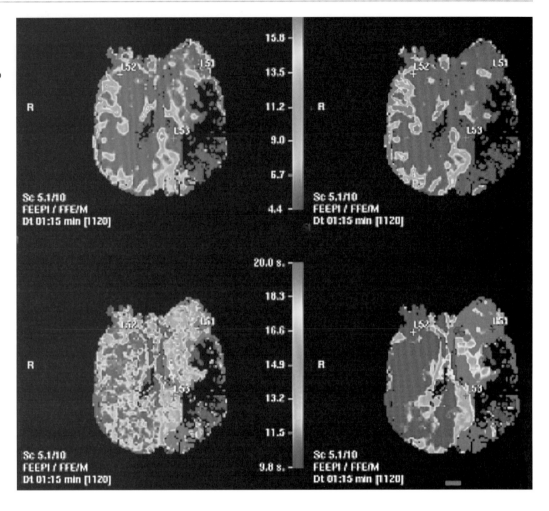

Fig. 2-5. Exame de RM com corte coronal em FLAIR (**a**) e axial em T2 (**b**), evidenciando lesão isquêmica em território da artéria cerebral média esquerda. Observar que na sequência FLAIR, a lesão se comporta igual ao T2, com hipersinal, mas o liquor se apresenta hipointenso.

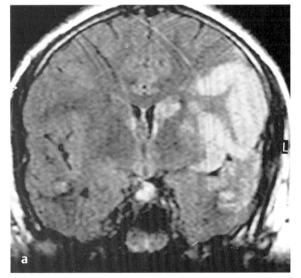
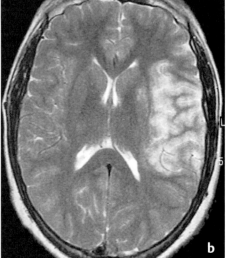

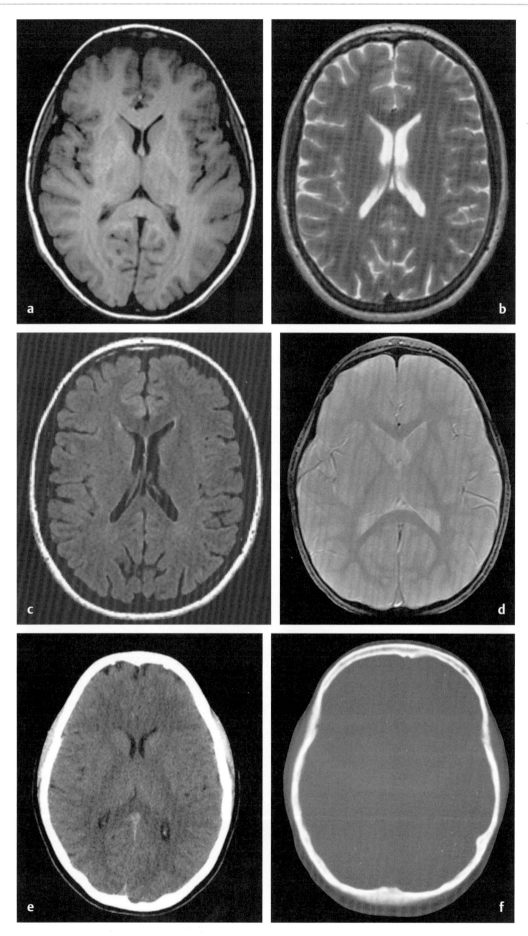

Fig. 2-6. Cortes axiais anatômicos de TC e RM de crânio. (**a**) RM ponderada em T1; (**b**) RM ponderada em T2; (**c**) RM ponderada em FLAIR; (**d**) RM ponderada em Gradiente Echo; (**e**) TC com janela para partes moles; e (**f**) TC com janela óssea.

Fig. 2-7. Região de isquemia antiga em hemisfério cerebral esquerdo com áreas de encefalomalacia (setas retas), acarretando proeminência dos sulcos entre os giros cerebrais adjacentes (setas curvas) e dilatação *ex-vacuo* do corpo do ventrículo lateral (pontas de setas).

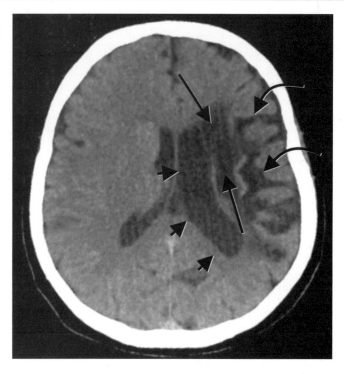

Infarto Lacunar

O infarto lacunar pode ser definido como uma lesão isquêmica de pequenas proporções. Caracteriza-se pela obstrução do fluxo de arteríolas ou artérias de pequeno porte, principalmente as artérias penetrantes profundas e lentículo-estriadas. Geralmente ocorre na cápsula interna, gânglios da base, tálamos e regiões paramedianas do tronco cerebral.

Apresentam-se como pequenos focos hiperintensos nas sequências em DIFUSÃO, T2 e FLAIR na RM e áreas hipodensas na TC, no parênquima cerebral profundo (Fig. 2-8).

Microangiopatia

Os chamados "**territórios de fronteira**" são aquelas regiões limítrofes entre os territórios arteriais, onde a vascularização encefálica é mais debilitada (Fig. 2-9). A microangiopatia ou doença de pequenos vasos caracteriza-se pela doença oclusiva microvascular nestes territórios. É uma doença degenerativa que evolui com a idade, mais acentuada em pacientes hipertensos e diabéticos.

Fig. 2-8. Corte axial de TC evidenciando pequenos focos hipodensos em gânglios da base (**a**) e pequena área de hipersinal na sequência DIFUSÃO da RM (**b**), relacionados com infartos lacunares.

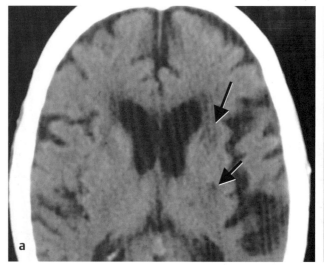
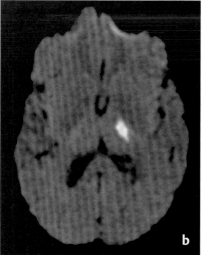

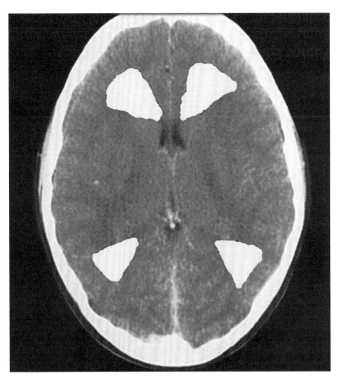

Fig. 2-9. As regiões assinaladas (em amarelo) representam os limites das áreas irrigadas pelas artérias cerebrais anteriores, médias e posteriores. São locais onde a perfusão sanguínea é mais debilitada (territórios de fronteira). (Ver Prancha em Cores.)

Manifesta-se como focos hipodensos na tomografia computadorizada ou áreas de hipersinal em T2 e FLAIR na RM, comprometendo a substância branca periventricular nas fases iniciais, evoluindo em alguns casos para a substância branca profunda da coroa radiada e dos centros semiovais (Fig. 2-10).

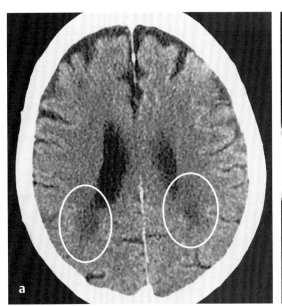
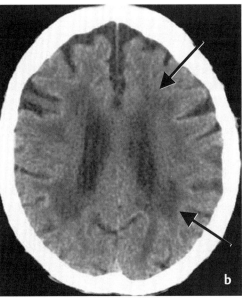

Fig. 2-10. (a) Áreas hipodensas em substância branca periventricular decorrentes de microangiopatia. Observar que, em b, temos lesões difusas por toda a substância branca, mas que predominam nos territórios de fronteira vascular (setas).

Infartos Venosos

São secundários à trombose dos seios venosos durais, geralmente decorrentes de alguma condição sistêmica predisponente, como colagenoses, estados de hipercoagulabilidade, contraceptivos orais, gravidez, fumo, drogas, infecções, neoplasias, traumatismo etc.

A obstrução da drenagem ocasiona uma congestão venosa que resulta em redução da perfusão encefálica, ocasionando infartos parenquimatosos e hemorragias. As lesões não respeitam os territórios vasculares arteriais, podem ser bilaterais e apresentam transformação hemorrágica precoce.

O exame de angiorressonância magnética permite uma ótima caracterização da permeabilidade dos seios venosos durais e de eventuais obstruções de seus fluxos, sendo considerado, atualmente, o exame padrão para o diagnóstico da trombose venosa do sistema nervoso central (Fig. 2-11).

Doença Vascular Hemorrágica

Podemos classificar as hemorragias intracranianas de acordo com sua localização em:

- Hemorragia intraparenquimatosa.
- Hemorragia subdural e extradural.
- Hemorragia subaracnoide.
- Hemorragia intraventricular.

As hemorragias intraparenquimatosas são consideradas intra-axiais (quando a lesão se localiza dentro do parênquima do SNC), enquanto que as hemorragias subdural, extradural e subaracnoide, são consideradas extra-axiais (quando as lesões estão dentro do crânio ou do canal vertebral, mas fora do parênquima do SNC).

Hemorragia Intraparenquimatosa

As principais causas de hemorragias intra-axiais são:

- Hipertensão: pacientes hipertensos têm maior predisposição a sangramentos cerebrais, que predominam na cápsula externa, putâmen, tálamo e ponte.
- Aneurismas: geralmente oriundos da artéria cerebral anterior, bifurcação da artéria cerebral média ou do topo da artéria carótida interna.
- Malformações vasculares: malformações arteriovenosas e angiomas cavernosos podem romper e causar volumosos sangramentos intracranianos (Fig. 2-12).
- Angiopatia amiloide: condição caracterizada por depósitos de proteína amiloide nas paredes das artérias cerebrais, o que aumenta o risco de sangramento em pacientes idosos, normotensos. Manifesta-se por hemorragias múltiplas, periféricas, bilaterais, geralmente poupando tronco encefálico e núcleos da base (Fig. 2-13).
- Coagulopatias: pacientes com deficiência de vitamina K, doença hepatocelular, uso de anticoagulantes.

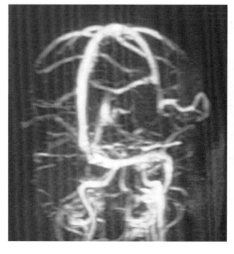
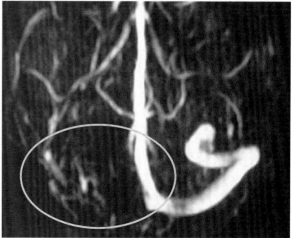

Fig. 2-11. AngioRM dos seios venosos durais demonstrando falha de enchimento em seios transversos e sigmoide, à direita, compatível com trombose.

- AVEI com reperfusão: a transformação hemorrágica do acidente vascular isquêmico pode ocorrer em até 50 a 70% dos casos de isquemia. Ela ocorre principalmente em decorrência das ações trombolíticas e anticoagulantes realizadas no tratamento da isquemia.
- Prematuridade: crianças prematuras têm predisposição a hemorragias da matriz germinativa que é um precursor neuronal.
- Neoplasias: vários processos expansivos intracranianos podem evoluir com sangramentos, dentre os mais frequentes, destacamos:
    * Tumores primários do SNC: oligodendroglioma, glioblastoma, ependimoma.
    * Tumores secundários: metástases de melanoma, coriocarcinoma, rim, tireoide e pulmão.
- Trauma.

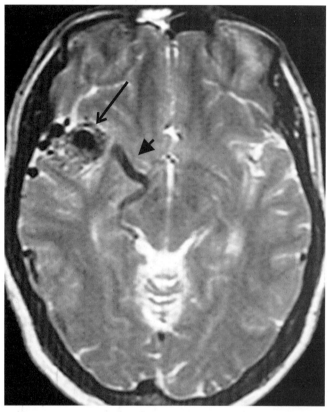

Fig. 2-12. Paciente com malformação arteriovenosa em região temporal direita. Observar as imagens serpiginosas com *flow-voids*, relacionadas com vasos sanguíneos (seta) e uma calibrosa veia de drenagem medialmente (ponta de seta).

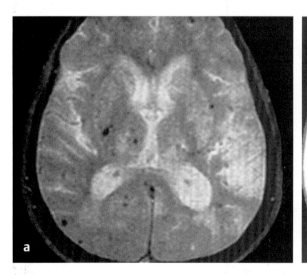
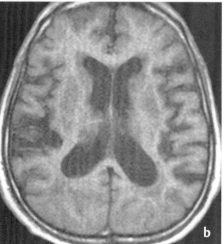

Fig. 2-13. Cortes axiais de RM demonstrando múltiplos pontos hipointensos na sequência Gradiente Echo (**a**), relacionados com focos hemorrágicos, não visualizados nos cortes em T1 (**b**), em um paciente com angiopatia amiloide.

Achados Radiológicos

Tomografia Computadorizada

Na fase aguda (até 7 dias), a lesão hemorrágica apresenta-se hiperdensa, apresentando uma densidade aproximada de 50 a 70 UH, bem marginada, com halo hipodenso relacionado com edema perilesional (Fig. 2-14). No estágio subagudo (1 a 4 semanas), ela torna-se progressivamente isodensa em relação ao parênquima até que, em sua fase mais crônica (> 4 semanas), se torna hipodensa, evoluindo para a encefalomalacia ou gliose, com efeito de massa negativo, onde geralmente verifica-se proeminência compensatória do sistema ventricular adjacente (fenômeno ex-vácuo).

Ressonância Magnética

O aspecto das hemorragias na RM também varia de acordo com o tempo de degradação da hemoglobina. O Quadro 2-1 evidencia o aspecto habitual de imagem nas sequências T1 e T2 dos sangramentos cerebrais de acordo com o seu tempo de evolução.

As sequências **Gradiente Echo** e **SWI** da RM são as sequências de escolha para caracterização de hemorragias. São sequências que apresentam alta sensibilidade para detecção de focos hemorrágicos em virtude de sua grande capacidade de detectar as propriedades paramagnéticas do ferro, o que ocasiona um marcado hipossinal nas áreas de hemorragia, facilitando sua caracterização (Figs. 2-6 e 2-13).

Hemorragia Subdural e Extradural

O hematoma extradural caracteriza-se por um foco hemorrágico entre a dura-máter e a calota craniana, geralmente decorrente de lesão da artéria meníngea média. Apresenta densidade heterogênea dependendo da fase da hemorragia e possui um aspecto biconvexo, com efeito de massa sobre o parênquima cerebral (Fig. 2-15).

Fig. 2-14. (**a**, **b**) Lesões hemorrágicas na TC. Verificar o aspecto hiperdenso da hemorragia aguda/subaguda (seta) associada a halo de edema perilesional (ponta de seta). Verificar também os desvios das linhas médias para o lado contrário das lesões e o colapsamento dos ventrículos pelo efeito compressivo do edema.

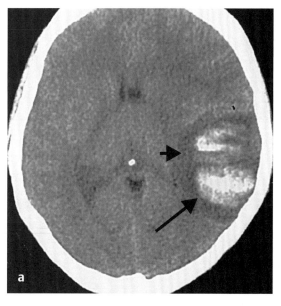
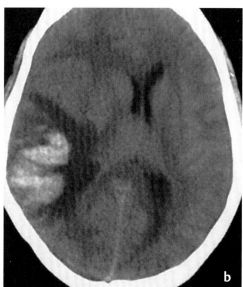

Quadro 2-1. Fases da Hemorragia			
Fase (Tempo)	**Fase da Hb**	**T1**	**T2**
Hiperaguda (até 24 h)	Oxiemoglobina	Hipo ou isointensa	Hiperintensa
Aguda (até 48 h)	Dioxiemoglobina	Hipointensa	Hipointensa
Subag. precoce (3-7 dias)	Metaemoglobina intracelular	Hiperintensa	Hipointensa
Subag. tardia (1-4 sem)	Metaemoglobina extracelular	Hiperintensa	Hiperintensa
Crônica (> 4 sem)	Hemossiderina	Hipointensa	Hipointensa

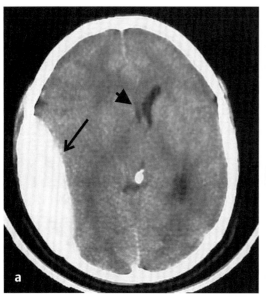 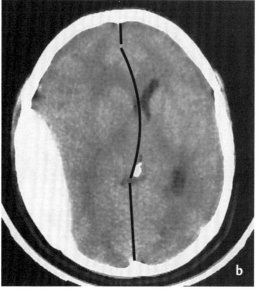

Fig. 2-15. Hematoma extradural em região parietal direita. (**a**) Verificar o aspecto biconvexo da lesão (seta) e a compressão sobre o ventrículo lateral (ponta de seta). (**b**) Verificar o desvio da linha média para a esquerda.

O hematoma subdural decorre do sangramento entre a dura-máter e a aracnoide, geralmente relacionado com lesões das veias subdurais e artérias corticais. Também apresenta densidade heterogênea e possui um aspecto em crescente, com efeito de massa. O diagnóstico diferencial deve ser feito com o higroma subdural, sendo que este apresenta uma densidade de liquor, geralmente sem efeito de massa e associado a algum grau de atrofia cortical (Fig. 2-16).

Hemorragia Subaracnoide (HSA)

A hemorragia subaracnoide (HSA) caracteriza-se pelo sangramento entre a aracnoide e a pia-máter. Pode decorrer de lesão de vasos meníngeos, ruptura de aneurismas ou mesmo de hemorragias intraparenquimatosas que atingem o espaço subaracnoide através do sistema ventricular. Em virtude da intimidade da pia-máter com os sulcos cerebrais, a HSA caracteriza-se por áreas de sangramento entre os sulcos, fissuras e cisternas (Fig. 2-17).

Hemorragia Intraventricular

Geralmente as hemorragias intraventriculares decorrem de uma lesão hemorrágica intraparenquimatosa que, por contiguidade, atinge o sistema ventricular (Fig. 2-18).

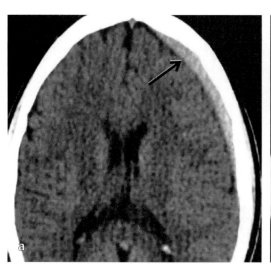 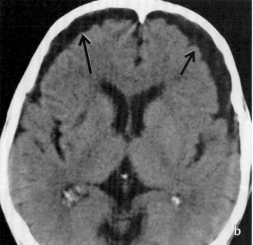

Fig. 2-16. Hematoma subdural ao exame de TC (**a**), evidenciando o aspecto em crescente. (**b**) Verifica-se uma proeminência do espaço liquórico bifrontal compatível com higroma subdural bilateral. Verificar que a imagem é hipodensa semelhante ao liquor e não apresenta efeito de massa sobre o parênquima cerebral.

Fig. 2-17. Cortes axiais de TC. (**a**) Verificam-se extensas áreas hiperdensas no interior dos sulcos e fissuras encefálicas compatíveis com sangue em pacientes com hemorragias subaracnoides (setas). (**b**) Perceber que os sulcos e fissuras cerebrais normalmente são hipodensos, pois são preenchidos por liquor (pontas de setas).

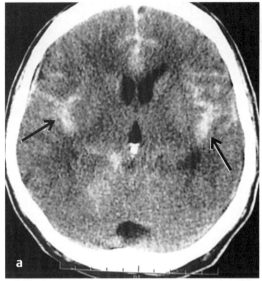
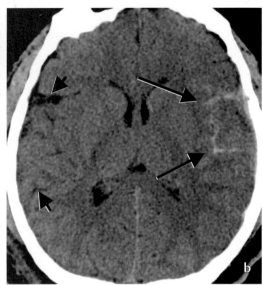

Fig. 2-18. Volumoso sangramento intraventricular em corpo do ventrículo lateral esquerdo.

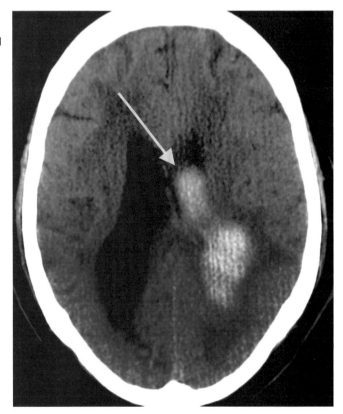

■ TUMORES INTRACRANIANOS
Tumores Benignos
Meningioma

É um processo expansivo originário das meninges de revestimento do sistema nervoso, sendo o mais frequente tumor do SNC. Geralmente localiza-se ao longo do seio sagital, convexidades laterais e na asa do esfenoide. No compartimento infratentorial usualmente compromete a região do ângulo pontocerebelar na fossa posterior. Radiologicamente apresenta-se com uma massa extra-axial, com intenso realce pelo meio de contraste, podendo apresentar calcificações, e geralmente associado a áreas adjacentes de edema cerebral (Figs. 2-19 e 2-20).

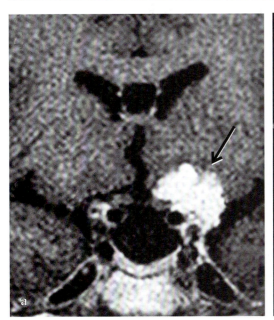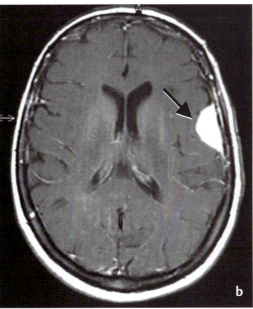

Fig. 2-19. Cortes de ressonância magnética evidenciando lesões expansivas, extra-axiais, relacionadas com meningiomas. (**a**) Corte coronal exibindo lesão em região parasselar esquerda infiltrando seio cavernoso e apresentando íntimo contato com a artéria carótida interna. (**b**) Corte axial evidenciando lesão em região temporal direita, acarretando efeito compressivo sobre o parênquima cerebral.

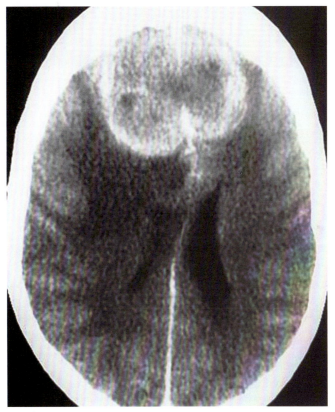

Fig. 2-20. Exame de TC do crânio. Presença de volumoso processo expansivo em região frontal, extra-axial, relacionado com um meningioma, exercendo efeito compressivo sobre o parênquima cerebral associado a significativo edema.

Hemangioblastoma

É uma neoplasia de vasos sanguíneos, predominantemente cerebelar com preferência pela linha média, pode haver hidrocefalia em decorrência de compressão do 4° ventrículo pelo processo expansivo. Pode estar associado à síndrome De Von Hippel-Lindau (Hemangiomatose retino-cerebelar). Apresenta-se como uma lesão expansiva de aspecto cística com nódulo mural, predominando em fossa posterior (Fig. 2-21).

Fig. 2-21. Corte axial de RM evidenciando lesão cística com nódulo mural (seta), comprometendo o hemisfério cerebelar esquerdo, relacionada com um hemangioblastoma.

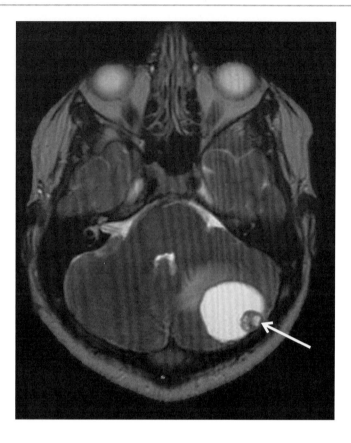

Tumor Epidermoide (Cisto Epidermoide)

É uma lesão de origem ectodérmica, que se apresenta como uma massa hipodensa (CT) ou hiperintensa em T2 e hipointensa em T1 (RM), não apresentando realce pelo meio de contraste. Predomina nas topografias do ângulo pontocerebelar, região parasselar e díploe (Fig. 3-42, Capítulo 3).

Tumor Dermoide (Cisto Dermoide)

É uma lesão cística de origem ectodérmica e mesodérmica, pois pode apresentar todos os elementos: pelo, glândulas sebáceas, queratina, gordura e calcificações. Geralmente localiza-se em região frontal inferior, parasselar e fossa posterior (vérmis cerebelar e 4° ventrículo). Seu aspecto na TC é de uma lesão marcadamente hipodensa. Na RM apresenta-se hiperintenso em T1 e T2 em decorrência de seu alto teor de gordura. Ele pode se romper, e seu conteúdo se espalhar pelo espaço subaracnoide.

Craniofaringioma

Tumor de origem epitelial predominante em região selar e parasselar. Geralmente ocorre na segunda década de vida e apresenta-se como uma grande massa na região da sela túrcica, com destruição óssea e invasão do terceiro ventrículo, com um padrão de imagem variado por causa de sua composição mista com componentes sólidos, císticos, gordurosos e calcificados (Fig. 2-22).

Tumores da Pineal

Os processos expansivos mais frequentes que acometem a glândula pineal são os tumores de células germinativas (germinomas). Apresentam-se como uma lesão expansiva homogênea na região da pineal e podem ocasionar hidrocefalia supratentorial por obstrução do aqueduto cerebral em decorrência do efeito compressivo da lesão. É frequente a malignização (Fig. 2-23).

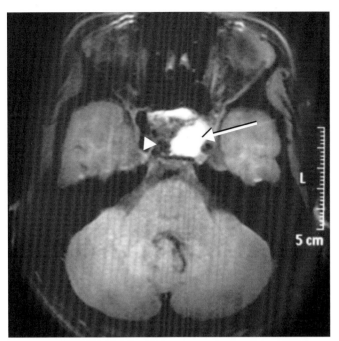

Fig. 2-22. Volumoso teratoma em região de sela túrcica que exibe áreas de hipersinal em T1 relacionadas com componentes de tecido adiposo (seta) e áreas de marcado hipossinal compatíveis com calcificações (ponta de seta).

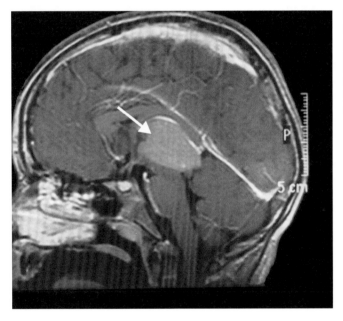

Fig. 2-23. Corte sagital de RM ponderada em T1 pós-contraste. Volumoso processo expansivo em topografia de pineal (seta) com realce pelo meio de contraste relacionado com um germinoma.

Papiloma de Plexo Coroide

Processo expansivo benigno do plexo coroide, predominando em crianças abaixo dos 10 anos, geralmente no ventrículo lateral. Caracteriza-se por uma lesão grande, irregular, com realce pelo contraste. Pode malignizar e evoluir para um carcinoma de plexo coroide.

Cisto Coloide

Lesão cística que se localiza na parede anterior do 3° ventrículo, geralmente na topografia do forame de Monro, que pode obstruir e ocasionar hidrocefalia. Raramente pode ser encontrado em outros locais, como ventrículos laterais e parênquima cerebelar. Em razão do seu alto conteúdo proteico ele se apresenta hiperdenso na TC e, ao exame de RM, apresenta hipersinal em T2, hipersinal em T1 e sinal heterogêneo em FLAIR (Fig. 2-24).

Fig. 2-24. Cortes axiais de TC (**a**) e RM ponderada em T1 (**b**), evidenciando lesão hiperdensa e hiperintensa adjacente ao terceiro ventrículo compatível com cisto coloide.

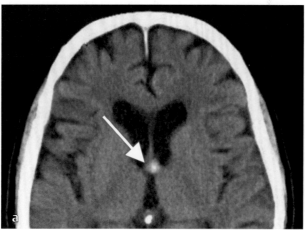
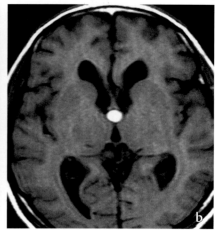

Adenoma Hipofisário

As lesões adenomatosas hipofisárias são classificadas de acordo com suas dimensões. São considerados **microadenomas** as lesões de diâmetros inferiores a 1 cm. Lesões de diâmetros superiores são consideradas **macroadenomas** hipofisários.

O exame de RM é o método de escolha para a detecção de lesões hipofisárias. Os microadenomas geralmente se caracterizam como pequenos focos arredondados de alteração de sinal no parênquima hipofisário. Os macroadenomas geralmente apresentam-se com grandes dimensões quando do diagnóstico radiológico. A suspeita clínica ocorre em razão das alterações clínicas decorrentes de um aumento da secreção hormonal (na maioria dos casos, a prolactina) ou do efeito compressivo da lesão sobre as estruturas adjacentes, principalmente o quiasma óptico e seio cavernoso (Fig. 2-25).

Tumores Malignos

Glioma é o termo utilizado para designar as neoplasias originárias das células da glia encefálica. Estas células se encontram ao redor dos neurônios e em meio aos axônios e são formadas por vários tipos celulares que têm como função dar suportes nutricional, sanguíneo, estrutural e de defesa. As células gliais são formadas por quatro tipos histológicos principais: os astrócitos, os oligodendrócitos, o epêndima e a micróglia.

Astrocitomas

O processo neoplásico dos astrócitos é o mais frequente tumor maligno do SNC, sendo responsável por até 70% dos tumores primários. Caracteriza-se por um processo expansivo, predominando em substância branca, com efeito de massa e edema. Segundo a Organização Mundial da Saúde (OMS), os astrocitomas podem ser divididos em quatro subgrupos:

1. *Astrocitoma pilocítico:* grau I.
2. *Astrocitoma de baixo grau:* grau II.
3. *Astrocitoma anaplásico:* grau III.
4. *Glioblastoma multiforme:* grau IV.

Podem estar associados a neoplasias com grau de malignidade bem variado, com lesões de baixo grau de agressividade, como os astrocitomas pilocíticos, até neoplasias bem indiferenciadas, como os glioblastomas multiformes. Em crianças é comum o comprometimento do tronco encefálico.

Os astrocitomas pilocíticos são considerados benignos, mas apresentam um relativo grau de malignização, predomina em crianças abaixo dos sete anos de idade e geralmente caracteriza-se por uma lesão cística com nódulo periférico.

Os astrocitomas de baixo grau e os anaplásicos predominam em adultos jovens e apresentam-se como lesões expansivas heterogêneas, com realce variado pelo meio de contraste, associados a edema (Fig. 2-26).

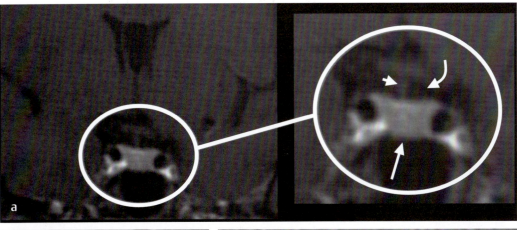
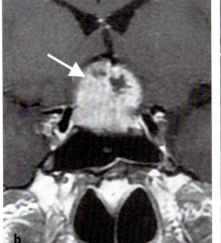
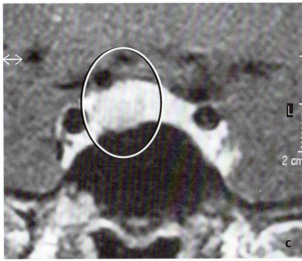

Fig. 2-25. (**a**) Corte coronal do crânio com detalhe da anatomia da região da sela túrcica demonstrando o aspecto normal da hipófise (seta), da haste hipofisária (ponta de seta) e da cisterna suprasselar (seta curva). (**b**) Volumosa lesão obliterando a sela túrcica e a cisterna suprasselar, com extensão para os seios cavernosos, relacionada com um macroadenoma. (**c**) Verifica-se lesão nodular no parênquima glandular à direita compatível com microadenoma.

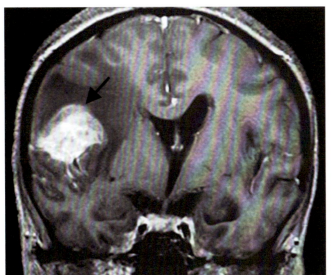

Fig. 2-26. Corte coronal de RM ponderada em T1 com contraste. Processo expansivo parietal direito com intenso realce pelo meio de contraste (seta) associado a edema perilesional, relacionado com um astrocitoma anaplásico.

O glioblastoma multiforme é o processo expansivo mais agressivo de todos os gliomas. Manifesta-se como uma massa volumosa, heterogênea, com áreas de necrose central, margens mal definidas e realce pelos meios de contraste (Fig. 2-27). Ocasiona acentuada distorção do parênquima encefálico adjacente, geralmente associado a significativo efeito de massa e edema perilesional; calcificações são raras.

Ependimoma

Tumor originário das células ependimárias, que revestem o sistema ventricular e o canal central da medula. A grande maioria origina-se do revestimento ependimário do quarto ventrículo. Exibe realce pelo meio de contraste, pode apresentar calcificações, em até 50% dos casos, e lesões císticas (Fig. 2-28). Predomina em crianças e adolescentes.

Meduloblastoma

É um tumor neuroectodérmico primitivo que predomina em crianças e adultos jovens. Compromete principalmente o cerebelo e o quarto ventrículo e pode propagar-se pelo liquor para os ventrículos supratentoriais. Geralmente apresenta-se como uma massa hiperdensa na TC, em decorrência de sua alta celularidade. Apresenta realce pelo meio de contraste. Quando acomete o quarto ventrículo, seu diagnóstico diferencial é feito principalmente com o ependimoma (Fig. 2-28).

Oligodendroglioma

Processo neoplásico dos oligodendrócitos, geralmente, apresenta um baixo grau de agressividade. Corresponde à cerca de 10 a 15% dos gliomas e é mais frequente em adultos, predominando em regiões frontoparietais. Calcificações são frequentes e apresentam pouco ou nenhum realce pelo meio de contraste (Fig. 2-29).

Linfoma

As infiltrações linfoproliferativas do SNC são variáveis e podem caracterizar-se por massas de maior volume ou por múltiplas lesões nodulares distribuídas pelo encéfalo, mais acentuadamente no compartimento supratentorial. As lesões exibem contornos irregulares, geralmente apresentando pouco edema associado e realce variável pelos meios de contraste. É comum o envolvimento dos gânglios da base, substância branca, tálamos e corpo caloso. O comprometimento do corpo caloso geralmente decorre de lesões de etiologia linfoproliferativa, metástases ou por glioblastoma multiforme.

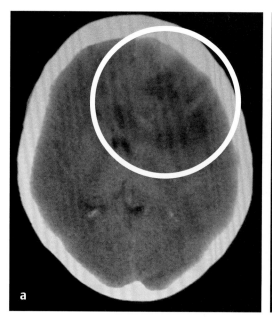
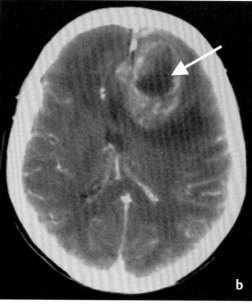

Fig. 2-27. Tomografia computadorizada do crânio de um paciente com um glioblastoma multiforme (GBM), antes (**a**) e após (**b**) a administração endovenosa do contaste iodado. Observa-se volumoso processo expansivo em região frontal esquerda associado a extenso edema (círculo) com distorção do parênquima adjacente e desvio da linha média. A lesão exibe intenso realce pelo meio de contraste, apresentando áreas de necrose central (seta).

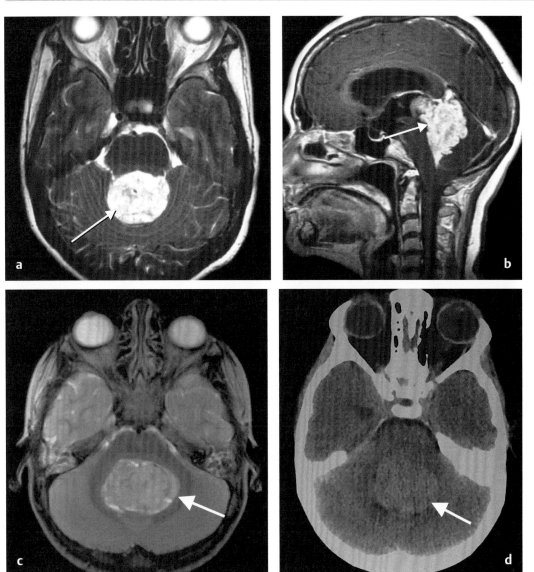

Fig. 2-28. (**a**, **b**) Cortes axial T2 e sagital T1 pós-contraste de RM evidenciando volumoso processo expansivo em topografia de quarto ventrículo compatível com ependimoma. (**c**, **d**) Cortes axiais de RM ponderada em T2 e de TC sem contraste de pacientes com meduloblastomas. Observar a semelhança das lesões ao exame de imagem e que o meduloblastoma se apresenta como uma massa hiperdensa na TC sem contraste, por causa de sua alta celularidade (imagens **c** e **d** cedidas pelo Dr. Marcelo Canuto – Brasília).

Fig. 2-29. Corte axial de TC com janela para partes moles. Paciente com um oligodendroglioma. Observar a lesão hipoatenuante frontal direita com calcificações grosseiras de permeio.

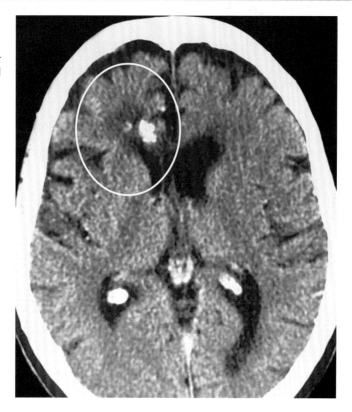

Metástases

As metástases para o SNC decorrem principalmente de neoplasias originárias do pulmão, mama e melanomas. Apresentam-se como lesões nodulares, geralmente múltiplas, que comprometem difusamente o encéfalo. Apresentam realce heterogêneo, pelo meio de contraste, e halo de edema adjacente (Fig. 2-30).

Fig. 2-30. Corte axial de RM ponderado em T1 após a utilização do contraste endovenoso. Múltiplas lesões nodulares com realce pelo gadolínio, compatíveis com metástases, em uma paciente com neoplasia de mama (setas).

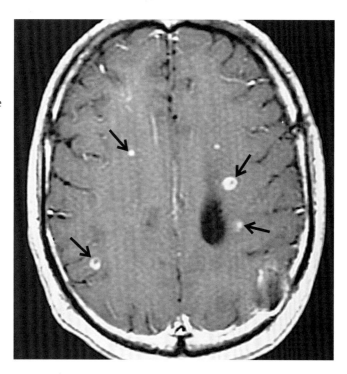

MALFORMAÇÕES CONGÊNITAS

As malformações congênitas encefálicas são alterações decorrentes de distúrbios do desenvolvimento neural que podem ser geneticamente determinados ou adquiridos. A maioria das malformações que ocorrem nas fases mais precoces da gestação é, predominantemente, de origem genética, enquanto as que ocorrem nas fases mais tardias estão geralmente relacionadas com lesões de origem infecciosa ou vascular que interferem no desenvolvimento de uma determinada área do encéfalo.

Malformação de Chiari

As malformações de Chiari são um espectro de anormalidades congênitas que podem ser classificados em quatro subtipos:

- *Chiari tipo I:* caracteriza-se pelo deslocamento caudal das tonsilas cerebelares pelo forame magno (Fig. 2-31). Geralmente assintomática nas crianças, mas adolescentes e adultos podem desenvolver cefaleias e paralisia de nervos cranianos. Pode estar relacionada com outras alterações, como a siringomielia, que são cavidades tubulares císticas dentro da medula espinal (Fig. 2-31), alterações de vértebras e base do crânio e hidrocefalia.
- *Chiari tipo II:* ocorre herniação das amígdalas, vérmis cerebelar, parte do quarto ventrículo e porção inferior do bulbo, para dentro do canal vertebral. A malformação de Chiari II vem quase sempre associada a uma mielomeningocele toracolombar (90% dos casos). A fossa posterior é pequena, o quarto ventrículo é baixo e alongado, e é frequente a hidrocefalia.
- *Chiari tipo III:* verificam-se os achados de Chiari II, mas a meningomielocele é substituída por uma encefalocele cervical com frequente herniação do cerebelo e tronco encefálico para seu interior (Fig. 2-32).
- *Chiari tipo IV:* a malformação de Chiari IV é extremamente rara e consiste em uma acentuada hipoplasia cerebelar, geralmente associada à do tronco encefálico. As manifestações clínicas estão relacionadas com o grau de atrofia cerebelar.

Malformação de Dandy-Walker

Caracteriza-se pela hipoplasia ou ausência do vérmis cerebelar, associada a uma dilatação cística do quarto ventrículo, que se apresenta aumentado e aberto posteriormente. Geralmente é relacionada com a hidrocefalia decorrente da atresia dos forames de Luschka e Magendie (Fig. 2-33). É comum sua correlação com anomalias do corpo caloso.

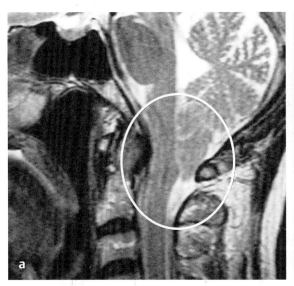
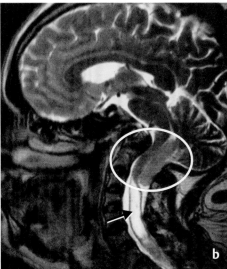

Fig. 2-31. (**a, b**) Cortes sagitais ponderados em T2 onde se verifica a descida das tonsilas cerebelares pelo forame magno, em pacientes com Chari I. (**b**) Observar as lesões tubulares císticas na medula cervical, relacionadas com siringomielia (seta).

Fig. 2-32. Cortes sagital e axial de RM ponderados em T2. Volumosa encefalocele cervical em um paciente com malformação de Chiari I II.

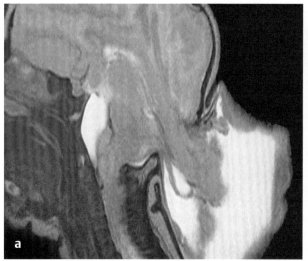
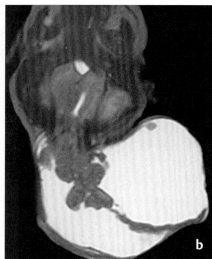

Fig. 2-33. Hipoplasia do vérmis cerebelar associada a uma dilatação cística do quarto ventrículo que se apresenta aumentado e aberto posteriormente compatível com malformação de Dandy-Walker.

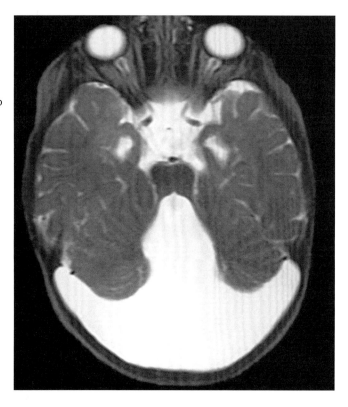

Cistos Aracnoides

Os cistos aracnoides são lesões congênitas da membrana aracnoide que se expandem acumulando liquor. Sua patogênese é discutida, mas acredita-se que resultem de uma delaminação focal da aracnoide durante a embriogênese. Correspondem aproximadamente a 1% de todas as lesões intracranianas. Caracterizam-se por uma lesão com densidade e sinal compatível ao liquor. Os lugares mais comuns dos cistos aracnoides são: a fossa temporal, a região suprasselar e a fossa posterior (Fig. 2-34). Quando ocorre em topografia intraventricular, o diagnóstico diferencial deve ser feito com o cisto de plexo coroide.

Anomalias do Corpo Caloso

Anatomicamente o corpo caloso é formado pelo rostro (extremidade anterior), joelho, corpo e esplênio (extremidade posterior) e desenvolve-se entre a 10ª e a 25ª semana de gestação. É a maior comissura encefálica, e sua função é conectar os hemisférios cerebrais (Figs. 2-35a e 2-36). As

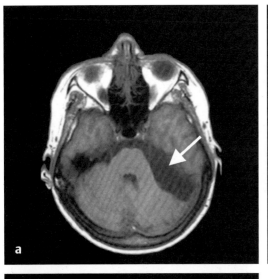
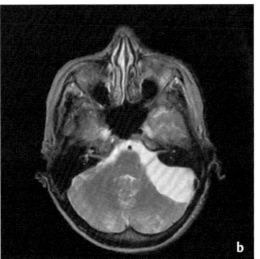
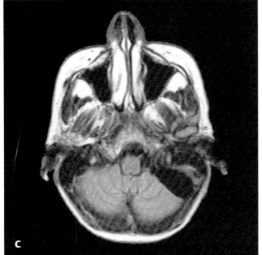

Fig. 2-34. Cortes axiais de RM ponderados em T1 (**a**), T2 (**b**) e FLAIR (**c**) evidenciando cisto aracnoide em fossa temporal esquerda. Observar que a lesão apresenta hipossinal em T1, hipersinal em T2 e hipossinal no FLAIR, pois é composta por liquor.

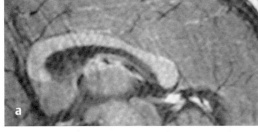
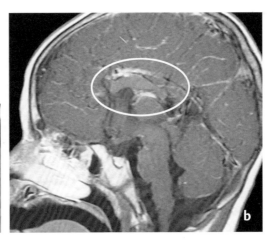

Fig. 2-35. Corte sagital ponderado em T1 demonstrando a anatomia normal do corpo caloso (**a**). Paciente com disgenesia de corpo caloso (**b**), verificando apenas a formação de sua porção anterior.

anomalias de corpo caloso são relativamente frequentes e podem estar relacionadas com disgenesias (formação parcial), como visto na figura 2-35b, e agenesias (não formação completa). Na agenesia do corpo caloso, verifica-se uma interdigitação dos sulcos cerebrais na linha média na alta convexidade parietal além de uma "paralelização" dos ventrículos laterais em razão de sua ausência. Raramente é um defeito isolado, é frequentemente associado a outras malformações do SNC, como as de Chiari e Dandy-Walker.

Hidrocefalia

A hidrocefalia decorre de um distúrbio da circulação do liquor, que pode estar relacionado com um processo obstrutivo que impede sua drenagem, uma produção excessiva ou com a deficiência de sua reabsorção, resultando em uma dilatação ventricular progressiva e hipertensão intracraniana (Fig. 2-37). Observar as dimensões normais dos ventrículos na Figura 2-36.

Fig. 2-36. (**a**, **b**) Cortes sagital e axial de RM demonstrando as principais estruturas anatômicas do encéfalo.

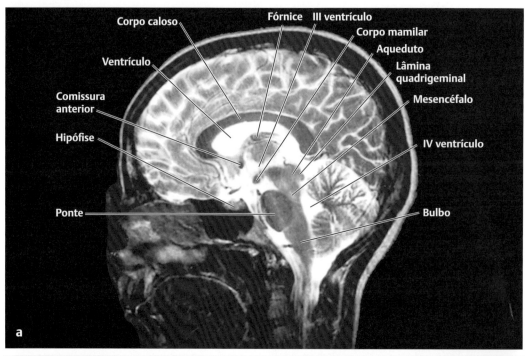

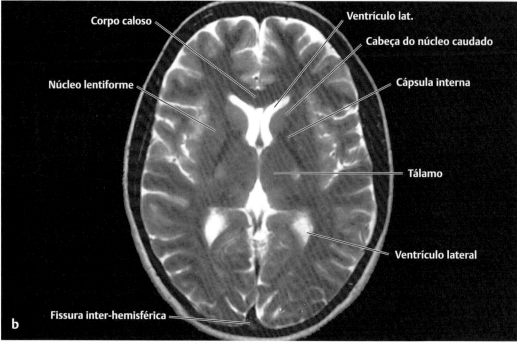

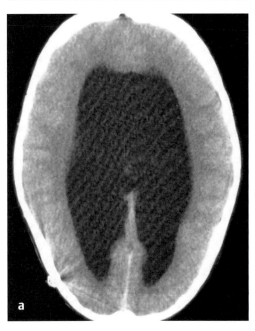 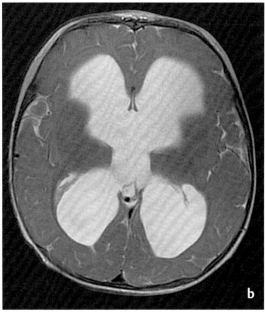

Fig. 2-37. TC (**a**) e RM (**b**) de crânio evidenciando dilatação dos ventrículos laterais em pacientes com hidrocefalia.

Esquizencefalia

A esquizencefalia caracteriza-se por uma fenda uni ou bilateral localizada nos hemisférios cerebrais, estendendo-se do córtex à região ventricular (Fig. 2-38). Pode ser classificada em esquizencefalia de lábios fechados (quando a fenda é de pequenas dimensões) ou de lábios abertos (quando apresenta maiores dimensões). A fenda aberta geralmente é revestida por substância cinzenta heterotópica. O quadro clínico da esquizencefalia é bastante variado. A maioria das crianças apresenta epilepsia, muitas vezes de difícil controle. A gravidade dos sintomas está relacionada com o grau de envolvimento do cérebro.

Holoprosencefalia

A holoprosencefalia é decorrente de um defeito da diverticulação e clivagem do tubo neural. Pode ser classificada em:

- Holoprosencefalia lobar.
- Holoprosencefalia semilobar.
- Holoprosencefalia alobar.

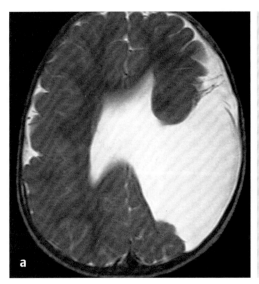 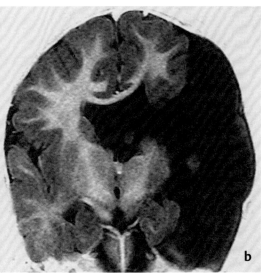

Fig. 2-38. (**a**, **b**) Cortes axial ponderado em T2 e coronal ponderado em T1 de paciente com volumosa fenda cerebral estendendo-se do córtex ao sistema ventricular, compatível com esquizencefalia de lábios abertos.

Fig. 2-39. Paciente com holoprosencefalia alobar. Observa-se uma grande cavidade ventricular única (holoventrículo), com giros espessados (paquigiria).

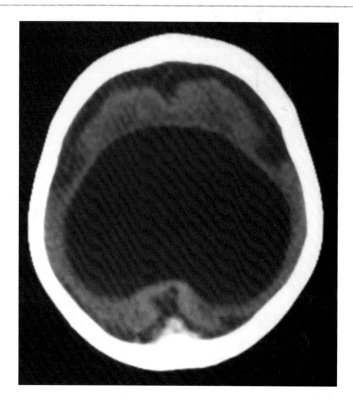

A holoprosencefalia alobar é a apresentação mais completa e severa, onde se observa uma grande cavidade ventricular única (holoventrículo), com giros espessados (paquigiria) e fusão dos gânglios da base e tálamos (Fig. 2-39). Há também agenesia de corpo caloso, hipoplasia do nervo óptico e microcefalia. A holoprosencefalia semilobar é uma forma intermediária, onde o cérebro é menos dismorfo, verifica-se a formação de um terceiro ventrículo, com alguma separação dos núcleos da base e tálamo. Também é comum a micro e/ou hidrocefalia. Na holoprosencefalia lobar as manifestações clínicas são menos graves, é a sua forma mais diferenciada. Há formação dos ventrículos, incluindo os cornos temporais e occipitais, mas com septo pelúcido ausente, os núcleos da base geralmente são bem formados, mas podem apresentar algum grau de fusão. É comum haver disgenesia do corpo caloso. A criança geralmente apresenta atraso do desenvolvimento psicomotor leve ou moderado.

Heterotopias

As heterotopias caracterizam-se pela localização atípica de focos de substância cinzenta por causa de uma anormalidade de migração neuronal. Embora possam ter distribuição subcortical, subependimária (abaixo do epêndima que recobre a face interna dos ventrículos) ou difusa pelo parênquima encefálico, predominam em topografia subcortical e subependimária, no interior dos ventrículos laterais (Fig. 2-40).

Neurofibromatose

A neurofibromatose é uma síndrome neurocutânea hereditária que apresenta duas variações: tipos I e II.

A neurofibromatose tipo I ou doença de Von Recklinghausen é uma doença progressiva que afeta primariamente o crescimento celular de tecidos neurais, é uma doença autossômica dominante com penetrância completa decorrente de alterações no cromossomo 17. Entre as manifestações clínicas principais estão as manchas cutâneas café com leite e presença de neurofibromas, que são tumores da bainha dos nervos periféricos, que podem aparecer em qualquer parte do corpo, mas que predominam em pele e subcutâneo. Esses pacientes também podem apresentar hamartomas em parênquima encefálico (Fig. 2-41).

A neurofibromatose tipo II é bem mais rara e decorre de alterações no cromossomo 22. Praticamente não apresenta lesões cutâneas, mas é comum a presença de neurinomas bilaterais nos nervos vestibulococleares (oitavo par craniano) e meningiomas.

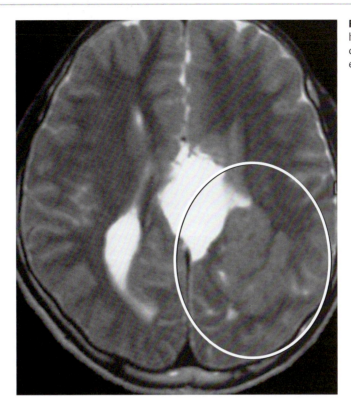

Fig. 2-40. Áreas de heterotopia de substância cinzenta em região parietal esquerda.

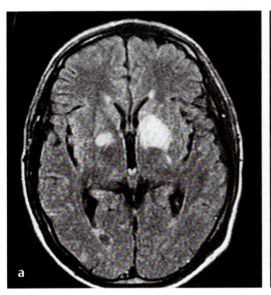
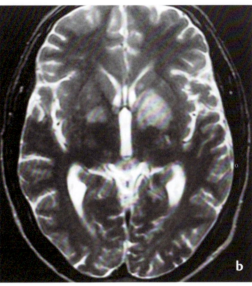

Fig. 2-41. (**a**, **b**) Lesões hamartomatosas nos núcleos da base em paciente com neurofibromatose.

Esclerose Tuberosa

A esclerose tuberosa, também conhecida como doença de Bourneville, é um distúrbio genético autossômico dominante causado por anomalias nos cromossomos 9 e 16. Clinicamente caracteriza-se pela tríade: Deficiência mental, epilepsia e adenomas sebáceos.

Radiologicamente, podemos caracterizar os túberes corticais e nódulos subependimários principalmente nos cortes de RM (Fig. 2-42). Esses nódulos frequentemente calcificam, o que facilita sua caracterização ao exame de tomografia computadorizada. Também são comuns focos de desmielinização comprometendo a substância branca, bem como a presença de tumores de células gigantes, frequentemente na topografia do forame de Monro.

Fig. 2-42. Cortes axiais de RM ponderados em T2 (**a**) e em T1 pós-contraste (**b**) demonstrando nódulos subependimários em um paciente com esclerose tuberosa.

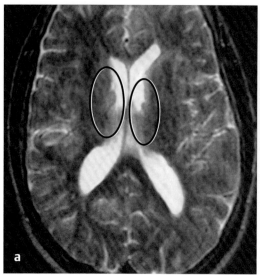 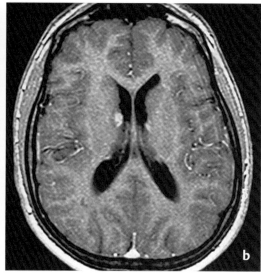

■ PROCESSOS INFLAMATÓRIOS E INFECCIOSOS

O comprometimento do SNC por processos infecciosos geralmente decorre de um foco extracraniano que atinge o SNC por via hematogênica (tuberculose, criptococose) ou por contiguidade direta (otomastoidites, sinusites, trauma etc.).

O advento de entidades, como a AIDS, ocasionou o aparecimento de doenças decorrentes de patógenos antes inócuos ao ser humano (*Pneumocystis carinii*, *Mycobacterium avium*) e do recrudescimento de outras entidades já relativamente controladas, como a tuberculose. Além da AIDS, outros fatores também podem ocasionar deficiência imunológica, como colagenoses, diabetes, corticoterapia e drogas oncológicas.

Cisticercose

A cisticercose é a infecção parasitária mais comum do sistema nervoso central, decorre da infestação do homem pela larva do *Cysticercus cellulosae*, da *Taenia solium* e raramente da *Taenia saginata*. Apresenta uma alta prevalência em nosso meio, evidenciando uma diversidade de apresentações radiológicas de acordo com a fase do processo infeccioso. A correta caracterização por imagem das lesões se faz necessária para o seu diagnóstico, tratamento e prognóstico. Pode ser classificada em subaracnóidea, intraventricular, racemosa e intraparenquimatosa.

A neurocisticercose intraparenquimatosa apresenta quatro diferentes estágios patológicos, dependendo da fase de evolução do processo. É comum a caracterização das lesões nas diversas fases de evolução no mesmo paciente, são elas: fase vesicular, vesicular-coloidal, nodular-granular e nodular-calcificada.

No **estágio vesicular,** observamos lesões císticas com paredes delgadas, pode ser visualizado o escólex excentricamente no cisto, geralmente sem realce pelo meio de contraste e sem edema (Fig. 2-43).

A fase **vesicular-coloidal** é o início da degeneração da larva, verifica-se um realce anelar pelo meio de contraste e presença de edema adjacente à lesão (Fig. 2-43).

No **estágio nodular-granular,** ocorre uma retração e espessamento da parede do cisto, com redução do edema, o escólex calcifica, e pode ainda haver algum realce anelar pelo contraste.

Na fase **nodular calcificada**, a lesão apresenta calcificação completa, sem realce pelo contraste e sem edema (Fig. 2-43).

O **tipo racemoso** é menos frequente e apresenta-se como lesões císticas do tipo cacho de uvas (Fig. 2-44), realce variado pelo meio de contraste, não apresenta escólex e pode acarretar dilatação ventricular secundária ao processo inflamatório meníngeo.

NEURORRADIOLOGIA

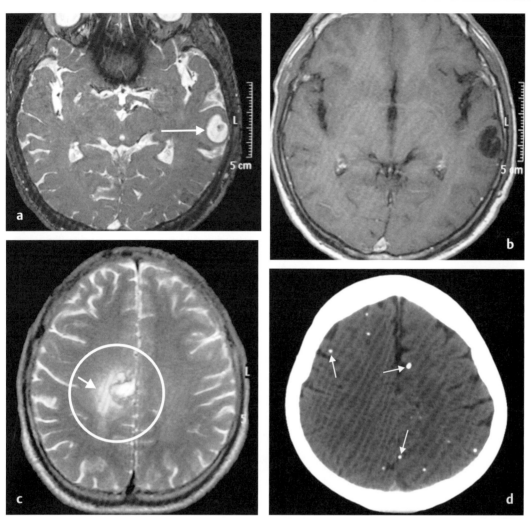

Fig. 2-43. Paciente com neurocisticercose.
(**a**, **b**) Cortes axiais de RM ponderados em T2 e T1 pós-contraste mostrando a fase vesicular; observam-se a lesão cística (seta), sem edema perilesional, sem realce pelo gadolínio e a presença do escólex no interior do cisto, excentricamente.
(**c**) A fase vesicular coloidal, verificando-se o início da degeneração do cisto, com áreas de edema ao redor da lesão (seta). (**d**) TC de crânio exibindo várias lesões calcificadas no parênquima encefálico (fase nodular calcificada).

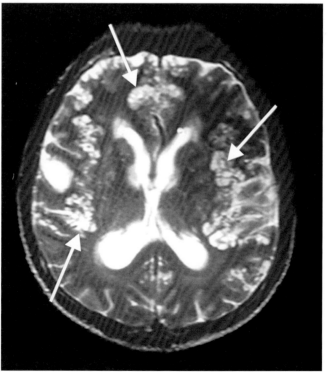

Fig. 2-44. Paciente com neurocisticercose racemosa. Observar o aspecto das lesões císticas com aspecto em "cachos de uvas" (setas).

Meningite

Embora muitas espécies de bactérias possam induzir a meningite, três delas são responsáveis por aproximadamente 80% dos casos: a *Neisseria meningitidis*, o *Streptococcus pneumoniae* e o *H. influenzae*. A bactéria alcança as meninges por disseminação hematogênica ou por extensão de estruturas adjacentes (sinusite, trauma, abscesso epidural).

Embora o diagnóstico da meningite seja predominantemente clínico e laboratorial (análise do liquor), radiologicamente pode-se verificar um espessamento difuso ou focal das leptomeninges, associado a um intenso realce meníngeo pelo meio de contraste. Também são frequentes exames radiológicos sem alterações em pacientes com processo inicial. Os exames de TC e RM são bastante utilizados para detecção de complicações, como abscessos cerebrais, ventriculites e isquemias.

Abscesso Cerebral

Quando microrganismos (principalmente *Staphylococcus aureus* e *Streptococcus*) alcançam o parênquima encefálico, ocorre uma resposta inflamatória à infecção, com a morte de tecido cerebral e necrose. As células de tecidos destruídos, glóbulos brancos e os microrganismos vivos e mortos acumulam-se, formando uma massa fluida que, em geral, fica encapsulada por um revestimento que se forma nos limites da lesão.

Os aspectos de imagem, juntamente com a história clínica, permitem um diagnóstico preciso dos abscessos cerebrais. Eles se apresentam como uma lesão expansiva, com conteúdo liquefeito em seu interior e uma cápsula externa que apresenta significativo realce pelos meios de contraste (Fig. 2-45). Eles apresentam acentuado edema perilesional, com efeito de massa e deslocamento das estruturas adjacentes.

Quando há uma coleção de pus entre a dura-máter e a calota craniana, denomina-se empiema epidural e quando se localiza entre a dura-máter e a aracnoide denomina-se empiema subdural.

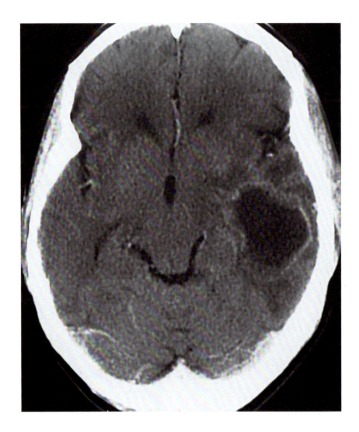

Fig. 2-45. Paciente com abscesso cerebral. Lesão hipodensa com realce periférico pelo meio de contraste.

Herpes

A encefalite herpética pode ser causada pelos vírus HSV-1 e HSV-2, sendo a maioria pelo HSV-1 (que também é o vírus causador do herpes labial). Em crianças e raramente em adultos, o HSV-2 pode ser responsável por alguns casos, porém na maioria das vezes ocasiona uma meningite asséptica benigna.

O processo ocorre usualmente por reativação de uma infecção latente pelo HSV-1 que geralmente se aloja no gânglio trigeminal. Em aproximadamente 1/3 dos casos decorre de uma primoinfecção.

Na primoinfecção, acredita-se que o vírus penetre no SNC pela mucosa nasal e bulbo olfatório, daí a explicação para causar doença preferencialmente no córtex frontal e lobos temporais.

Radiologicamente verifica-se comprometimento dos lobos temporais e porções inferiores dos lobos frontais, caracterizados por edema e espessamento dos giros, observando-se hipoatenuação difusa ao exame de tomografia computadorizada. O exame de RM apresenta maior sensibilidade para a detecção precoce, verificando-se áreas de edema caracterizadas por hipersinal em T2 e FLAIR nos lobos frontais e, principalmente, os temporais (Fig. 2-46). Geralmente o comprometimento é unilateral, mas é comum o acometimento dos dois hemisférios. O realce pelo contraste é variável.

Tuberculose

Geralmente decorre de uma disseminação hematogênica de um foco pulmonar. Sua incidência vem aumentando progressivamente em virtude do comprometimento de pacientes HIV positivos.

Radiologicamente, podemos verificar a obliteração das fissuras e cisternas encefálicas por material resultante do exsudato inflamatório, que apresentam realce intenso após a administração do meio de contraste (Fig. 2-47). Também pode ser verificado um realce meníngeo anormal, além de ventriculite e focos de isquemia.

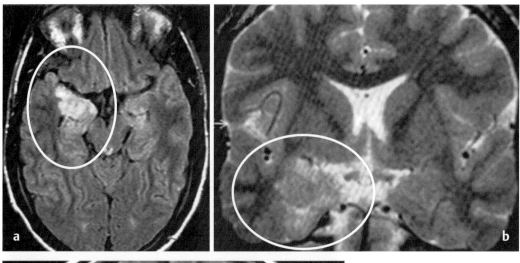
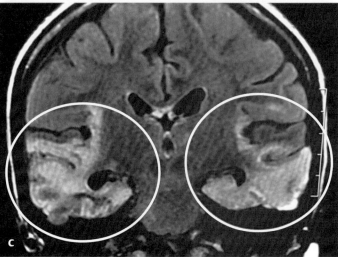

Fig. 2-46. Herpes encefálica. (**a-b**) Cortes de RM axial FLAIR e coronal T2 demonstrando a fase inicial comprometendo a região temporal direita com áreas de hipersinal (edema). (**c**) Paciente com a doença em estágio avançado comprometendo ambos os lobos temporais.

Fig. 2-47. Paciente com neurotuberculose. Observar a obliteração das cisternas da base e fissuras (**a**), que apresentam intenso realce pelo meio de contraste (**b**).

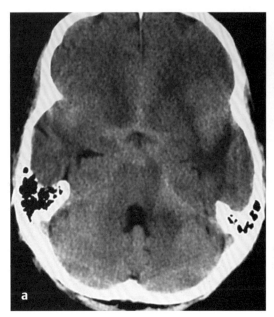
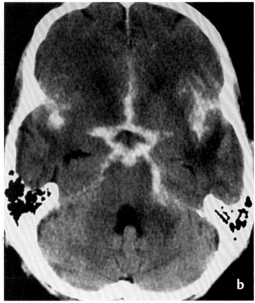

Criptococos

O *Cryptococcus neoformans* é uma levedura encapsulada encontrada em fontes ambientais, principalmente em fezes de pombos. É uma causa importante de mortalidade em indivíduos imunocomprometidos.

Pode-se manifestar na forma de meningite, meningoencefalite ou por uma massa expansiva fúngica. É comum observar lesões em topografias de núcleos da base. Um achado que sugere a possibilidade de infecção criptocóccica é a presença de espaços de Virchow-Robin dilatados.

Os **espaços de Virchow-Robin** ou **espaços perivasculares** são extensões do espaço subaracnoide em torno dos vasos do encéfalo, preenchidos por liquor, identificados ao exame de RM e TC, não apresentam significado patológico e são observados fisiologicamente em grande parte da população (Fig. 2-48).

Fig. 2-48. (**a**) Espaços de Virchow-Robin ou perivasculares. Verificar que apresentam o sinal semelhante ao liquor em todas as sequências (cortes axiais de RM ponderados em T2 em (**a**) e T1 em (**b**), sem áreas de edema adjacente ou efeito de massa.

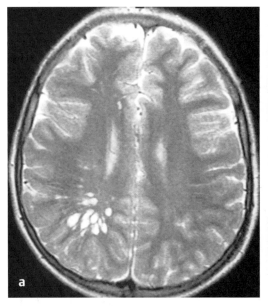
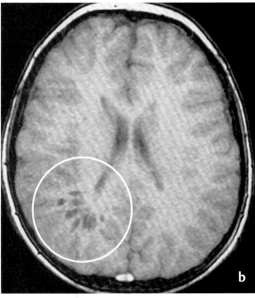

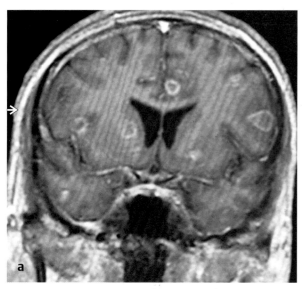 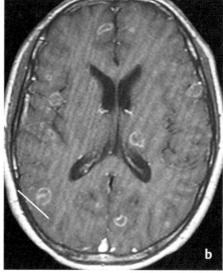

Fig. 2-49. (a, b) Cortes coronal e axial de RM ponderados em T1 com contraste. Múltiplas lesões nodulares com realce anelar pelo meio de contraste em um paciente com neurotoxoplasmose.

Toxoplasmose

A infecção ocasionada pelo *Toxoplasma gondii,* geralmente, não apresentava nenhuma repercussão clínica significativa, exceto em casos de pacientes gestantes em virtude de seu efeito teratogênico. No entanto, com o surgimento da AIDS e das terapias imunossupressoras, esse parasita adquiriu uma nova importância clínica, tornando-se, atualmente, a mais frequente infecção parasitária do SNC nesses pacientes.

Caracteriza-se por múltiplas lesões de aspecto nodular, contornos irregulares e realce anelar pelo meio de contraste, associadas a halo de edema e de distribuição aleatória pelo parênquima encefálico (Fig. 2-49). Em fases tardias, após tratamento clínico, as lesões podem evoluir para calcificações, que são mais bem caracterizadas ao exame de tomografia computadorizada.

Paracoccidioidomicose

O acometimento do sistema nervoso central (SNC) pela paracoccidioidomicose pode ser mais frequente do que se acredita atualmente, pelo fato de nem sempre causarem sintomas. As manifestações do SNC em geral ocorrem em doentes que apresentam ou apresentaram lesões em outros órgãos, sendo incomum o encéfalo ser o único órgão acometido. Suas lesões podem ser divididas em dois tipos: as formas meníngea e granulomatosa.

A forma meníngea é caracterizada por inflamação crônica da leptomeninge. Manifesta-se na TC e RM como áreas de realce leptomeníngeo anormal após a injeção do meio de contraste ou como nódulos corticais que tendem a desaparecer após o tratamento. As lesões granulomatosas apresentam realce anelar com edema adjacente.

Encefalite por HIV

Além das infecções oportunistas, como toxoplasmose, criptococose e citomegalovírus, o próprio HIV tem sido implicado em uma forma de encefalite peculiar em pacientes com AIDS, cuja principal manifestação clínica é a demência progressiva. O vírus penetra no SNC através dos monócitos do sangue infectado. As lesões da encefalite por HIV são encontradas principalmente na substância branca dos hemisférios cerebrais e nos núcleos da base, caracterizadas na RM por focos de hipersinal em T2 e FLAIR, associados a certo grau de atrofia cortical. No entanto, muitas vezes os estudos de imagem não demonstram alterações significativas, exceto por uma acentuação dos sulcos corticais.

Outras entidades infectocontagiosas podem acometer o SNC, como a sífilis, hidatidose, aspergilose, doença de Lyme, candidíase etc.

LEUCOPATIAS

As leucopatias ou patologias da substância branca são um grupo de entidades clínicas que apresentam como substrato principal a desmielinização. A etiologia das alterações das leucopatias é variada, podendo estar relacionadas com alterações genéticas, osmóticas, infecciosas, vasculares ou inflamatórias.

Esclerose Múltipla

A esclerose múltipla (EM) é uma doença desmielinizante de etiologia ainda desconhecida. Suspeita-se que um vírus ou antígeno dê origem a um processo autoimune, que por alguma razão produz anticorpos contra a bainha de mielina. A enfermidade também possui uma característica genética, aproximadamente 10% dos indivíduos possuem parentes de primeiro ou segundo grau que desenvolveram a doença. Sua evolução é bem variável, alguns indivíduos apresentam apenas um sintoma isolado, seguido por meses ou anos sem outra manifestação. Em outros, os sintomas se agravam e generalizam em semanas.

Os sintomas iniciais mais comuns são o formigamento e a dormência. A neurite óptica também é um achado relativamente frequente em pacientes com EM, que pode se manifestar desde visão dupla, borrada ou nublada até a cegueira parcial. A doença predomina em mulheres, e os sintomas surgem entre os 20 e os 40 anos de idade. Os focos de desmielinização podem ocorrer em qualquer parte do cérebro ou da medula espinal, mas apresentam certa predileção pela interface caloso-septal, substância branca periventricular, núcleos da base e tronco encefálico. Radiologicamente caracterizam-se por focos de hipersinal em T2 e FLAIR na RM, e focos hipodensos na TC nestas topografias (Fig. 2-50). O realce pelo contraste pode ocorrer e sugere processo em atividade. A ressonância magnética é o exame de escolha para a avaliação da esclerose múltipla, tanto para seu diagnóstico radiológico como para o acompanhamento e monitorização de sua evolução.

Leucoencefalopatia Multifocal Progressiva (LEMP)

É uma encefalite subaguda de etiologia viral (Papovavírus), que predomina em pacientes portadores de alguma forma de imunodeficiência, como a AIDS, linfomas ou corticoterapia prolongada. Apresenta um início insidioso e, na maioria das vezes, evolui para o óbito.

Caracteriza-se por um processo inflamatório desmielinizante. As lesões apresentam-se na TC ou RM como uma lesão única ou multifocal na substância branca do cérebro e cerebelo, predominando em regiões frontais e parietoccipitais. Geralmente são bilaterais, mas podem acometer apenas um hemisfério.

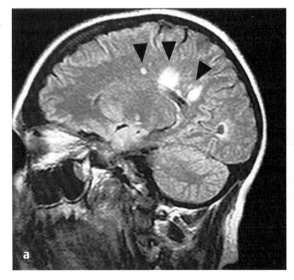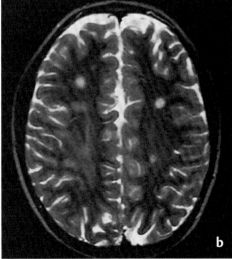

Fig. 2-50. (a, b) Cortes de RM ponderados em FLAIR e T2, de um paciente com esclerose múltipla, exibindo múltiplas lesões desmielinizantes em substância branca profunda e na interface caloso-septal (pontas de setas).

Encefalomielite Disseminada Aguda (EMDA)

A encefalomielite disseminada aguda é uma doença inflamatória desmielinizante que ocorre geralmente precedida em até 75% dos casos por vacinação ou uma infecção viral, a maioria do trato respiratório. Acredita-se que o processo seja uma reação imune anormal desencadeada pelo vírus. Os sintomas em geral ocorrem após 7 a 14 dias após a infecção ou vacinação, podendo variar até 30.

A melhor ferramenta diagnóstica é a RM encefálica, onde se observam lesões da substância branca acometendo os centros semiovais e a coroa radiada, gânglios da base, tálamos e tronco encefálico (Fig. 2-51). É válido salientar que as lesões da EMDA têm aspecto semelhante entre si, e isso é importante para a diferenciação com outras doenças desmielinizantes como a esclerose múltipla que, por ser uma doença crônica e bimodal, exibe lesões em várias fases de evolução. Deve ser feito um controle radiológico trimestral ou semestral, pois as lesões tendem a diminuir e até desaparecer, com o tempo.

Mielinólise Pontina

A mielinólise pontina é uma síndrome desmielinizante aguda que compromete a ponte, geralmente decorrente de hiponatremia, muito comum em pacientes alcoólatras, em uso de diuréticos, secreção inapropriada de ADH ou hipotensão severa.

Caracteriza-se por focos hipoatenuantes na TC e de hipersinal em T2 e FLAIR na RM, comprometendo a porção central da ponte. A impregnação pelo meio de contraste é variável.

Adrenoleucodistrofia (ALD)

A adrenoleucodistrofia ligada ao X é uma doença recessiva ligada ao sexo, exclusiva do sexo masculino, rara, sem predisposição por raça ou etnia. Está relacionada com várias mutações no segmento final do braço longo do cromossomo X cuja função é sintetizar enzimas responsáveis pela oxidação dos ácidos graxos saturados de cadeia longa (AGSCL). Tal distúrbio provoca o acúmulo anormal destes AGSCL em diversos tecidos e fluidos corpóreos, manifestando-se clinicamente numa disfunção do sistema nervoso central (SNC), da glândula suprarrenal e dos testículos.

A radiologia tem papel essencial para a avaliação inicial e verificação da evolução da doença. A TC e a RM na ALD são até certo ponto específicas, apresentando áreas de alteração de sinal ou densidade que comprometem a substância branca periventricular posterior simetricamente, com extensão para o corpo caloso e, em fases mais avançadas, a substância branca anterior, os tratos corticospinais, fórnices, comissura anterior e vias ópticas (Fig. 2-52). A espectroscopia (ver Capítulo 8) também pode ser utilizada no auxílio diagnóstico. É comum ocorrer uma diminuição no pico de NAA (N-acetilaspartato) e um aumento do pico de colina, e do pico de Mio-Inositol.

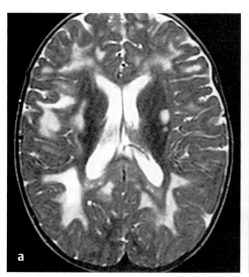
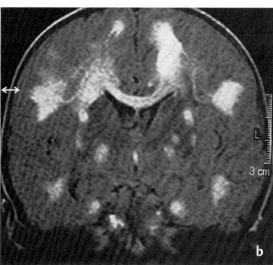

Fig. 2-51. Encefalomielite disseminada aguda em uma criança após vacinação. Verificar o extenso comprometimento difuso da substância branca bilateralmente.

Fig. 2-52. Paciente com adrenoleucodistrofia. Cortes axiais de RM ponderados em T2 (**a**) e T1 (**b**), demonstrando as lesões comprometendo a substância branca parietal posterior simetricamente.

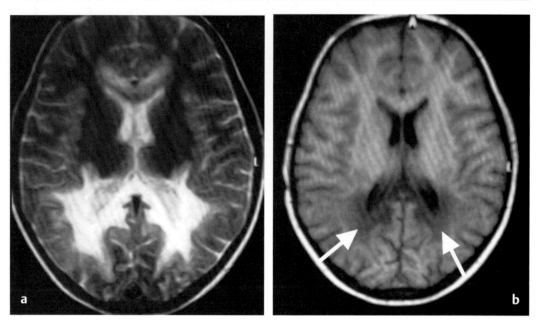

■ TRAUMATISMO CRANIOENCEFÁLICO

No traumatismo cranioencefálico, além das lesões diretas decorrentes do trauma, como fraturas e lacerações, vários aspectos têm de ser avaliados pelo especialista, e, dentre os principais, podemos citar:

Hemorragias

O trauma é uma das principais causas de hemorragias intracranianas, tanto intraparenquimatosas (intra-axiais), como extra-axiais (hematomas extradural, subdural e hemorragia subaracnoide).

Edema Cerebral

Apresenta-se como uma área hipodensa na TC e hiperintensa em T2 e FLAIR na RM, com perda da definição córtex/substância branca, obliteração dos sulcos e fissuras cerebrais, e, em casos mais graves, compressão ventricular.

Hematoma Subgaleal

É um hematoma entre o periósteo da calota e a gálea aponeurótica do crânio. É uma alteração frequente nos traumatismos cranioencefálicos (Fig. 2-53).

Fig. 2-53. TC do crânio, com janela óssea, evidenciando volumoso hematoma subgaleal. Observar o volumoso aumento de partes moles na parte externa da região parietal do crânio à direita (seta).

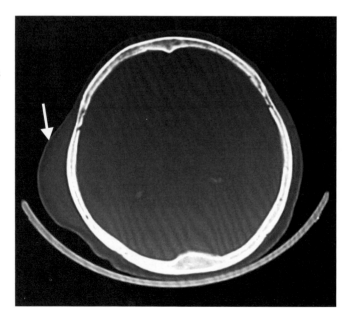

Herniações Cerebrais

As herniações cerebrais caracterizam-se pela migração anômala do parênquima encefálico decorrente de um efeito compressivo.

Os tipos de herniações cerebrais são:

- *Subfalcine ou subfalcial:* onde o giro do cíngulo hernia por baixo da foice cerebral para o hemisfério contralateral (Fig. 2-54).
- *Amigdaliana:* onde as amígdalas cerebelares herniam pelo forame magno.
- *Transtentorial:* onde o parênquima encefálico hernia pelo tentório. São classificadas em:
  - Ascendente: onde o vérmis e/ou hemisférios cerebelares migram superiormente pelo tentório.
  - Descendente: onde o *uncus* e giro para-hipocampal migram inferiormente pelo tentório para a fossa posterior.

Pneumoencéfalo

O pneumoencéfalo caracteriza-se pela presença de gás no interior da caixa craniana decorrente de solução de continuidade com o meio externo (Fig. 2-55). É frequente em traumatismos faciais onde ocorre lesão óssea nos seios paranasais.

Lesões Vasculares

Lesões como dissecção, transecção, trombose e aneurismas podem ocorrer em decorrência do traumatismo cranioencefálico.

Lesão Axonal Difusa

Na lesão axonal difusa ou cisalhamento, ocorre comprometimento dos axônios de ligação das comissuras cerebrais, sendo a principal delas o corpo caloso. O paciente exibe uma clínica exuberante, com estado de coma, descerebração, estado vegetativo, com ausência de sinais de aumento da pressão intracraniana. Radiologicamente podem-se verificar pequenos focos hemorrágicos difusos, comprometendo a substância branca subcortical dos lobos frontal e temporal, corpo caloso, cápsula interna e coroa radiada. A RM apresenta maior sensibilidade que a TC para a detecção desses focos hemorrágicos, permitindo a caracterização de lesões inferiores a 1 cm nas sequências Gradient Echo (Fig. 2-56).

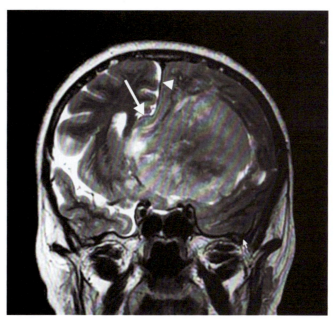

Fig. 2-54. Corte coronal de RM em T2 evidenciando volumoso processo expansivo em hemisfério cerebral esquerdo acarretando acentuado desvio da linha média e herniação do giro do cíngulo para a direita (seta) sobre a foice cerebral (ponta de seta), caracterizando uma herniação subfalcina.

Fig. 2-55. Corte axial de TC demonstrando um hematoma subdural associado a pneumoencéfalo (pontas de setas) em paciente com traumatismo craniano.

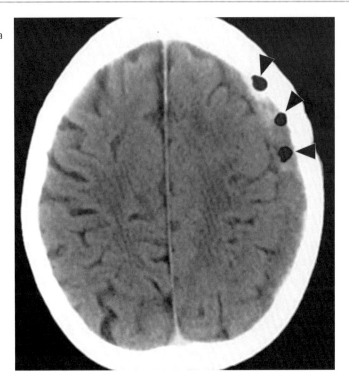

Fig. 2-56. Corte axial de RM ponderado em Gradient Echo evidenciando múltiplas pequenas áreas de hipossinal compatíveis com pequenos focos hemorrágicos difusos em um paciente com lesão axonal difusa (setas).

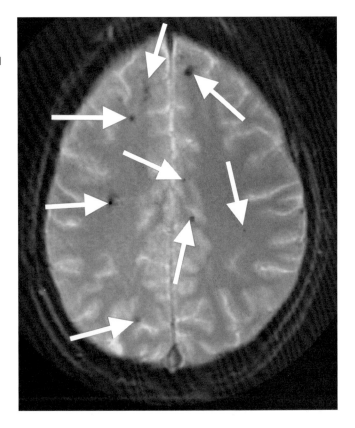

Contusão Cerebral

As contusões cerebrais manifestam-se por focos hemorrágicos intraparenquimatosos em virtude do trauma. Deve-se estar sempre atento para avaliar as lesões em golpe e em contragolpe. O golpe decorre do movimento da força direta de uma colisão com a cabeça. O cérebro, então, dentro da cavidade craniana sofre a lesão de contragolpe ao se chocar internamente com a calota do lado oposto da força impactante. As lesões em golpe frequentemente comprometem as convexidades dos lobos frontal e temporal, e as lesões em contragolpe geralmente acometem as suas superfícies inferiores.

■ LITERATURA SUGERIDA

Barkovich AJ, Norman D. Anomalies of the corpus callosum: correlation with further anomalies of the brain. Am J Roentgenol. 1988 Jul;151:171-9.

Osborn AG, Preece MT. Intracranial cysts: radiologic-pathologic correlation and imaging approach. Radiology 2006;239: 650-64.

Atlas SW. Magnetic Resonance imaging of the brain and spine. Philadelphia: Lippincott Willians & Wilkins; 2002.

Audrey G. Sinclair DJ. Scoffings. Imaging of the post-operative cranium. RadioGraphics 2010 Mar;30:461-82.

Babak N, Salamon K, Salamon N. Neuroimaging of tuberous sclerosis: spectrum of pathologic findings and frontiers in imaging. Am J Roentgenol 2008 May;190:W304 -W309.

Barkovich AJ, Raybaud C. Pediatric neuroimaging. 5th. Lippincott Williams & Wilkins; 2012.

Carey JC, Viskochil DH. Neurofibromatosis type 1: a model condition for the study of the molecular basis of variable expressivity in human disorders. Am J Med Genet 1999;89:7-13.

Christine M, Glastonbury, AG, Osborn Salzman KL. Masses and malformations of the third ventricle: normal anatomic relationships and differential diagnoses. RadioGraphics 2011 Nov;31:1889-905.

Costa MA, Bitencourt et al. Manifestações extrapulmonares da paracoccidioidomicose. Radiol Bras 2005 Fev;38(1):45-52.

Uysal E, Erturk SM, Yildirim H, Seleker F, Basak M. Sensitivity of immediate and delayed gadolinium-Enhanced MRI after injection of 0.5 m and 1.0 m gadolinium chelates for detecting multiple sclerosis lesions. Am J Roentgenol. 2007 Mar;188:697-702.

Ferreira CS et al. Alterações parenquimatosas na trombose venosa cerebral: aspectos da ressonância magnética e da angiorressonância. Radiol Bras 2006 Out;39(5):315-321.

Grossman RI. Neuroradiology: the requisites. 2nd ed. Philadelphia: Mosby; 2003.

Haaga JR, Dogra VS, Forsting M, Gilkeson RC, Há HK, Sundaram M. Tomografia Computadorizada e Ressonância Magnética: uma abordagem do corpo humano completo. 5 ed. Rio de Janeiro: Elsevier; 2010.

Hynson JL, Kornberg AJ, Coleman LT, Shield L, Harvey AS, Kean MJ. Clinical and neuroradiologic features of acute disseminated encephalomyelitis in children. Neurology 2001;56:1308-12.

Cottier JP, Destrieux C, Brunereau L, Bertrand P, Moreau L, Jan J, Herbreteau D. Cavernous sinus invasion by pituitary adenoma: MR imaging. Radiology 2000;215:463.

Leonard JR, Moran CJ, Cross DT III, Wippold FJ II, Schlesinger Y, Storch GA. MR imaging of herpes simplex type I encephalitis in infants and young children: a separate pattern of findings. Am J Roentgenol 2000 Jun;174:1651-5.

Kim JH, Kim HJ. Childhood X-linked adrenoleukodystrophy: clinical-pathologic overview and MR imaging manifestations at initial evaluation and follow-up. RadioGraphics. 2005;25:619-631 .

Kimura-Hayama ET, Higuera JA, Corona-Cedillo R, Chávez-Macías L, Perochena A, Quiroz-Rojas LY, Rodríguez-Carbajal J, Criales JL. Neurocysticercosis: Radiologic-Pathologic Correlation. RadioGraphics 2010 Oct;30:1705-19.

Lacerda MTC. Análise comparativa das imagens convencionais e espectroscopia de prótons do SNC por ressonância magnética na adrenoleucodistrofia ligada ao X. Radiol Bras. 2003;36:2.

Mullins ME, Lev MH, Schellingerhout D, Koroshetz WJ, Gonzalez RG. Influence of availability of clinical history on detection of early stroke using unenhanced CT and diffusion-weighted MR imaging Am J Roentgenol. 2002 Jul;179:223-8.

Menge T, Hemmer B, Nessler S et al. Acute Disseminated Encephalomyelitis. Arch Neurol 2005;62:1673-80.

Osborn AG, Hedlund GL, Salzan KL. Brain: imagin, pathology and anatomy. 2nd ed. ELSEVIER, 2017.

Kwee RM, Kwee TC. Virchow-Robin Spaces at MR Imaging. RadioGraphics 2007;27:1071-86.

Noujaim SE, Rossi MD, Rao SK, Cacciarelli AA, Mendonca RA, Wang AM, Coelho FH. CT and MR imaging of neurocysticercosis. Am J Roentgenol1999 Dec;173:1485-90.

Walker DA, Broderick DF, Kotsenas AL, Rubino FA. Routine use of gradient-echo MRI to screen for cerebral amyloid angiopathy in elderly patients. AJR Am J Roentgenol 2004;182:1547-55.

RADIOLOGIA DA CABEÇA E PESCOÇO

CAPÍTULO 3

Carlos Fernando de Mello Junior

O estudo radiológico da cabeça e pescoço abrange a análise das imagens da região cervical, da mandíbula e maxila, seios da face, articulações temporomandibulares, ouvidos e órbitas. As avaliações das estruturas intracranianas relacionadas com o SNC já foram estudadas no Capítulo 2.

■ SEIOS DA FACE

A avaliação radiológica dos seios da face compreende o estudo das cavidades dos seios frontal, maxilares, esfenoidal e das células etmoidais, além da avaliação da fossa nasal e rinofaringe.

Os seios maxilares e células etmoidais já podem estar pneumatizados ao nascimento, o seio esfenoidal inicia sua pneumatização em torno do terceiro e quarto anos de vida, e o seio frontal em torno dos dois anos (Quadro 3-1). A formação dos seios paranasais só está completa por volta dos 14 anos de idade.

Embora possam ser estudados pela radiografia simples, TC e RM, a tomografia computadorizada constitui, hoje, o método de escolha para a avaliação dos seios paranasais e fossas nasais. A Figura 3-1 ilustra um exame de tomografia computadorizada evidenciando a anatomia básica dos seios paranasais. Entretanto, em relação à especificidade no diagnóstico das sinusites infecciosas, até mesmo a TC ainda é deficiente, já que alterações inflamatórias geradas por processos alérgicos ou virais são muitas vezes indistinguíveis das alterações bacterianas.

A gênese da **sinusite** é multifatorial, sendo o fator fisiológico (distúrbios do *clearance* mucociliar) possivelmente tão importante quanto o fator obstrutivo mecânico. Radiologicamente, o processo inflamatório das cavidades paranasais pode-se manifestar como um velamento total do seio ou pelo espessamento da sua mucosa de revestimento com ou sem a presença de nível hidroaéreo (Figs. 3-2 a 3-4). No caso das sinusites crônicas, é comum a presença de pólipos e esclerose reativa com espessamento das suas paredes.

Quadro 3-1. Idades de Pneumatização dos Seios Paranasais	
Seios maxilares	Nascimento
Seio frontal	2 anos
Seio esfenoidal	3 a 4 anos
Cálulas etmoidais	Nascimento

Fig. 3-1. Cortes coronais (**a**, **b**) e axial (**c**) de TC, evidenciando as principais estruturas anatômicas dos seios da face.

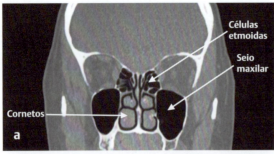
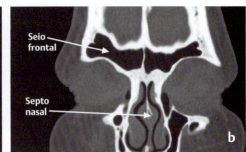
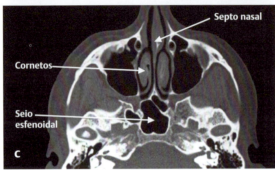

Fig. 3-2. Radiografia simples dos seios da face evidenciando velamento parcial do seio maxilar esquerdo, preenchido por secreção em um paciente com sinusite.

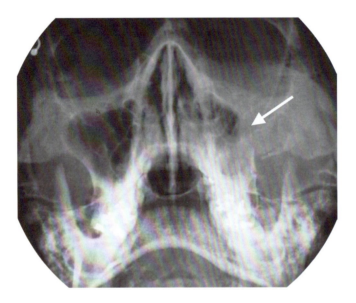

Os **pólipos** são decorrentes da hiperplasia e degeneração da mucosa de revestimento do seio, geralmente ocasionando obstrução. Podem ser únicos ou múltiplos e de tamanhos variáveis. O **pólipo antrocoanal** origina-se no seio maxilar e estende-se para a fossa nasal pelo complexo ostiomeatal (Fig. 3-5). Os **cistos de retenção** são geralmente assintomáticos e se originam da obstrução dos ductos das glândulas seromucosas, geralmente causada por um processo infeccioso ou alérgico. Radiologicamente o aspecto dos pólipos nasais são praticamente indistinguíveis dos cistos de retenção (Fig. 3-6).

As **mucoceles** são lesões císticas de revestimento epitelial com conteúdo mucoide, que apresentam crescimento lento com características expansivas e que podem cursar com reabsorção óssea (Fig. 3-7). Apresentam baixa densidade e não realçam pelo meio de contraste, como também acontece com os pólipos e os cistos de retenção. Acomete o seio frontal em mais de 50% dos casos.

A lesão óssea mais frequente é o **osteoma**, massa óssea benigna que protrui para os seios da face, predominado em células etmoidais e seio frontal (Fig. 3-8).

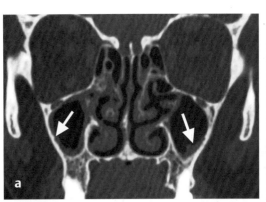
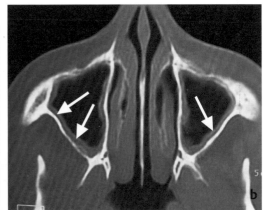
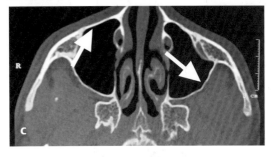

Fig. 3-3. Tomografia dos seios da face em cortes coronal (**a**) e axial (**b**, **c**). Verificar o espessamento da mucosa de revestimento dos seios maxilares (**a**, **b**) e comparar à parede óssea de um seio normal (**c**).

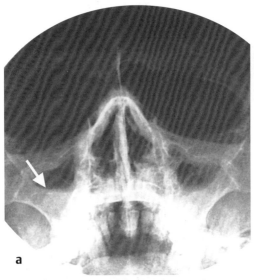
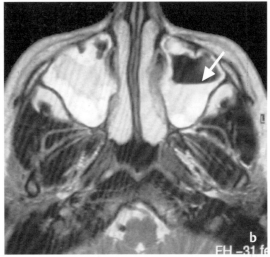
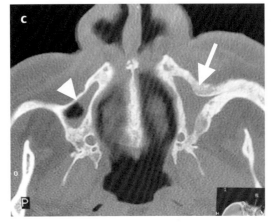

Fig. 3-4. (**a**, **b**) Pacientes com sinusite aguda. Radiografia dos seios da face (**a**) e corte axial de RM ponderado em T2 (**b**), evidenciando velamento parcial dos seios maxilares e a presença de níveis hidroaéreos (setas). (**c**) Tomografia de um paciente com sinusite crônica em seio maxilar esquerdo. Observar a esclerose e espessamento das paredes ósseas do seio doente (seta) em comparação ao contralateral de espessura normal (ponta de seta).

Fig. 3-5. Corte coronal de TC demonstrando um paciente com pólipo antrocoanal à esquerda. Observar o comprometimento do seio maxilar e a extensão do processo para a cavidade nasal.

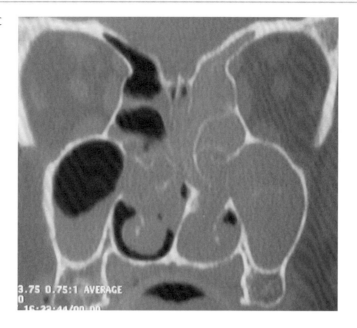

Fig. 3-6. Radiografia simples (**a**) e reconstrução coronal de TC da face (**b**), evidenciando imagens compatíveis com pólipos/cistos de retenção em seios maxilares (setas).

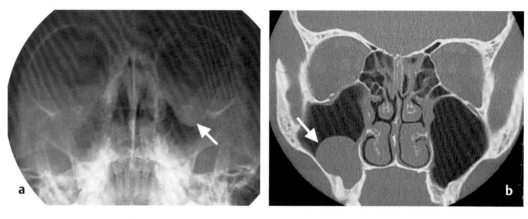

Fig. 3-7. Cortes axial (**a**) e coronal (**b**) de TC de um paciente com mucocele etmoidal à esquerda, observar a insuflação óssea e o afilamento da cortical pelo efeito expansivo da lesão.

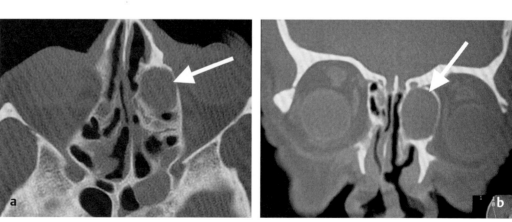

A **atresia** ou **imperfuração das coanas** é uma anomalia congênita da cavidade nasal que consiste na obliteração da coluna aérea posterior da rinofaringe. Pode ser de etiologia óssea ou membranosa, uni ou bilateral (Fig. 3-9).

Os **nasoangiofibromas** são lesões agressivas que acometem as cavidades nasais e ocorrem em pacientes jovens do sexo masculino, exibindo clinicamente uma intensa epistaxe. Radiologicamente apresentam-se como uma massa de tecidos moles com intenso realce pelo meio de contraste com efeito expansivo, erosões das corticais ósseas e invasão das estruturas adjacentes.

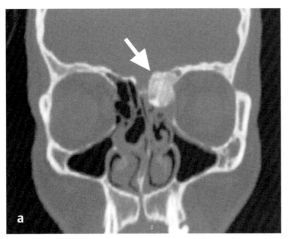
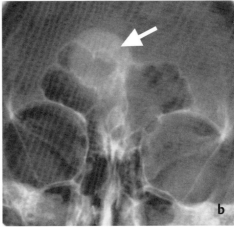

Fig. 3-8. Corte coronal de TC (**a**) e radiografia simples da face (**b**) demonstrando osteomas frontais.

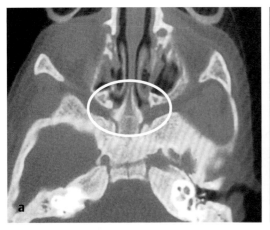
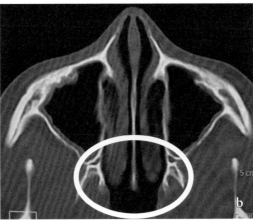

Fig. 3-9. Corte axial de TC da face em um paciente com atresia de coanas (**a**). Comparar ao exame normal (**b**).

Outra lesão expansiva da cavidade nasal que exibe realce pelo meio de contraste é o **papiloma invertido**. É uma lesão benigna, mas com comportamento agressivo, que se origina na parede lateral da fossa nasal. Geralmente ocasiona erosões das paredes ósseas por efeito compressivo.

O **carcinoma de células escamosas** é a neoplasia mais frequente a comprometer os seios paranasais, a fossa nasal e rinofaringe. Geralmente apresenta-se com uma massa de tecidos moles, com realce heterogêneo pelo meio de contraste e invasão das estruturas adjacentes (Fig. 3-10).

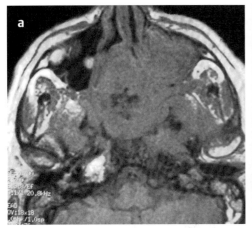
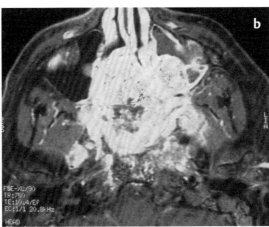

Fig. 3-10. Paciente com carcinoma epidermoide de cavidade nasal. Cortes axiais de RM ponderados em T1 sem contraste (**a**) e pós-contraste (**b**) demonstrando volumoso processo expansivo e infiltrativo em cavidade nasal com extensão para as estruturas adjacentes.

■ MANDÍBULA E MAXILA

Uma variedade de lesões pode comprometer a região maxilomandibular que podemos classificar em dois grandes grupos: os de etiologia odontogênica e não odontogênica. As alterações relacionadas com os seios da face e a articulação temporomandibular são descritas em tópicos específicos.

Dentre as principais lesões de etiologia odontogênica, podemos citar:

- Cistos odontogênicos.
- Odontomas.
- Ameloblastoma.

As principais lesões de etiologia não odontogênica que comprometem a região maxilomandibular são:

- Displasia fibrosa.
- Doença de Paget.
- Querubismo.

As principais lesões císticas de etiologia odontogênica são os cistos periapicais, dentígeros (ou foliculares) e os queratocistos. Os **cistos periapicais** são os mais frequentes e originam-se a partir de um granuloma apical decorrente de um foco infeccioso prévio. Apresenta-se como uma lesão radiotransparente circular, no ápice dentário, com uma pequena margem esclerótica. Os **cistos dentígeros** originam-se a partir de um dente com erupção parcial ou sem erupção (Fig. 3-11). Os **queratocistos** são lesões mais agressivas que acarretam expansão da cortical óssea, muitas vezes com ruptura e saída de secreção (Fig. 3-12).

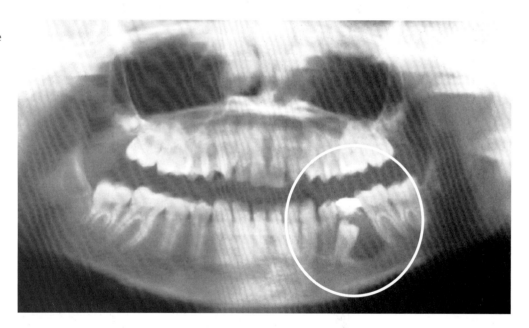

Fig. 3-11. Radiografia panorâmica da mandíbula de um paciente com um cisto dentígero.

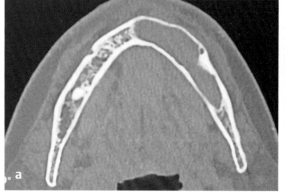
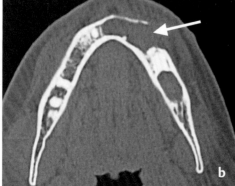

Fig. 3-12. (**a**, **b**) Paciente com queratocisto. (**b**) Lesão cística, expansiva, com ruptura da cortical óssea (seta).

Os **odontomas** são tumores odontogênicos mais comuns. São lesões benignas de origem epitelial e mesenquimal que apresentam uma formação anormal dos vários componentes do dente. Radiologicamente caracterizam-se por uma lesão densa, radiopaca, geralmente circundada por um halo radiotransparente (Fig. 3-13).

Os **ameloblastomas** são tumores benignos, originários do epitélio odontogênico, de caráter agressivo e de crescimento lento. Apresentam-se como lesões líticas, de aspecto cístico, uni ou multiloculadas, com afilamento e, em muitos casos, ruptura da cortical óssea.

A **displasia fibrosa** é uma doença óssea caracterizada pela substituição do tecido ósseo normal por tecido fibroso e traves osteoides. Pode comprometer a face, predominando na região maxilar. Radiologicamente costuma-se observar um osso denso, com perda de seu trabeculado normal e um aspecto "leitoso" ou em "vidro fosco", como pode ser verificado na Figura 3-14.

O **querubismo** é uma lesão fibro-óssea hereditária não neoplásica, que compromete a região maxilomandibular. Radiologicamente caracteriza-se por extensas lesões osteolíticas, de caráter insuflativo, com afilamento cortical, bilaterais, na mandíbula e maxila (Fig. 3-15). É considerada uma forma de displasia fibrosa.

A **doença de Paget** é um distúrbio esquelético crônico onde ocorre uma osteíte deformante com remodelação óssea. Radiologicamente observa-se aumento volumétrico e da densidade do osso comprometido, que apresenta espessamento cortical e um trabeculado ósseo grosseiro e irregular (Fig. 7-41 – Capítulo 7). Também se pode manifestar como lesões osteolíticas ou uma área de osteoporose circunscrita na calota craniana.

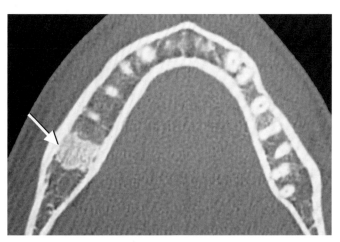

Fig. 3-13. Lesão radiodensa em corpo da mandíbula à esquerda relacionada com um odontoma.

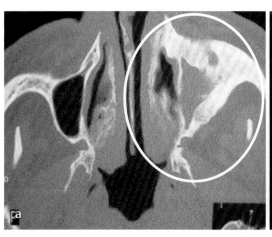 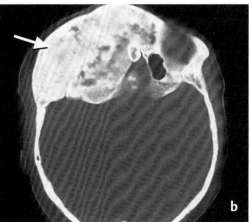

Fig. 3-14. (a, b) Pacientes com displasia fibrosa. Observar o osso denso, espessado, com perda de seu trabeculado normal e um aspecto "leitoso" ou em "vidro fosco".

Fig. 3-15. Paciente portador de querubismo. Observar as extensas lesões osteolíticas na mandíbula, bilaterais, de caráter insuflativo, com afilamento cortical.

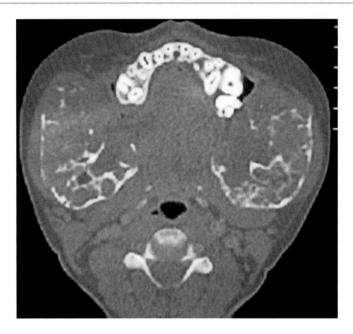

■ PESCOÇO

Para a análise radiológica do pescoço, dividimos a região cervical em espaços anatômicos nos cortes axiais.

- Espaço faringomucoso.
- Espaço visceral.
- Espaço carotídeo.
- Espaço parotídeo.
- Espaço mastigador.
- Espaço parafaríngeo.
- Espaço retrofaríngeo.
- Espaço sublingual.
- Espaço submandibular.
- Espaço perivertebral.
- Espaço cervical posterior.

O **espaço faringomucoso** compreende a naso e orofaringe. As patologias encontradas nesta região estão relacionadas com a mucosa faríngea, amígdalas e adenoides, como os carcinomas de células escamosas, linfomas e processos inflamatórios. Uma exceção é o **cisto de Thornwaldt**, lesão cística que se localiza na parede posterossuperior da rinofaringe, na linha média.

O **espaço visceral** é uma continuação do espaço faringomucoso, estende-se do hioide ao mediastino superior e contém a hipofaringe, a laringe, a traqueia, o esôfago, a tireoide, as paratireoides e os linfonodos (Fig. 3-16).

O **espaço carotídeo** estende-se da base do crânio até o nível do arco aórtico e abrange a artéria carótida comum, veia jugular interna, nervo vago, e os gânglios linfáticos profundos. Situa-se medialmente ao espaço parotídeo (Fig. 3-16).

O **espaço parotídeo** situa-se laterossuperiormente e contém a glândula parótida, nervo facial e linfonodos.

O **espaço mastigador** é a região dos músculos da mastigação: os pterigoides, o temporal e o masseter.

O **espaço parafaríngeo** localiza-se lateralmente ao espaço faringomucoso e vai da base do crânio até o osso hioide. Possui apenas tecido adiposo e apresenta relação com o espaço mastigador, espaço pré-vertebral, espaço faringomucoso e espaço parotídeo.

O **espaço retrofaríngeo** situa-se entre o espaço visceral e o perivertebral e contém tecido adiposo.

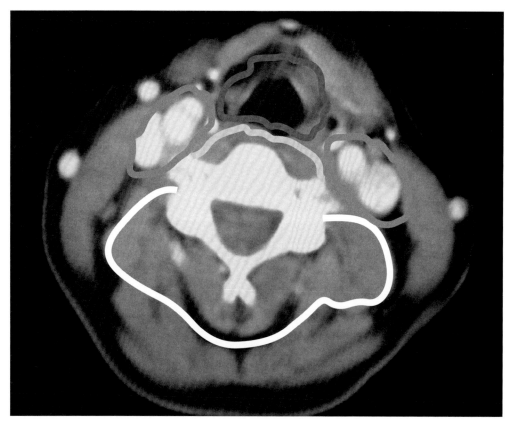

Fig. 3-16. Corte axial de TC do pescoço infra-hioide demonstrando alguns espaços cervicais para caracterização. O espaço carotídeo em vermelho, espaço pré-vertebral em amarelo, espaço visceral em verde e o espaço cervical posterior em azul. (Ver Prancha em Cores.)

O **espaço sublingual** forma o assoalho da cavidade bucal e contém as glândulas sublinguais, o ducto da glândula submandibular e, eventualmente, alguns linfonodos.

O **espaço submandibular** contém a glândula submandibular e linfonodos.

O **espaço perivertebral** situa-se adjacente à coluna cervical e contém basicamente os nervos espinhais.

O **espaço cervical posterior** compreende as regiões posterior e lateral do pescoço, sendo limitado anteriormente pelo músculo esternocleidomastóideo. Contém músculos e tecido adiposo.

Para facilitar o estudo das principais patologias cervicais, podemos dividi-las da seguinte maneira:

- Lesões císticas:
  - Cistos de fenda branquial.
  - Linfangioma.
  - Rânula.
  - Cisto de Thornwaldt.
  - Cistos linfoepiteliais.
  - Cisto de ducto tireoglosso.
  - Cisto tímico.
- Processos inflamatórios:
  - Sialoadenite.
  - Amigdalite.
  - Abscessos.
- Neoplasias:
  - Linfoma.
  - Paraganglioma.
  - Tumor de Warthin.
  - Tumores neurais (Neurofibroma/neurinoma/Schwanoma).
  - Carcinoma de células escamosas.
  - Carcinoma de tireoide.
  - Metástases.

- Outros:
  - Bócio tireoidiano.
  - Laringocele.
  - Paralisia de corda vocal.
  - Sialolitíase.

As fendas branquiais são em número de cinco pares e derivam das células da crista neural. Os **cistos de fenda branquial** originam-se a partir das quatro primeiras fendas e apresentam características distintas. Os cistos de primeira fenda branquial podem ocorrer na parótida, região submandibular posterior ou retroauricular. Os cistos de segunda fenda são os mais frequentes, geralmente localizam-se adjacente à margem anterior do esternocleidomastóideo, posteriormente à glândula submandibular ou lateralmente às carótidas (Fig. 3-17). Os cistos decorrentes da terceira e de quarta fenda são extremamente raros e costumam ocorrer no espaço cervical posterior e na tireoide, respectivamente.

Os **linfangiomas** são lesões de aspecto cístico, de origem congênita, decorrentes de restos do sistema linfático embrionário. Geralmente localizam-se na região cervical posterior ou nos espaços mastigador e submandibular. Suas dimensões podem variar desde pequenos cistos até volumosas coleções líquidas (Fig. 3-18).

As **rânulas** são cistos de retenção mucosa das glândulas salivares menores ou sublinguais, geralmente decorrentes de processo inflamatório ou trauma (Fig. 3-19). O **cisto de Thornwaldt** é uma lesão cística congênita que se localiza na linha média da parede posterior da nasofaringe, recoberto pela mucosa respiratória normal da região (Figs. 3-19 e 3-20). Os **cistos linfoepiteliais**

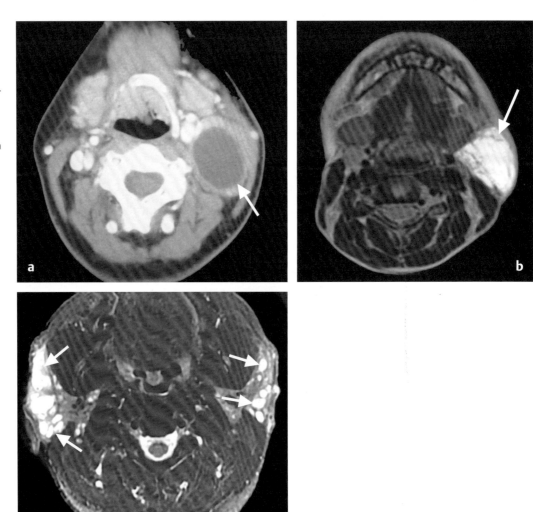

Fig. 3-17. (a) Corte axial de TC e (b) corte axial de RM ponderada em T2 de pacientes com lesões císticas em região cervical, adjacente à margem anterior do esternocleidomastóideo compatível com cistos de segunda fenda branquial. (c) Corte axial ponderado em T2, demonstrando múltiplas lesões císticas nas parótidas compatíveis com cistos linfoepiteliais em paciente HIV positivo.

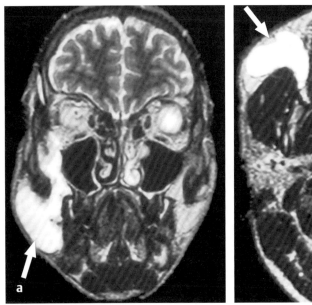
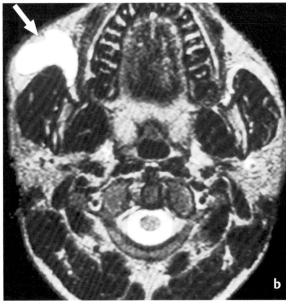

Fig. 3-18. (**a**, **b**) Cortes de RM coronal e axial ponderados em T2 de um paciente com linfangioma. Observar a lesão cística em topografia de espaço mastigador à direita.

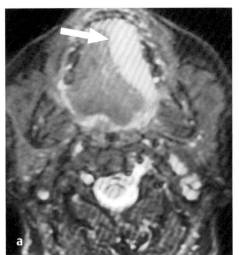
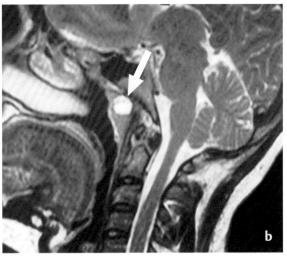

Fig. 3-19. Cortes axial (**a**) e sagital (**b**) de RM ponderados em T2 demonstrando lesões císticas cervicais. Coleção sublingual à esquerda, compatível com rânula (**a**). (**b**) Formação cística na parede posterior da rinofaringe relacionada com cisto de Thornwaldt.

acometem pacientes HIV positivos e caracterizam-se por lesões de aspecto cístico com componente linfoide, comprometendo as glândulas parótidas (Fig. 3-17).

A tireoide embrionária localiza-se no assoalho da faringe primitiva ao nível da base da língua e migra inferiormente até a região cervical inferior pelo ducto tireoglosso. Se alguma porção desse ducto persistir após a fase embrionária, pode ocorrer a formação de lesões císticas, geralmente exibindo alguma relação com o osso hioide, são os **cistos do ducto tireoglosso**.

Os **cistos tímicos** são coleções líquidas decorrentes de remanescentes do ducto timofaríngeo. Caracterizam-se por uma massa cística ao longo do seio piriforme que pode se estender até o mediastino.

As **sialoadenites** são os processos inflamatórios das glândulas salivares. Radiologicamente verifica-se um aumento volumétrico associado a alterações de sinal ou densidade da glândula, geralmente associado à adenopatia cervical. Ocorre um realce mais acentuado do parênquima com frequente associação a cálculos (**sialolitíase**). As glândulas mais acometidas são as parótidas seguidas pelas submandibulares (Figs. 3-21 e 3-22).

Nas **amigdalites** os achados são inespecíficos, mas podemos identificar o aumento volumétrico das amígdalas. A TC e a RM são excelentes métodos para avaliação das complicações como a formação de abscessos.

Fig. 3-20. Corte axial de uma RM de um paciente com glômus jugular. Volumoso processo expansivo em topografia do bulbo jugular com múltiplos *flow-voids* de permeio relacionados com grande vascularização do tumor (pontas de setas). Verificar também a presença de uma formação cística na parede posterior da rinofaringe relacionada com cisto de Thornwaldt (seta).

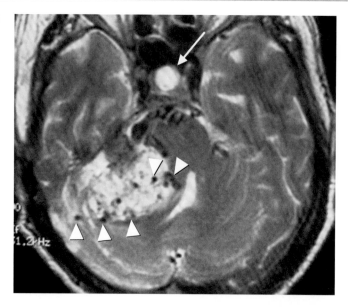

Fig. 3-21. Imagens de densidade cálcica em glândula submandibular esquerda relacionada com sialolitíase (seta). Comparar à glândula normal do lado direito (ponta de seta).

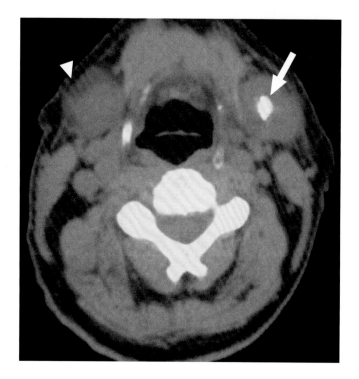

As **paralisias de cordas** vocais decorrem da incapacidade de movimentação da sua musculatura controladora e podem ser caracterizadas ao exame de TC ou RM, pela medialização da corda vocal comprometida em virtude da alteração muscular.

As **laringoceles** são uma espécie de bolsa da membrana mucosa que se formam pela dilatação anômala dos sáculos dos ventrículos laríngeos. São geralmente preenchidas por ar, sendo de fácil caracterização aos cortes de tomografia computadorizada.

O **tumor de Warthin** ou **cistoadenoma linfomatoso** papilar é um tumor benigno das glândulas parótidas. Pode ser uni ou bilateral, com contornos regulares e geralmente associado a componente cístico (Fig. 3-23).

Outra lesão expansiva que pode acometer a região cervical são os **paragangliomas**, tumores benignos originários dos corpos glômicos, que podem ser encontrados ao nível do forame jugular (glômus jugular), na orelha média (glômus timpânico), adjacentes ao nervo vago (glômus vagal) e na carótida (glômus carotídeo). Caracterizam-se por uma lesão expansiva, que invade as estruturas

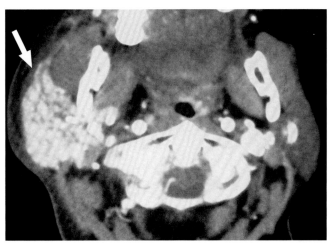

Fig. 3-22. Significativo aumento da glândula parótida direita, associado à intensa impregnação pelo meio de contraste em um paciente com sialoadenite (seta). Comparar à morfologia normal da parótida contralateral.

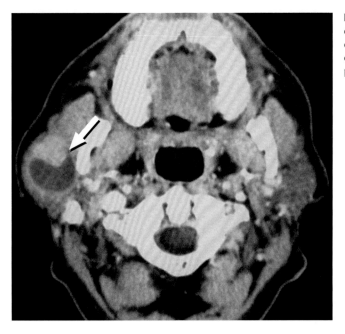

Fig. 3-23. Lesão sólido-cística na glândula parótida direita relacionada com um cistoadenoma linfomatoso papilar (Tumor de Warthin).

adjacentes, com erosão óssea e intenso realce pelo meio de contraste em virtude de sua grande vascularização (Figs. 3-20 e 3-24).

Os **tumores neurogênicos** (neurofibromas, Schwanomas ou neurinomas) são processos expansivos que acometem a região cervical. Caracterizam-se por uma lesão de contornos regulares e realce homogêneo pelo meio de contraste, geralmente de topografia paravertebral, adjacentes aos forames de conjugação da coluna cervical (Fig. 3-25).

O **carcinoma de células escamosas** é o processo neoplásico maligno mais comum da região cervical. Apresenta-se como uma lesão infiltrativa principalmente nos espaços visceral e faringomucoso, com extensão para a luz da faringe e laringe bem como para os planos profundos. Apresenta realce heterogêneo pelo meio de contraste, com áreas de necrose central e invasão de linfonodos regionais (Fig. 3-26).

A ultrassonografia é o exame de escolha para a caracterização de patologias da tireoide, principalmente para avaliação de nódulos, lesões císticas e tireoidites (Fig. 3-27). O **carcinoma de tireoide** apresenta-se como uma massa heterogênea com contornos irregulares e bem definidos. A presença de calcificações ocorre em até 50% dos casos. São frequentes as metástases para o pulmão, geralmente múltiplas, difusas e de tamanhos variados. O **bócio tireoidiano** é de fácil caracterização. Uma massa na tireoide, volumosa, com múltiplas áreas císticas de permeio e calcificações grosseiras (Fig. 3-28). É comum sua extensão para o mediastino anterossuperior, o bócio

Fig. 3-24. Lesão expansiva em topografia de bulbo jugular ocasionado erosões ósseas e efeito expansivo sobre o cerebelo relacionada com um paraganglioma (glômus jugular).

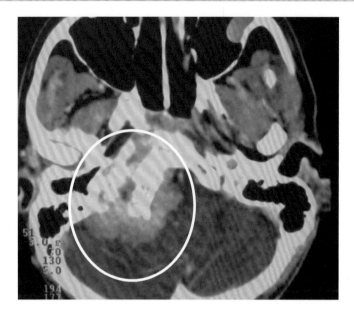

Fig. 3-25. Cortes axiais de RM ponderados em T2 (**a**) e T1 pós-contraste (**b**), evidenciando presença de tumor neurogênico (setas) comprometendo o forame de conjugação à direita. Observar a raiz nervosa no forame de conjugação à esquerda (pontas de setas).

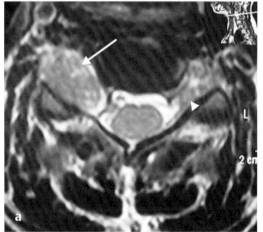 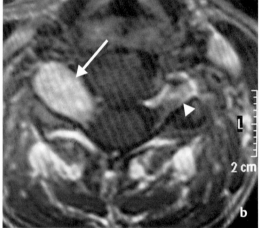

Fig. 3-26. Lesão expansiva heterogênea em espaço visceral à direita (carcinoma), ocasionando redução do lúmen da coluna aérea da hipofaringe e desvio para a esquerda.

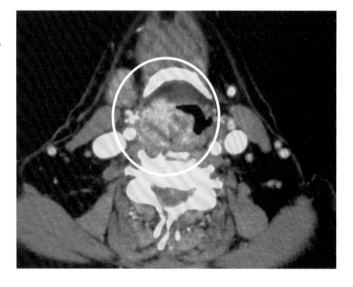

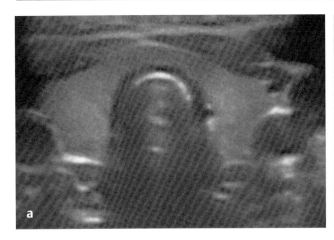
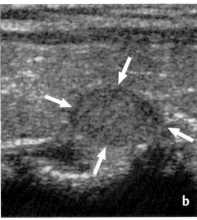

Fig. 3-27. (**a**) Ultrassonografia da tireoide. Imagem panorâmica da glândula normal. (**b**) Imagem nodular hipoecoica relacionada com um nódulo sólido em parênquima tireoidiano.

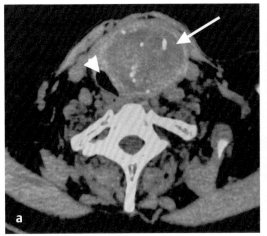
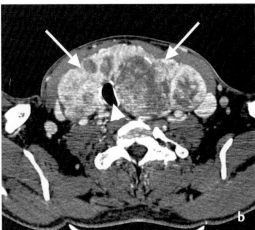

Fig. 3-28. (**a**, **b**) Tomografias computadorizadas da região cervical evidenciando volumosas massas na glândula tireoide, com múltiplas áreas císticas de permeio e calcificações grosseiras, compatíveis com bócios (setas). As lesões exercem efeitos compressivos sobre as traqueias, desviando-as para a direita (pontas de setas).

mergulhante. Nas tireoidites costuma-se verificar um aumento do volume da glândula, que exibe uma hipoecogenicidade heterogênea.

As metástases que acometem a região cervical decorrem principalmente de carcinoma de células escamosas e se apresentam predominantemente pelo comprometimento das cadeias de linfonodos cervicais (Fig. 3-31).

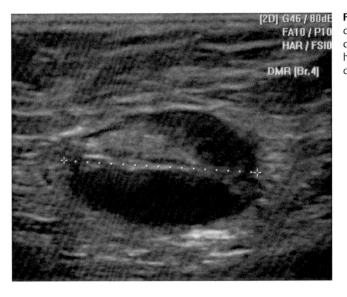

Fig. 3-29. Exame de ultrassonografia demonstrando o aspecto habitual de um linfonodo cervical.

Linfonodos Cervicais

É de fundamental importância a caracterização do número, tamanho, topografia, morfologia e dimensões dos linfonodos cervicais (Figs. 3-29 e 3-30). A região é um sítio frequente de comprometimento de gânglios linfáticos em pacientes com linfoma. Não é incomum a presença de linfonodomegalias ou de aglomerado de linfonodos nas diversas cadeias cervicais em pacientes com doenças linfoproliferativas ou metastáticas (Fig. 3-31).

Fig. 3-30. Corte axial de TC demonstrando o aspecto habitual dos linfonodos cervicais (seta).

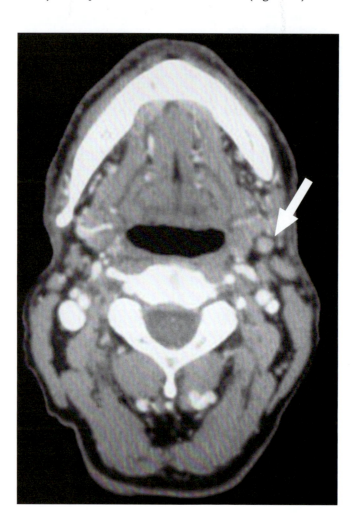

Fig. 3-31. Linfonodomegalias cervicais em paciente com metástase de carcinoma epidermoide de base de língua.

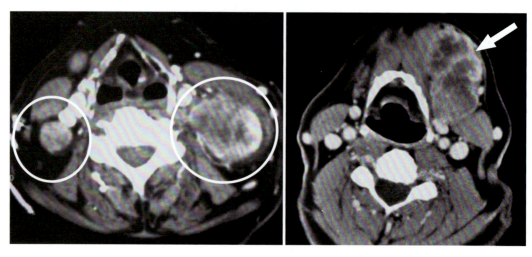

Considera-se como linfonodo aumentado de volume quando apresenta diâmetro superior a 1,0 cm. Gânglios linfáticos com diâmetros acima de 1,5 cm podem estar associados à malignidade. As cadeias de linfonodos na região cervical podem ser classificadas em sete níveis:

I. Submentonianos:
   Ia. Submentonianos mediais.
   Ib. Submentonianos laterais (submandibulares): adjacentes à margem lateral da glândula submandibular.
II. Jugulares superiores (da base do crânio até a borda inferior do osso hioide):
   IIa. Adjacentes ao feixe júgulo-carotídeo, e apresentam contato com os vasos cervicais.
   IIb. Adjacentes ao feixe júgulo-carotídeo e apresentam plano de gordura entre os vasos e os linfonodos.
III. Jugulares médios (da borda inferior do osso hioide até o nível da cricoide).
IV. Jugulares inferiores (abaixo da cricoide até a clavícula).
V. Adjacentes à margem posterior do esternocleiodomastóideo (da base do crânio até a clavícula):
   Va. Da base do crânio até o nível da cricoide.
   Vb. Do nível da cricoide até a fossa clavicular.
VI. Cervicais viscerais (do osso hioide ao manúbrio do esterno, medialmente às carótidas, adjacentes à traqueia).
VII. Mediastinais superiores.

ARTICULAÇÕES TEMPOROMANDIBULARES (ATM)

As articulações temporomandibulares apresentam, como componentes ósseos, a fossa articular (cavidade glenoide) e o côndilo mandibular. Possui um disco articular flexível, formado por tecido conjuntivo denso, fixado à articulação por ligamentos e tendões. O disco articular apresenta um aspecto bicôncavo em sua porção central (zona intermediária) dando-lhe um aspecto de "gravata-borboleta" nos cortes sagitais da ressonância magnética (Fig. 3-32).

Com o paciente com a boca fechada o côndilo deve estar situado em uma posição central na cavidade glenoide, e a posição do disco articular é considerada normal, quando sua porção posterior está localizada entre 11 e 15 horas na superfície do côndilo mandibular. Com a abertura da boca, o disco desloca-se anteriormente pelo espaço articular (Fig. 3-33).

Existem várias etiologias para os distúrbios temporomandibulares, entre as quais alterações condilares, anomalias dentárias, bruxismo, infecções e neoplasias, no entanto a principal delas está relacionada com as luxações dos discos articulares. As luxações discais mais frequentes são as anteriores, mas os discos também podem luxar lateral ou posteriormente.

O diagnóstico para as alterações da ATM por meio de radiografias simples realiza-se com o paciente em repouso e após a abertura da boca nas incidências laterais e panorâmicas da mandíbula. Porém, a avaliação radiológica é muito limitada, permitindo apenas o estudo das estruturas ósseas e análise da incursão dos côndilos mandibulares no estudo dinâmico com a abertura da boca.

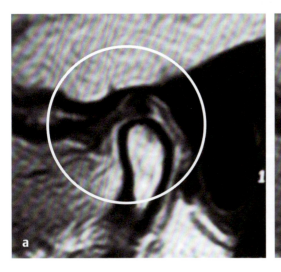
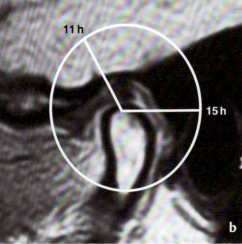

Fig. 3-32. Corte sagital de RM evidenciando o aspecto em "gravata-borboleta" (setas) de o disco articular com o paciente em repouso (**a**). A sua posição no disco articular é considerada normal quando sua porção posterior está localizada entre 11 e 15 horas na superfície do côndilo mandibular (**b**).

Fig. 3-33. Exame de RM, cortes sagitais, evidenciando o deslocamento fisiológico de o disco articular; paciente com boca fechada (**a**) e após a abertura da boca (**b**).

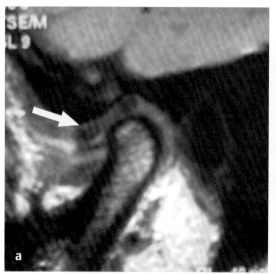
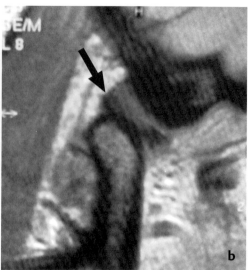

O advento da tomografia computadorizada (TC) permitiu uma análise mais apurada da ATM em virtude da possibilidade de realização do estudo em outros planos, como coronal, sagital e tridimensional, por meio de reconstruções dos dados originais, mas também apresenta limitações para avaliação do disco articular, pois não permite uma análise tão detalhada das alterações de partes moles. No entanto, é um exame de alta sensibilidade para a avaliação das alterações condilares (Fig. 3-34).

O exame de ressonância magnética permite uma ampla análise da anatomia e fisiologia da ATM. Se o disco articular está tópico ou deslocado, se este deslocamento é anterior ou posterior, se há recaptura ou não do disco após a abertura da boca e ainda se a mobilidade discal é normal ou não.

Os **deslocamentos discais** (luxações) podem ocorrer com ou sem redução. Esta classificação vai depender do restabelecimento ou não da relação normal do disco articular com o côndilo mandibular após a abertura da boca. Considera-se o deslocamento discal com redução, quando o disco articular está deslocado com o paciente em repouso e é recapturado para sua posição fisiológica após a abertura da boca (Fig. 3-33). O deslocamento é considerado sem redução quando o disco permanece fora de sua posição habitual após a abertura máxima da boca (Fig. 3-35). Outra alteração da topografia do disco articular ocorre quando o disco permanece fixo em sua posição habitual não apresentando o seu deslocamento fisiológico após a abertura bucal, é o denominado "disco aderido".

Fig. 3-34. Tomografia computadorizada das articulações temporomandibulares com reconstruções sagitais evidenciando o aspecto habitual do côndilo mandibular (**a**).
(**b**) Verificam-se acentuadas irregularidades da superfície articular, com osteófitos anteriores e cistos subcondrais em paciente com artrose degenerativa.

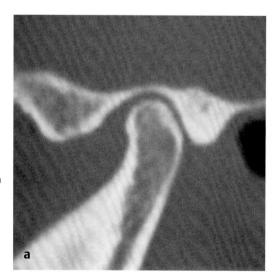
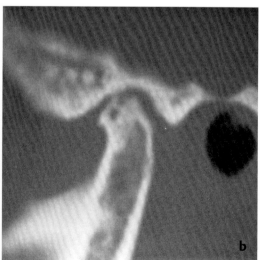

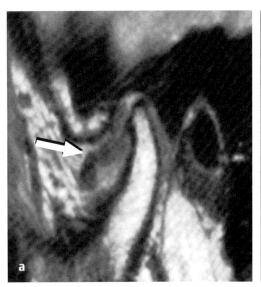 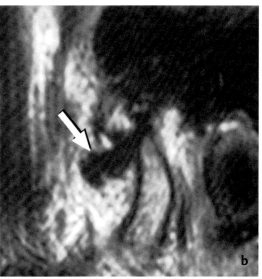

Fig. 3-35. Exame de RM, cortes sagitais, evidenciando o deslocamento anterior de o disco articular com paciente com boca fechada (**a**) e a não redução após a abertura da boca (**b**).

As imagens para a análise da ATM pela ressonância magnética são obtidas nos planos sagitais e coronais para a análise de eventuais deslocamentos nos planos anteroposterior e lateromedial, respectivamente. A RM também nos permite uma análise da morfologia do disco articular, que pode estar espessado, afilado, com alteração de sinal ou com perfurações e lacerações.

As imagens ponderadas em T2 permitem detectar áreas de edema ósseo e derrames intra-articulares, embora uma pequena quantidade de líquido no interior da articulação possa ser fisiológica. Além do exame de RM, a análise ultrassonográfica da articulação também possui boa sensibilidade para a detecção de derrame articular.

A ressonância magnética também permite uma análise da translação dos côndilos mandibulares e é um excelente método para a avaliação de lesões ósseas secundárias, como na osteoartrite, trauma ou necrose avascular. Embora o exame radiológico, a tomografia computadorizada e, recentemente, estudos envolvendo a ultrassonografia de alta resolução para o diagnóstico de deslocamento de o disco articular, que são ótimos métodos para o estudo da ATM, a ressonância magnética é, sem dúvida, o exame de escolha para a avaliação dos distúrbios intracapsulares temporomandibulares.

■ ORELHAS

A avaliação radiológica das mastoides evoluiu de maneira significativa com o advento da tomografia computadorizada e da ressonância magnética. O estudo de patologias da cadeia ossicular e do labirinto membranoso por esses métodos permitiu ao radiologista o diagnóstico por imagem das mais diversas entidades clínicas, antes unicamente avaliadas pelo exame físico ou por meios indiretos, como a audiometria e impedanciometria.

A tomografia computadorizada permite uma excelente análise das diversas causas de hipoacusia condutiva, ou seja, aquelas relacionadas com perdas auditivas decorrentes das estruturas mecânicas das orelhas, como a membrana timpânica e cadeia ossicular, além de permitir uma excelente análise das cavidades das orelhas médias e das células aéreas das mastoides. A ressonância magnética é o exame de escolha para a avaliação de entidades clínicas precursoras de hipoacusias neurossensoriais, como, por exemplo, os neurinomas do oitavo par craniano (vestibulococlear) ou patologias do labirinto membranoso. Sem dúvida, a união dos dois métodos permite uma ampla análise das mais diversas patologias que comprometem as orelhas. Podemos dividir anatomicamente as orelhas em:

- *Orelha externa:* é o conduto auditivo externo que vai da hélix até a membrana timpânica.
- *Orelha média:* onde se localiza a cadeia ossicular, é dividida em três compartimentos. O hipotímpano, (inferiormente), mesotímpano (porção intermediária) e o epitímpano (superiormente). A área entre a bigorna e a parede lateral do epitímpano é denominada espaço de Prussak, local frequente de colesteatomas. O teto da orelha média, uma fina lâmina óssea que a limita com a fossa craniana média, é denominado de tégmen timpânico.

- *Orelha interna:* que contém o labirinto membranoso (cóclea, vestíbulos, canais semicirculares e os aquedutos vestibular e coclear) e o conduto auditivo interno com o sétimo e oitavo nervos cranianos.

A Figura 3-36 demonstra cortes axiais e coronais de TC das mastoides e suas principais estruturas anatômicas.

Os aspectos de imagem das otites agudas caracterizam-se pela presença de material com densidade intermediária (secreção), ocupando a cavidade da orelha média e/ou conduto auditivo externo (Fig. 3-37). As células das mastoides também podem estar cheias de líquido, o que sugere **otomastoidite**. No caso das **otites crônicas** ou de repetição, além dos achados descritos costumamos visualizar uma mastoide hipopneumatizada e esclerótica (Fig. 3-38).

Fig. 3-36. Cortes coronais (**a**, **b**) e axial (**c**) de TC evidenciando as principais estruturas anatômicas das orelhas.

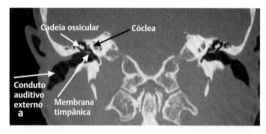

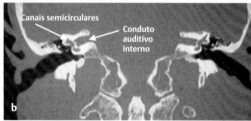

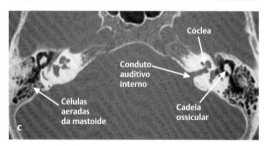

Fig. 3-37. Corte coronal de TC de um paciente com otite média evidenciando presença de material com densidade intermediária preenchendo a cavidade da orelha média esquerda.

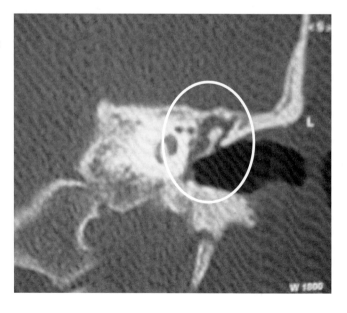

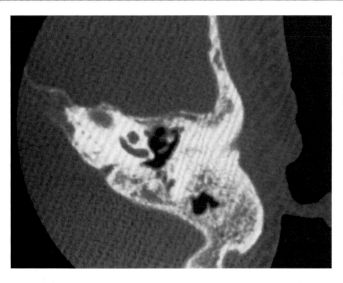

Fig. 3-38. Corte axial de TC demonstrando a hipopneumatização e esclerose da mastoide esquerda em um paciente com otomastoidite crônica (comparar à pneumatização normal na Fig. 3-36).

O **colesteatoma** é uma tumoração benigna com comportamento agressivo. Pode-se desenvolver na orelha média, geralmente decorrente de uma invaginação da membrana timpânica com formação de uma saculação que se preenche com células epiteliais mortas e que infectam com frequência. Apesar de benigno, costuma ocasionar extensas erosões ósseas na orelha média com comprometimento da cadeia ossicular (Fig. 3-39). A tomografia computadorizada é o método de imagem de escolha para a avaliação de pacientes com otite média colesteatomatosa.

A **otoesclerose** ou **otoesponjose** é uma causa de hipoacusia condutiva. Ela caracteriza-se inicialmente por uma desmineralização que acomete a região da cápsula ótica adjacente à janela oval, com posteriores focos de neoformação óssea, ocasionando calcificações que acarretam uma imobilização do estribo, impedindo a vibração sonora para a orelha interna.

As malformações congênitas da orelha interna são relativamente raras. Dentre elas podemos citar a **malformação de Mondini** (hipoplasia coclear) ou a **aplasia de Michel** (hipoplasia ou ausência da pirâmide petrosa e das estruturas da orelha interna), verificada na Figura 3-40. No entanto, a mais frequente delas é o **alargamento do aqueduto vestibular**, que pode ser uma causa de surdez neurossensorial.

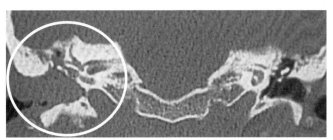

Fig. 3-39. Paciente com volumoso processo expansivo em orelha direita, ocasionando erosões ósseas, relacionado com um colesteatoma. Comparar ao lado esquerdo de aspecto normal.

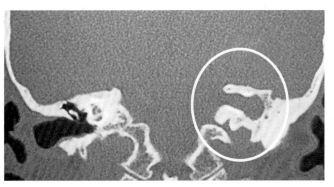

Fig. 3-40. Paciente com hipoplasia da pirâmide petrosa e agenesia das estruturas da orelha média e interna à esquerda (aplasia de Michel). Comparar à cadeia ossicular e cóclea normais à direita.

O ângulo pontocerebelar localiza-se na região anterolateral da fossa posterior, delimitado anteriormente pela superfície posterior do osso temporal e posteriormente pela superfície anterior do cerebelo, constituindo um verdadeiro complexo neurovascular. Apresenta uma frequência relativamente alta de patologias, daí a importância do estudo da região. Os processos patológicos mais frequentes são os neurinomas do oitavo par craniano (vestibulococlear), seguidos, em ordem de frequência, pelos meningiomas, schwanomas do trigêmeo, cistos epidermoides e aneurismas.

Os **neurinomas do oitavo par craniano** caracterizam-se por uma massa de partes moles de contornos regulares em topografia do ângulo pontocerebelar ou no interior do conduto auditivo interno, com efeito expansivo, alargamento do conduto e realce homogêneo pelo meio de contraste (Fig. 3-41). O achado de neurinomas do oitavo par craniano bilateralmente está relacionado com neurofibromatose tipo II.

O aspecto do **meningioma** no ângulo pontocerebelar pode ser muito semelhante ao dos neurinomas, no entanto, geralmente, não está comprometendo o conduto auditivo interno, o que ajuda no diagnóstico diferencial. A presença de impregnação meníngea adjacente ao processo expansivo também fala a favor de meningioma, é o chamado "sinal da cauda dural" (Fig. 3-41).

Os **tumores epidermoides** são lesões císticas decorrentes de remanscentes dos tecidos ectodérmicos e, geralmente, situam-se em topografia do ângulo pontocerebelar. Seu aspecto pode simular um cisto aracnoide na TC. Na RM apresenta sinal semelhante ao liquor nas sequências ponderadas em T1 e T2, no entanto apresenta sinal heterogêneo na sequência FLAIR e marcada elevação de sinal nas sequências em difusão, que o diferencia do cisto aracnoide (Fig. 3-42).

A **paralisia de Bell** decorre de um processo inflamatório do sétimo nervo craniano (facial) e caracteriza-se clinicamente pela paralisia facial. Radiologicamente os exames de RM podem demonstrar uma impregnação anômala pelo meio de contraste no nervo acometido (Fig. 3-43).

Os **tumores glômicos (paragangliomas)** que acometem a região das mastoides são o glômus timpânico (orelha média) e glômus jugular (forame jugular). Caracterizam-se por uma massa de tecidos moles com erosões das estruturas ósseas adjacentes e intenso realce pelo meio de contraste nestas topografias (Figs. 3-20 e 3-24).

■ ÓRBITAS

Para o estudo radiológico das órbitas costumamos dividi-la em quatro segmentos: nervo óptico, globo ocular, espaço intraconal e espaço extraconal. Consideramos como espaço intraconal todo compartimento que se encontra entre a musculatura extrínseca da órbita e contém tecido adiposo, o nervo óptico, artéria e veia oftálmica superior e os nervos cranianos I, III, IV, VI e o ramo oftálmico do V. O espaço extraconal contém além de tecido adiposo, as glândulas lacrimais.

O **hemangioma cavernoso** é o mais frequente tumor orbitário. Predominando em adultos jovens, apresenta-se como uma massa intraconal ovalada, de contornos bem definidos com reforço homogêneo pelo meio de contraste (Fig. 3-44). O **hemangioma capilar** é o mais frequente tumor orbitário pediátrico. Geralmente acomete os espaços intra e extraconal, com margens irregulares de realce pelo meio de contraste (Fig. 3-44).

Fig. 3-41. Cortes axiais de RM ponderada em T1 após o contraste. (**a**) Observa-se um meningioma em ângulo pontocerebelar. Verificar a presença de impregnação meníngea adjacente ao processo expansivo (sinal da cauda dural). (**b**) Paciente com neurinoma do oitavo par craniano à esquerda (seta). Verificar a extensão do processo expansivo para o conduto auditivo interno.

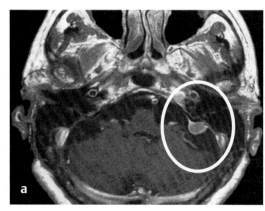
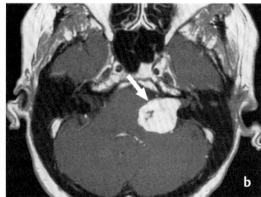

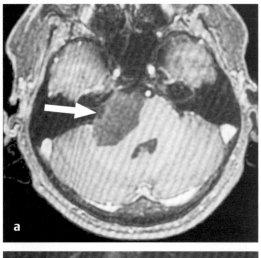
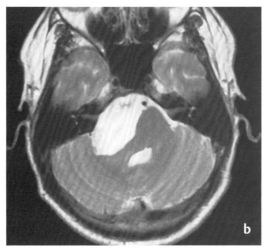
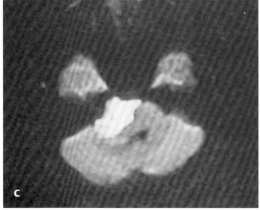

Fig. 3-42. (a, b) Lesão expansiva em ângulo pontocerebelar direito com acentuado efeito de massa, com aspecto cístico (seta). (c) Observar que a lesão exibe hipersinal nas sequências em difusão compatível com tumor epidermoide.

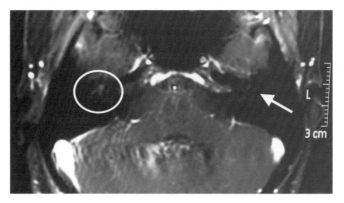

Fig. 3-43. Corte axial de RM ponderada em T1 pós-contraste em um paciente com paralisia de Bell. Observar o realce pelo gadolínio na topografia do nervo facial à direita (círculo). Comparar à ausência de realce do lado normal (seta).

O **descolamento de retina** também pode ser verificado pelos métodos de imagem. Tanto a USG como a RM permitem uma excelente avaliação da porção interna do globo ocular (Fig. 3-45). O descolamento apresenta-se como uma imagem em V no interior do globo, com seu ápice convergindo para sua região posterocentral.

O **pseudotumor orbitário** decorre de um processo inflamatório não granulomatoso, intra-orbitário, caracterizado clinicamente por fortes dores oculares, proptose, edema e oftalmoplegia. Radiologicamente costuma-se verificar borramento da gordura intraconal por causa do processo inflamatório, aumento do volume da musculatura extrínseca e proptose. O realce pelo meio de contraste é variável (Fig. 3-46).

Outra patologia de etiologia inflamatória é **celulite orbitária**, geralmente decorrente de complicações de trauma, sinusites ou celulites. Verifica-se o aumento das partes moles periorbitárias e borramento da gordura intraconal e do tecido subcutâneo adjacente à órbita (Fig. 3-47). Podem ocorrer a formação de abscessos e, mais raramente, trombose da veia oftálmica ou do seio cavernoso.

Fig. 3-44. Cortes axiais de TC (**a**) e RM ponderada em T1 (**b**). Observar as massas intraorbitárias de aspecto ovalado relacionadas com hemangiomas cavernosos. (**c**) Corte axial de RM ponderado em T1 pós-contraste, demonstrando um hemangioma capilar intraorbitário. Verificar as margens irregulares e mal definidas, diferente do hemangioma cavernoso.

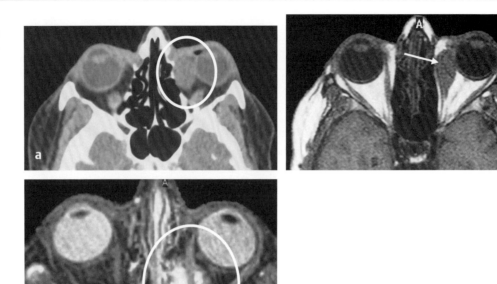

Fig. 3-45. Ultrassonografias de órbitas demonstrando um exame de um paciente normal (**a**) e outro com descolamento de retina (**b**).

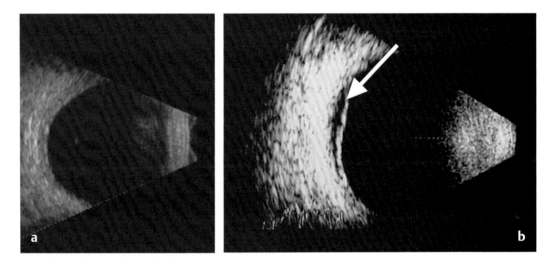

Fig. 3-46. Corte axial de RM ponderado em T2, com supressão da gordura. Verificar o borramento difuso da gordura intraconal decorrente de um processo inflamatório (pseudotumor orbitário).

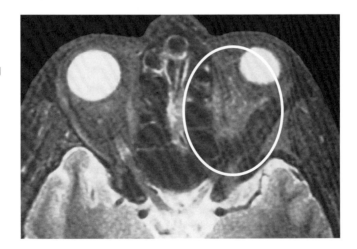

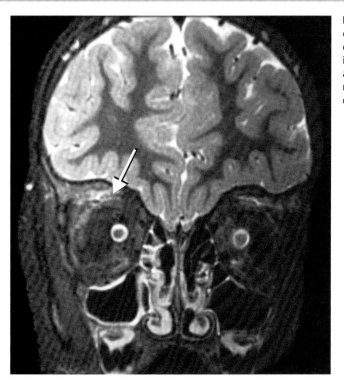

Fig. 3-47. Corte coronal de RM ponderada em T2 evidenciando infiltrado inflamatório comprometendo as partes moles periorbitárias relacionadas com uma celulite.

A **doença tireoidiana de Graves** pode ocasionar exoftalmia bilateral geralmente decorrente do aumento da gordura retro-orbitária e da hipertrofia da musculatura extrínseca da órbita (Fig. 3-48). É a causa mais frequente de exoftalmia em adultos.

O **retinoblastoma** é o tumor intraocular pediátrico mais frequente. Geralmente se manifesta antes dos cinco anos de idade. Radiologicamente caracteriza-se por uma massa irregular no interior do globo, com realce pelo meio de contraste, pode apresentar calcificações (Fig. 3-49). O exame de ultrassonografia permite uma excelente avaliação do globo ocular e é geralmente bem tolerado pelas crianças.

Os processos expansivos do nervo óptico estão na sua grande maioria relacionados com os meningiomas ou gliomas. Os **meningiomas da bainha do nervo óptico** apresentam-se como uma massa alongada envolvendo o nervo, com realce pelo meio de contraste (Fig. 3-50). Os **gliomas do nervo óptico** caracterizam-se por um processo expansivo, fusiforme com realce pelo contraste. Pode ocorrer extensão intracraniana do tumor pelo canal óptico. Muitos processos expansivos orbitários podem ser decorrentes de metástases, principalmente de mama e pulmão.

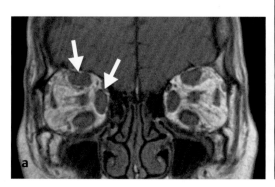
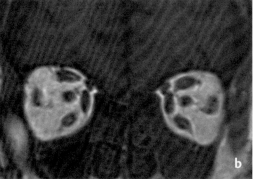

Fig. 3-48. Cortes coronais de RM ponderados em T1 evidenciado a hipertrofia da musculatura extrínseca da órbita em paciente com doença de Graves (**a**). Comparar à musculatura normal (**b**).

Fig. 3-49. Cortes de RM ponderados em T1 (**a**) e T2 (**b**) de pacientes com lesões expansivas no interior dos globos oculares direitos, relacionadas com retinoblastomas. (**b**) Observar áreas com marcado hipossinal relacionadas com calcificações (ponta de seta). Comparar aos globos oculares esquerdos, de aspecto normal.

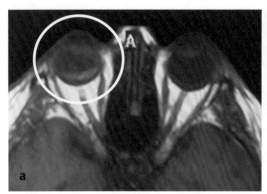 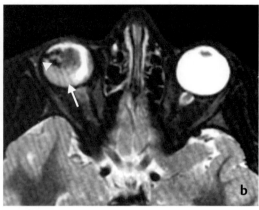

Fig. 3-50. Lesão expansiva alongada intraorbitária envolvendo o nervo óptico, relacionada com um meningioma.

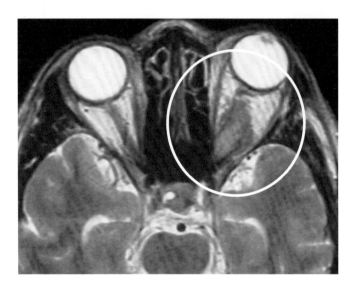

■ LITERATURA SUGERIDA

Aikele P, Kittner T, Offergeld C, Kaftan H, Huttenbrink KB, Laniado M. Diffusion-weighted MR imaging of cholesteatoma in pediatric and adult patients who have undergone midlle ear surgery. AJR 2003;181:261-5.

American Academy of Pediatrics. Subcommittee on Management of Sinusitis and Committee on Quality Improvement. Clinical practice guideline: management of sinusitis. Pediatrics 2001;108:798-808.

Araújo Neto SA, Martins PSL, Souza AS, Baracat ECE, Nanni L. Alterações incidentais dos seios da face na tomografia computadorizada do crânio e órbitas em crianças Radiol Bras (São Paulo) 2006 May/Jun;39(3).

Aribandi M, McCoy VA, Bazan C. Imaging features of invasive and noninvasive fungal sinusitis: a review. RadioGraphics 2007;27(5):1283-96.

Atlas SW. Magnetic Resonance Imaging of the Brain and Spine. Philadelphia: Lippincott Willians & Wilkins; 2002.

Bonneville F, Sarrazin JL, Marsot-Dupuch K, Iffenecker C, Cordoliani YS, Doyon D, Bonneville JF. Unusual lesions of the cerebellopontine angle: a segmental approach. RadioGraphics 2001;21:419-38.

Chung EM, Murphey MD, Specht CS, Cube R, Smirniotopoulos JG. From the Archives of the AFIP • Pediatric Orbit Tumors and Tumorlike Lesions: Osseous Lesions of the Orbit. RadioGraphics 2008;28:1193-214.

Chung EM, Smirniotopoulos, Specht CS, Schroeder JW, Cube R. From the Archives of the AFIP: Pediatric Orbit Tumors and Tumorlike Lesions: Nonosseous Lesions of the Extraocular Orbit. RadioGraphics 2007;27:1777-99.

Glazer H, Mauro M, Aronberg D, Lee J, Johnston D, Sagel S. Computed tomography of laryngoceles. AJR 1983;140:549-52.

Haaga JR, Dogra VS, Forsting M, Gilkeson RC, Há HK, Sundaram M. Tomografia Computadorizada e Ressonância Magnética: uma abordagem do corpo humano completo. 5. ed. Rio de Janeiro: Elsevier; 2010.

Harnsberger HR, Wiggins RH, Hudgins PA, et al. Diagnostic imaging: head and neck. Salt Lake City, Utah: Amirsys; 2004.

Lieberman James M. In: Haaga JR. Tomografia e ressonância magnética do corpo humano. 3. ed. Guanabara Koogan; 1994. cap. 16, p. 441-63.

RADIOLOGIA DA CABEÇA E PESCOÇO

Loevner LA. Image-guided procedures of the head and neck: the radiologist's arsenal. Otolaryngol Clin North Am 2008;41(1):231–250.

Mello Junior CF, Paes Junior AJO. Articulações temporomandibulares. In: Coleção CBR, Cabeça e Pescoço. Capítulo 8. Elsevier; 2017.

Mello Junior CF, Saito OC, Guimarães HA. Avaliação ultrassonográfica dos distúrbios intracapsulares temporomandibulares; Radiol Bras (São Paulo) 2011 Nov/Dec;44(6).

Meuwly JY, Lepori D, Theumann N, Schnyder P, Etechami G, Hohlfeld J, Gudinchet F. Multimodality Imaging Evaluation of the Pediatric Neck: Techniques and Spectrum of Findings. RadioGraphics 2005;25:931-948.

Nassar Filho J, Anselmo-Lima WT, Santos AC. Participação das variações anatômicas do complexo ostiomeatal na gênese da rinossinusite crônica, analisadas por tomografia computadorizada. Rev Bras Otorrinolaringol 2001;67:489-495.

Osborn AG, Hedlund GL, Salzan KL. Brain: imagin, pathology and anatomy. 2nd ed. Elsevier; 2017.

Pinho MC, Viana CP, Omokawa M, Simões C, Gebrim EMMS, Cerri GG, Chammas MC. Laringocele: aspecto ultra-sonográfico – relato de caso. Radiol Bras. 2007;40(4):279-82.

Ramos ACR, Sarmento VA, Campos PSF, Gonzalez MOD. Articulação temporomandibular – aspectos normais e deslocamentos de disco: imagem por ressonância magnética. Revista da Imagem. 2005;37(6):449-54.

Robson CD. Imaging of head and neck neoplasms in children. Pediatr Radiol 2010;40(4):499-509.

Som PM, Curtin HD. Head and neck imaging. 5th ed. St. Louis, Mo: Mosby; 2011.

Vazquez E, Castellote A, Piqueras J, Mauleon S, Creixell S, Pumarola F, et al. Imaging of complications of acute mastoiditis in children. RadioGraphics 2003;23:359-72.

Vicente AO, Chaves AD, Takahashi EN, Akaki F, Sampaio AA, Matsuyama C. Mucocele frontoetmoidal: relato de casos e revisão da literatura. Rev Bras Otorrinolaringol (São Paulo) 2004 Nov/Dec;70(6).

Vogl T. Hypopharynx, larynx, thyroid, and parathyroid. In: Stark D, Bradley W, editors. Magnetic resonance imaging. 2nd ed. St Louis, Mo: Mosby-Yearbook; 1992. p. 1184-243.

Walker EA, Song AJ, Murphey MD. Magnetic resonance imaging of soft-tissue masses. Semin Roentgenol 2010;45(4):277-97.

Westesson P. Temporomandibular joint and dental imaging. Neuroimaging Clin North Am 1996; 6(2):333-55.

RADIOLOGIA TORÁCICA

CAPÍTULO 4

Carlos Fernando de Mello Junior
Leonardo Bernardo Bezerra

Uma adequada análise dos exames de imagem do tórax é um aspecto importante no aprendizado dos estudantes de graduação das diversas áreas da saúde. Vários métodos para a avaliação radiológica do tórax estão a nossa disposição. Entre eles a radiografia, a tomografia computadorizada, a angiografia, a ressonância magnética e a medicina nuclear. Faremos alusão à avaliação torácica principalmente em relação à radiografia simples e à tomografia computadorizada (TC). O primeiro por ser o exame de avaliação inicial na rotina diagnóstica; e o segundo em decorrência da importância que vem adquirindo no diagnóstico das patologias do tórax, sendo, atualmente, o método de escolha para a avaliação das lesões parenquimatosas pulmonares.

A tomografia computadorizada de alta resolução (TCAR) do tórax consiste em um exame realizado com cortes milimétricos (1 mm ou menos), permitindo a análise detalhada do parênquima pulmonar. A análise tomográfica requer a avaliação do conhecimento anatômico da radiografia para os cortes axiais realizados na TC.

Para uma melhor compreensão este capítulo será dividido em três partes:

- Anatomia radiológica.
- Semiológica radiológica do tórax.
- Patologias torácicas.

ANATOMIA RADIOLÓGICA DO TÓRAX

Como visto no Capítulo 1, os aspectos de imagem da radiologia geral são descritos de acordo com uma escala de cinza, que corresponde a sua densidade, e que podem ser classificadas em imagens radiopacas (brancas) e radiotransparentes ou radiolucentes (pretas).

A distribuição anatômica destas estruturas forma as linhas, sombras e recessos visualizados na radiografia simples. A TC helicoidal é o método radiológico que permite a melhor resolução de imagem, possibilitando o reconhecimento da maioria das estruturas torácicas.

As estruturas radiopacas do tórax são representadas pelos elementos ósseos, seguidos por ordem de densidade pelas estruturas com atenuação de partes moles e líquidas (coração, estruturas mediastinais, hilares e sangue) e pelo parênquima pulmonar e pelo ar (estruturas radiotransparentes).

Estruturas Ósseas

Configuram a caixa torácica, que tem a função de proteger o conteúdo nobre do tórax. É composta pela coluna vertebral, clavículas, esterno, escápulas e costelas. A importância da análise óssea se deve à pesquisa de lesões próprias, bem como parâmetros para a avaliação da insuflação, centralização e grau de penetração das radiografias de tórax (descritos posteriormente), e também para avaliar a extensão de doenças dos tecidos adjacentes.

- *Coluna vertebral:* está disposta na linha média do tórax e é formada pelo conjunto dos corpos vertebrais alinhados, com o aspecto característico de caixas empilhadas, e na incidência posteroanterior. A coluna é mais facilmente analisada na incidência em perfil, onde os corpos vertebrais se dispõem seguindo a cifose torácica fisiológica (Fig. 4-1).
- *Clavículas:* estão dispostas transversalmente no 1/3 superior do tórax com desvio craniocaudal, no sentido lateromedial, em cada hemitórax (Fig. 4-1).
- *Esterno:* também disposto na linha média do hemitórax, todavia em seu aspecto anterior, com uma conformação caracterizando um punhal, com seu terço proximal de aspecto quadrilátero, o manúbrio (Fig. 4-1).
- *Costelas:* na radiografia realizada em incidência posteroanterior, podemos distinguir as porções posteriores das costelas, que apresentam uma orientação horizontal, e as porções laterais e anteriores têm uma orientação oblíqua e aparecerão inferiormente às junções costocondrais.
- *Escápulas:* dispostas na superfície posterior do tórax possuem um aspecto em quilha (Fig. 4-1), sendo geralmente visualizadas fora dos campos pulmonares na radiografia em PA.

Fig. 4-1. (a-c) Radiografia em PA e em perfil normais. São visualizadas estruturas radiopacas (ossos) e de partes moles (mediastino), bem como a transparência pulmonar. (**a**) Observar os seios costofrênicos (setas) e os seios cardiofrênicos (pontas de setas). (**c**) Observar a bolha gástrica inferiormente à cúpula diafragmática esquerda.

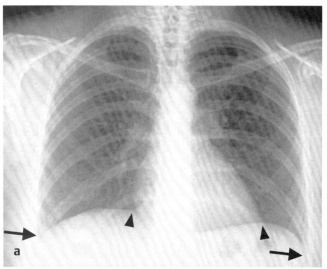
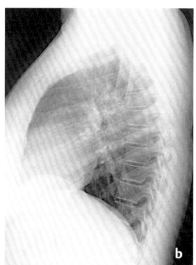
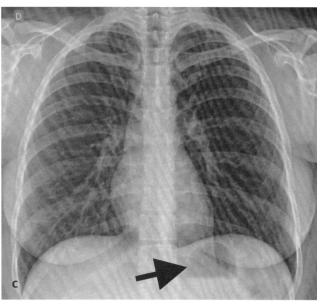

Partes Moles

A avaliação anatômica do tórax continua com a análise das partes moles. Contiguamente a caixa torácica, observamos as **cúpulas diafragmáticas** que se dispõem inferiormente aos campos pulmonares, dividindo o tórax da cavidade abdominal. Sua superfície superior é recoberta pela pleura e está inserida no processo xifoide e nas costelas. Na radiografia, as cúpulas diafragmáticas aparecem como abóbadas de contornos regulares que se estendem inferiormente, formando os **seios costo e cardiofrênicos** (Fig. 4-1). A cúpula direita é mais alta que a esquerda por causa da presença do fígado inferiormente, todavia o estudante deve estar ciente que esta diferença não deve ultrapassar 3 cm, e, quando isto acontecer, deve-se averiguar a presença de lesão infradiafragmática ou de origem pleural (derrame subpleural). Inferiormente à cúpula diafragmática esquerda, devemos visualizar a **bolha gástrica**, como uma imagem radiotransparente decorrente da presença de ar no estômago (Fig. 4-1).

As partes moles que recobrem a caixa torácica (pele, tecido subcutâneo e musculatura) são visualizadas e podem influenciar a análise do tórax, como as sombras mamárias ou alterações da musculatura (como a síndrome de Poland – ausência do músculo peitoral) e estado nutricional (como obesidade).

Mediastino

O mediastino é a região localizada entre os campos pleuropulmonares e estende-se no sentido craniocaudal da abertura superior do tórax ao **diafragma**. Abrange todas as vísceras torácicas, exceto pulmões e pleuras. Existem várias classificações para sua subdivisão, mas consideramos a mais didática a que o divide em mediastino superior, acima do nível do pericárdio, e três divisões inferiores: anterior, média e posterior (Fig. 4-2). Sua real importância se deve ao conhecimento das estruturas pertencentes a cada espaço, permitindo uma restrição ao número de prováveis patologias em cada compartimento.

O mediastino superior contém o esôfago e a traqueia posteriormente, e parte do timo e os grandes vasos anteriormente, além de linfonodos. O mediastino anterior é a menor das divisões mediastinais e contém poucas estruturas. Está localizado na frente do coração e atrás do esterno, contém parte do timo, gordura e alguns linfonodos. O mediastino médio compreende o pericárdio e o coração, os nervos frênicos, além da aorta ascendente, arco aórtico e o tronco da artéria pulmonar. O mediastino posterior está situado atrás do pericárdio e contém no seu interior a parte descendente da aorta torácica, linfonodos, o ducto torácico, o nervo vago, gordura, as veias ázigos e hemiázigos, esôfago e raízes nervosas. Certas estruturas atravessam o mediastino e, por isso, aparecem em mais de um compartimento, como a aorta, timo e esôfago.

Na radiografia posteroanterior (PA) do tórax normal de adultos jovens, o gradiente formado entre os pulmões (ar) e as estruturas mediastinais (partes moles e líquido) determina os contornos do mediastino, formando curvas, duas à direita, e três à esquerda. À direita, a parte superior

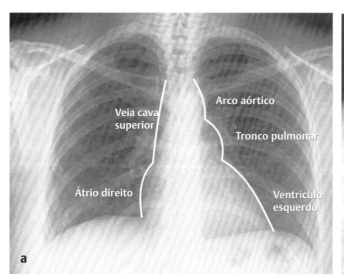
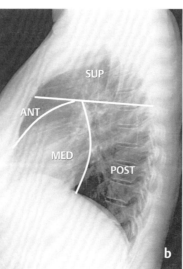

Fig. 4-2. Mediastino. Contornos mediastinais e as respectivas estruturas que os delimitam (**a**). Divisão do mediastino em: superior, anterior, médio e posterior (**b**).

é formada pela veia cava superior (VCS) e a inferior pelo átrio direito. À esquerda, os três componentes principais são o arco aórtico, o tronco da artéria pulmonar e o ventrículo esquerdo. Estas estruturas formam as linhas que delimitam os contornos mediastinais à direita e esquerda respectivamente (Fig. 4-2). Esta condição, que é comum à vasta maioria da população, denomina-se **situs solitus**. A condição invertida (em espelho) denomina-se **situs inversus** (Fig. 4-3).

A sombra do coração e dos grandes vasos é densa como o osso em função da espessura do coração e da presença de líquido. As linhas paracardíacas podem ser utilizadas para uma avaliação subjetiva do seu tamanho. Esta técnica é denominada aferição do **índice cardiotorácico**, onde considera o coração de tamanho normal, quando o seu maior diâmetro transverso não ultrapassa 50% do diâmetro dos campos pleuropulmonares (Fig. 4-4). A visualização do **timo** em crianças corresponde a uma imagem triangular no mediastino superior (**sinal da vela de navio**), como visto na Figura 4-5.

As sombras hilares pulmonares são formadas pelos brônquios fontes e pelas veias e artérias pulmonares, que apresentam uma disposição característica. Os brônquios fontes vão contribuir menos para as sombras hilares por causa do seu conteúdo aéreo. As artérias e veias pulmonares formam o principal componente das sombras hilares.

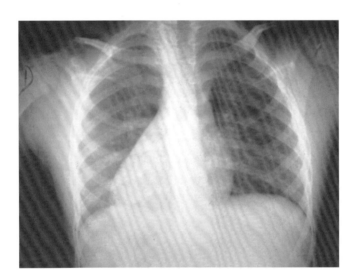

Fig. 4-3. *Situs inversus*. Verificar a ponta do coração voltada para a direita.

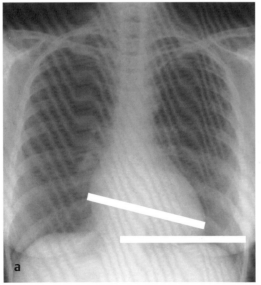
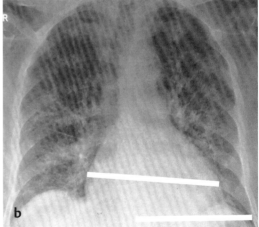

Fig. 4-4. Índice cardiotorácico. O maior diâmetro transverso da sombra mediastinal deve corresponder, no máximo, a 50% do diâmetro dos campos pleuropulmonares. Observar um índice normal (**a**) e um aumentado (**b**), indicando aumento da área cardíaca.

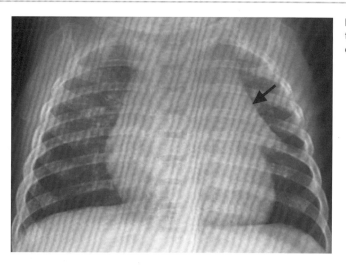

Fig. 4-5. Aspecto normal do timo na radiografia simples de tórax.

Vias Aéreas e Pulmões

As vias aéreas se iniciam na traqueia, que exibe forma cilíndrica, com curso craniocaudal, e posterior, até sua bifurcação, a carina. A partir da carina se originam os brônquios principais direito e esquerdo, formando com o brônquio direito um ângulo mais fechado.

Os pulmões são formados pelo conjunto de estruturas vasculares e brônquios, insuflados por ar, recobertos pela pleura visceral, e que se projeta dividindo os campos pulmonares, formando as fissuras pulmonares. A pleura se dobra no hilo, projetando-se sobre a caixa torácica, formando a pleura parietal, encontrando-se entre estas o espaço pleural, que é virtual e contém uma mínima quantidade de líquido. A cavidade torácica apresenta um gradiente pressórico negativo em seu interior, o que mantém os pulmões insuflados mesmo na expiração.

Os brônquios seguem bifurcando-se em ramos segmentares que se afilam até seu componente mais fino, o bronquíolo terminal. Os brônquios segmentares e bronquíolos não contribuem para as imagens visualizadas na radiografia de tórax, todavia podem ser visualizados na TC.

Os vasos pulmonares (artérias e veias) são responsáveis pelas marcas lineares ramificadas dos pulmões, tanto na radiografia de tórax quanto na TC. As veias pulmonares inferiores que drenam os lobos inferiores apresentam um curso mais horizontalizado do que as artérias lobares inferiores. Nos lobos superiores as artérias e veias apresentam curso verticalizado, discretamente curvilíneo, com as veias dispostas lateralmente, embora às vezes se superponham (Fig. 4-6).

A unidade bronquiolar terminal e suas estruturas vasculares associadas circundadas por tecido conectivo formam a menor porção pulmonar funcionante, o **lobo pulmonar secundário**, que não é visualizado na radiografia simples, apenas no estudo tomográfico. Ele tem como componente o

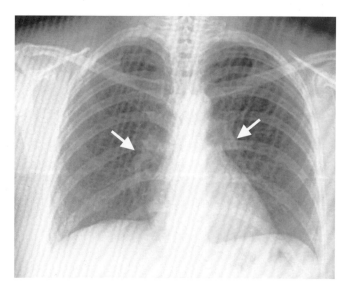

Fig. 4-6. Radiografia simples de tórax demonstrando a vascularização pulmonar normal. Observar as sombras das artérias pulmonares nos hilos (setas).

bronquíolo terminal que se bifurca, formando os sacos alveolares e alvéolos. Adjacente ao bronquíolo visualiza-se a arteríola pulmonar que se bifurca em capilares dispersos sobre os alvéolos e confluem para formar as vênulas intra e interlobulares, estes últimos formam juntamente os capilares linfáticos e tecido conjuntivo, os septos interlobulares, que são a parede lateral do lobo pulmonar secundário. A importância do lobo pulmonar secundário reside no fato de que o entendimento de sua fisiopatologia pode proporcionar o melhor entendimento da formação das imagens das doenças torácicas na radiografia e por TC.

Os pulmões são divididos pela pleura visceral em seus lobos, num total de três à direita, e dois à esquerda. A segmentação pulmonar subsequente se dá pela divisão dos feixes broncovasculares da seguinte forma:

- Pulmão direito (2 fissuras – oblíqua e horizontal):
    - Lobo superior (superior; anterior; posterior).
    - Lobo médio (lateral; medial).
    - Lobo inferior (basal-lateral; basal-medial; superior; basal-anterior e basal-posterior).
- Pulmão esquerdo (1 fissura – oblíqua):
    - Lobo superior (ápico-posterior; anterior).
    - Lobo inferior (superior; basal-lateral; anteromédio-basal e basal-posterior).

MÉTODOS DIAGNÓSTICOS

Radiografia Simples

A radiografia de tórax é apresentada por incidências específicas, cuja denominação indica o posicionamento do paciente em relação à película radiográfica e o feixe de raios X. As incidências mais comuns são a **posteroanterior – PA** (paciente de costas para o feixe) e a incidência em **perfil** (paciente ao lado da película), e elas serão utilizadas como padrão para o estudo do tórax neste capítulo (Fig. 4-1). A radiografia em PA é mais utilizada em razão da divergência que sofrem os feixes de raios X, distorcendo estruturas que estão mais distantes da película. Este fato fica mais evidente quando comparamos o feixe de raios X a uma lanterna, onde a sombra da nossa mão fica maior quanto mais próxima da lanterna, daí, para não haver um aumento da área cardíaca, o mediastino deve ficar o mais próximo possível do filme. A radiografia de tórax é realizada a uma distância de 1,80 metros, permitindo, assim, a formação de uma imagem com dimensões aproximadas ao real.

Existem várias outras incidências com funções especificas: como as incidências oblíquas, frequentemente utilizadas para avaliação de arcos costais e mediastino; a **incidência em Laurell** (decúbito lateral com raios horizontalmente dispostos ao corpo do paciente) e a **incidência ápico-lordótica**, radiografia realizada em AP, onde o paciente fica apenas com a porção superior do dorso em contato com filme, liberando a visualização dos ápices pulmonares (Fig. 4-7).

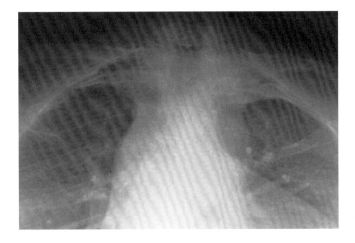

Fig. 4-7. Incidência ápico-lordótica. Observar as clavículas fora dos campos pulmonares e a visualização adequada dos ápices pulmonares, sem sobreposição de imagens.

Quadro 4-1. Escala de Hounsfield	
Estrutura	**Unidades Hounsfield (UH)**
Ar	- 1.000
Gordura	- 50 a - 100
Água	0
Partes moles	40 a 90
Osso	250 a 700

Tomografia Computadorizada

A tomografia computadorizada é o melhor método por imagem para avaliação do parênquima pulmonar. Atualmente a TC é método de escolha para o estadiamento, diagnóstico e seguimento de patologias pulmonares e mediastinais, e detecção de lesões torácicas ocultas que não podem ser visualizadas na radiografia simples.

Como já falamos anteriormente, a tomografia computadorizada de alta resolução (TCAR) é um padrão de aquisição tomográfico onde cortes milimétricos são realizados no tórax, com um algoritmo específico de reconstrução, que fornece imagens detalhadas do parênquima pulmonar. Com o advento dos equipamentos multidetectores, tornou-se possível avaliar todo o tórax com cortes finos e menor espaçamento entre eles, sem aumentar o tempo do exame. Estes equipamentos permitem realizar reconstruções multiplanares de excelente qualidade que possibilitam uma avaliação detalhada da distribuição da doença ao longo dos brônquios, trajetos linfáticos e no interior do lobo pulmonar secundário.

A TC ainda permite a verificação das densidades radiográficas das estruturas analisadas, permitindo assim sua correlação com a gradação da **escala Hounsfield**. Diferente da radiografia simples onde a caracterização das densidades radiográficas é visual, na TC, por ser um exame computadorizado, permite a caracterização numérica das densidades dos diversos tecidos corporais como descrito no Quadro 4-1. Essa característica é de grande importância clínica, pois permite ao radiologista diferenciar características teciduais de eventuais lesões expansivas entre císticas, sólidas, adiposas etc.

O estudo tomográfico possibilita ainda a utilização do meio de contraste endovenoso para caracterizar a disposição das estruturas vasculares (estudo de angiotomografia) e também sua aplicação na forma do estudo dinâmico, onde são analisadas a chegada e a distribuição do fluxo sanguíneo numa determinada área, como uma massa pulmonar, permitindo sua caracterização (massa hipervascular ou hipovascular/com ou sem captação do meio de contraste).

Qualidade do Exame Radiológico

Um bom exame radiográfico do tórax necessita estar identificado (marcador no canto superior direito, quando o exame for realizado em pé, ou no canto inferior quando o exame for realizado deitado) e mostrar todas as estruturas do tórax (não cortar as cúpulas diafragmáticas ou ápices pulmonares) e preencher três critérios para uma correta análise: penetração dos raios X, centralização e inspiração adequados. Também se deve tomar cuidado com estruturas extratorácicas que promovem imagens sobre o tórax e podem simular lesões (cabelo, botões etc.).

Uma boa penetração dos feixes de raios X pode ser avaliada pelo grau de visualização das estruturas mediastinais, o que pode acarretar em radiografias muito brancas ou muito escuras, se não for utilizada uma quantidade adequada de raios X. Uma radiografia com penetração adequada dos feixes de raios X deve permitir a visualização do contorno de pelo menos três corpos vertebrais acima do botão aórtico, não sendo possível uma completa definição destes atrás da sombra cardíaca. Numa radiografia muito penetrada os contornos dos corpos vertebrais são identificados acima e abaixo do botão aórtico (muita radiação), enquanto numa radiografia pouco penetrada (pouca radiação), este contorno não é bem definido em nenhum ponto do mediastino (Fig. 4-8).

A centralização radiográfica consiste no alinhamento das estruturas anteriores e posteriores na caixa torácica, isto pode ser verificado pelo alinhamento das clavículas, que devem estar na mesma altura e equidistantes do processo espinhoso visualizado entre as mesmas (Fig. 4-9).

Fig. 4-8. Dose e penetração dos raios X. (**a**) Observar o exame com a dose adequada de raios X para o paciente. Verificar a caracterização de pelo menos três corpos vertebrais acima do botão aórtico (setas), não sendo possível uma completa definição dos demais atrás da sombra cardíaca (pontas de setas). Exames com pouca radiação (**b**) e com radiação excedente (**c**).

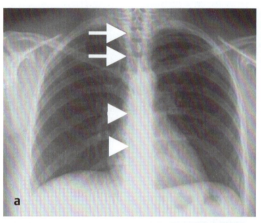
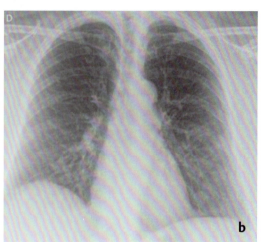
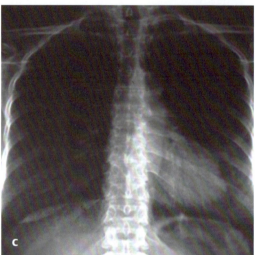

Fig. 4-9. Alinhamento das clavículas demonstrando uma radiografia com boa centralização.

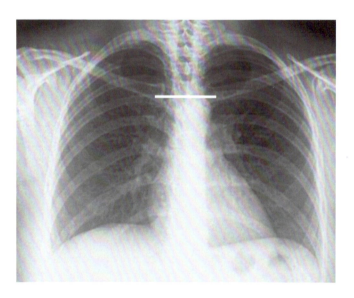

E para uma adequada visualização das estruturas torácicas, a radiografia deve estar com os pulmões num adequado estado de inspiração, que pode ser confirmado quando conseguimos contar 9 a 10 arcos costais posteriores ou 6 a 7 arcos anteriores projetados sobre os campos pulmonares. A visualização de menos arcos costais constitui um pulmão hipoinsuflado, enquanto a visualização de mais arcos costais (11 ou 12) representa um pulmão hiperinsuflado (Fig. 4-10).

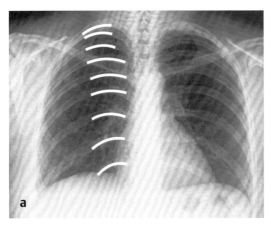 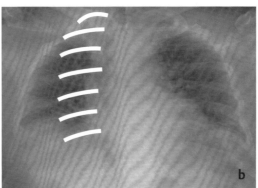

Fig. 4-10. Insuflação pulmonar. (**a**) Observar a presença de ao menos nove arcos costais posteriores projetados no campo pulmonar em uma radiografia com insuflação pulmonar adequada. (**b**) Paciente com pulmões hipoinsuflados. Perceber que menos de sete arcos costais se projetam sobre os pulmões.

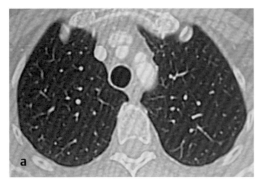 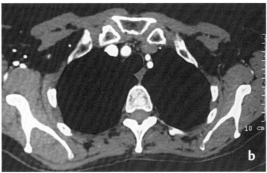

Fig. 4-11. Tomografia de tórax com janelas para parênquima pulmonar (**a**) e mediastino (**b**).

Um bom exame tomográfico do tórax consiste na aquisição helicoidal com, no mínimo, 7 mm de espessura de corte e com intervalo de 6 a 8 mm entre eles. Contudo na atualidade a aquisição helicoidal multicanal permite aquisições milimétricas sem espaçamento entre os cortes. Deve-se também primar por uma inspiração adequada e não movimentação do paciente durante o exame. O exame será representado em uma janela específica para avaliar o parênquima pulmonar, e outra para avaliar as partes moles e o mediastino (Fig. 4-11).

Análise dos Pulmões

A avaliação dos campos pulmonares requer um processo comparativo com as estruturas contralaterais, contudo, só após a constatação de adequada centralização, insuflação e inspiração.

As fissuras serão visualizadas na radiografia de tórax com uma linha contígua com localização específica na dependência da fissura avaliada, apresentando uma mesma espessura em todo o seu trajeto. As fissuras oblíquas podem ser visualizadas nas incidências em perfil a partir de D4 e seguem inferior e anteriormente até a topografia retroesternal na base do tórax, enquanto a cissura horizontal só é visualizada nas incidências em PA ou AP, como uma linha única no meio do pulmão direito, originando-se no hilo até a periferia. Na TC helicoidal as cissuras são visualizadas com áreas de pobreza vascular, sendo realmente vista como estruturas lineares nos cortes de alta resolução dada sua melhor resolução diagnóstica.

Os campos pulmonares são limitados pelas cúpulas diafragmáticas inferiormente, e pelo arcabouço ósseo da caixa torácica lateral e superiormente. Medialmente temos as linhas paracardíacas, mediastinais e os hilos pulmonares, já descritos.

■ SEMIOLOGIA RADIOLÓGICA BÁSICA DO TÓRAX

Como já vimos, as alterações visualizadas no tórax são divididas ao exame radiológico em radiotransparentes e radiopacas, ou seja, imagens pretas e brancas. As alterações parenquimatosas consistem em lesões do espaço alveolar e do seu interstício. As alterações do espaço aéreo podem ser resumidas em ocupação, redução e aumento.

Semiologia do Espaço Aéreo

A ocupação ou substituição do ar no espaço aéreo é denominada **consolidação**, e se traduz na radiografia e na TC como aumento homogêneo da atenuação do parênquima pulmonar (imagem branca), que obscurece as margens dos vasos e as paredes das vias aéreas. Pode estar presente o **broncograma aéreo**, que corresponde a um brônquio onde o epitélio mucociliar eliminou o conteúdo que preenchia a via aérea, apresentando-se como uma imagem radiotransparente tubuliforme no interior da consolidação (Fig. 4-12). O broncograma pode estar presente em processos pneumônicos, sendo um achado bastante sugestivo de pneumonia quando associado à clínica.

As principais causas de consolidação pulmonar são: processos infecciosos (pneumonias), tumores (linfoma, carcinoma broncogênico), inflamações (sarcoidose), trauma (sangue), broncoaspiração (pneumonia lipoídica) etc.

A redução do espaço aéreo por colapso (ou colabamento) do parênquima pulmonar é denominada **atelectasia**. Ela pode se apresentar completa ou parcial. Existem sinais diretos e indiretos para sua identificação. Como constitui um colapso de uma porção do pulmão, a área afetada vai apresentar um aumento da densidade (sem o ar fica só o interstício), e, por causa da presença da pressão negativa no espaço pleural, que permanece mantendo as pleuras unidas, as estruturas móveis no tórax serão deslocadas para o lado da atelectasia (desvios mediastinal e traqueal, elevação da cúpula diafragmática e deslocamento das cissuras, como na Figura 4-13). As atelectasias podem ser ocasionadas por mecanismos compressíveis (massa pulmonar), obstrutivos (nódulo ou corpo estranho no interior da árvore brônquica), aderências (sequela de infecção por tuberculose), trauma etc.

Tanto as consolidações, quanto as atelectasias podem apresentar um sinal característico que auxilia na sua localização entre os segmentos pulmonares. O **sinal da silhueta**, que ocorre quando estruturas de densidades semelhantes se tocam passando a apresentar um contorno único (Fig. 4-14).

Fig. 4-12. (**a**, **b**) Tomografias computadorizadas de tórax evidenciando áreas de consolidação com broncogramas aéreos (setas). (**c**) Radiografia simples de tórax em paciente com pneumonia, exibindo broncogramas aéreos em lobo superior. (Imagem cedida pelo Prof. Dr. Marcel Koenigan Santos - USP Ribeirão Preto.)

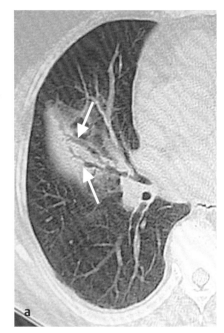
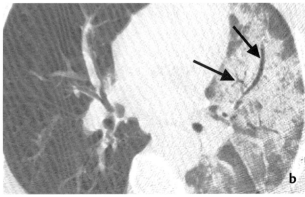
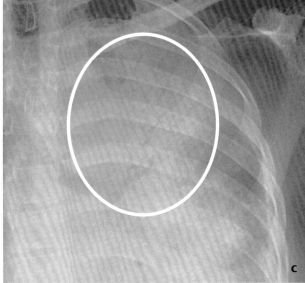

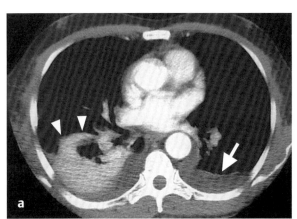
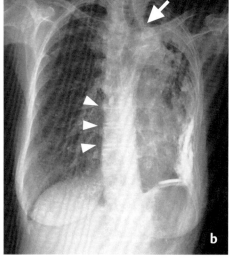

Fig. 4-13. (a) TC de tórax evidenciando o aspecto da atelectasia (pontas de setas) e derrame pleural (seta). (b) Paciente com desvio do mediastino (pontas de setas) e da traqueia (seta) para a esquerda em virtude de acentuada fibrose e retração do pulmão ipsolateral.

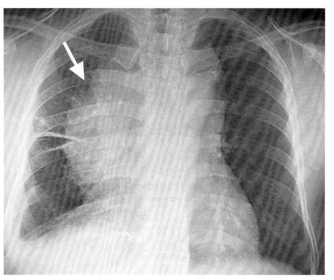

Fig. 4-14. Volumosas linfonodomegalias hilares à direita (seta), abaulando o mediastino, obliterando o contorno cardíaco desse lado (sinal da silhueta) em um paciente com linfoma.

O **edema pulmonar** pode-se manifestar na TC como um espessamento dos septos interlobulares (Fig. 4-15). Em caso de congestão aguda, pode-se verificar um infiltrado peri-hilar bilateral com um aspecto característico em "asa de borboleta" (Fig. 4-16).

O aumento do espaço aéreo pode ser reversível ou irreversível. As alterações reversíveis constituem a hiperinsuflação na asma ou por mecanismo valvar, como acontece na presença de corpos estranhos intrabrônquicos ou lesões tumorais. Enquanto as irreversíveis caracterizam o **enfisema pulmonar**.

Os achados por imagem de ambos na radiologia geral são semelhantes, todavia na TCAR do tórax, caracterizamos as áreas hipodensas relacionadas com o enfisema que pode ser classificado em três tipos básicos: Enfisema centrilobular, enfisema panlobular e enfisema parasseptal. A definição de enfisema pulmonar consiste em destruição do parênquima pulmonar, e esta destruição forma áreas onde o ar fica aprisionado, e sua delimitação com o parênquima remanescente forma as bolhas e cistos aéreos característicos da doença enfisematosa (Fig. 4-17). Os achados comuns a ambos na radiografia simples constituem os sinais indiretos do aumento do espaço aéreo: aumento do diâmetro torácico, aumento dos espaços intercostais, retificação das cúpulas diafragmáticas, visualização da borda inferior do coração (aspecto "em gota"). Todavia, na asma, uma vez revertido o broncospasmo, estas alterações desaparecem, enquanto, no enfisema, não.

As **bronquiectasias** caracterizam-se pela dilatação patológica irreversível da árvore brônquica. Há várias etiologias para estas infecções, como síndromes de discinesia ciliar, tumores etc.

Fig. 4-15. Espessamento dos septos interlobulares em paciente com edema pulmonar (setas).

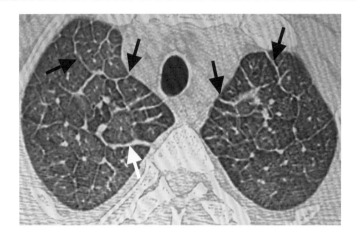

Fig. 4-16. Radiografia simples de tórax em paciente com edema pulmonar, evidenciando o aspecto em "asa de borboleta" decorrente da congestão peri-hilar.

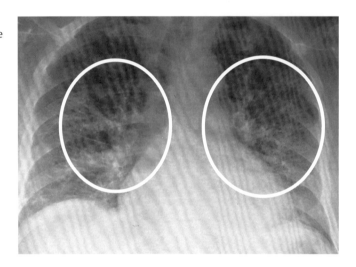

Esta dilatação pode-se apresentar em formas de tubos alongados (bronquiectasias tubulares) ou dilatações saculiformes (bronquiectasias varicosas ou císticas). O aspecto na radiografia é de imagens ovaladas radiotransparentes, circunscritas de paredes espessas, enquanto na tomografia é de imagens hipodensas tubulares ou císticas (Fig. 4-18).

Os brônquios bifurcam-se juntamente com um ramo da artéria pulmonar em uma relação de tamanho de aproximadamente 1:1, e, quando ocorrem as bronquiectasias, há perda desta relação, observando-se a formação de um sinal tomográfico característico denominado sinal do "anel de sinete" na TC (Fig. 4-19).

Semiologia das Doenças Intersticiais

As doenças parenquimatosas intersticiais são mais bem visualizadas na TC. Elas se manifestam por padrões de anormalidade identificáveis na **TCAR**, estando relacionados com anatomia do lobo pulmonar secundário. Os padrões de imagem da TCAR são: septal, faveolamento, cístico, nodular, atenuação em vidro fosco e perfusão em mosaico.

Septal (Opacidades Reticulares)

O padrão septal reflete a presença de espessamento dos septos interlobulares, que pode ser secundário ao edema, à infiltração celular ou, menos comumente, à fibrose. Septos espessados são geralmente mais evidentes na periferia pulmonar, onde podem ser visualizados como linhas perpendiculares à pleura. Na região pulmonar mais central, o espessamento septal assume um padrão de arcadas poligonais múltiplas. O espessamento do septo interlobular pode ser liso, nodular ou irregular na dependência da causa: liso no edema agudo, e irregular ou nodular na linfangite carcinomatosa (Fig. 4-15).

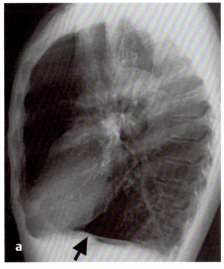
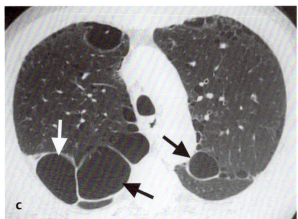
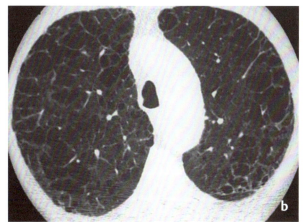

Fig. 4-17. Pacientes com enfisema pulmonar. (**a**) Radiografia simples do tórax em perfil demonstrando a hipertransparência pulmonar, o aumento do diâmetro anteroposterior do tórax e a retificação das cúpulas diafragmáticas (seta). (**b**) Corte de TC evidenciando áreas hipodensas difusas comprometendo o parênquima pulmonar. (**c**) Volumosos cistos aéreos (bolhas) em paciente portador de enfisema pulmonar.

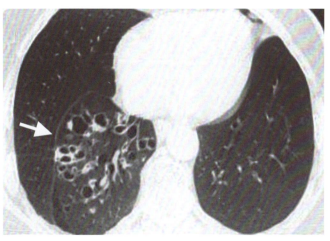

Fig. 4-18. Corte axial de TC do tórax evidenciando bronquiectasias.

Faveolamento

Opacidades mistas reticulares e císticas periféricas que apresentam várias camadas. Sua presença reflete alterações de fibrose pulmonar, sendo esta geralmente a via final das patologias crônicas (Fig. 4-20). A fibrose também causa distorção da arquitetura pulmonar, bronquiectasias de tração e bronquiectasias.

Fig. 4-19. Paciente com bronquiectasias. Comparar a relação aproximada de 1:1 da arteríola (pontas de setas) ao brônquio (setas) (**a**), e a desproporção em um paciente com bronquiectasia (**b**) (sinal do anel do sinete).

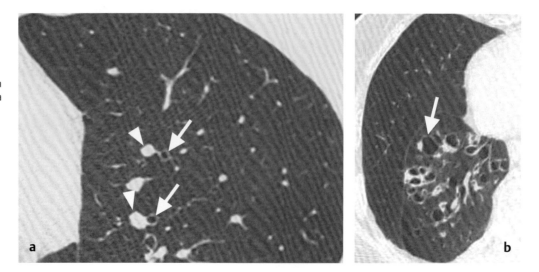

Fig. 4-20. O aspecto do padrão de faveolamento em um paciente com fibrose pulmonar em fase inicial (**a**) e em fase avançada (**b**).

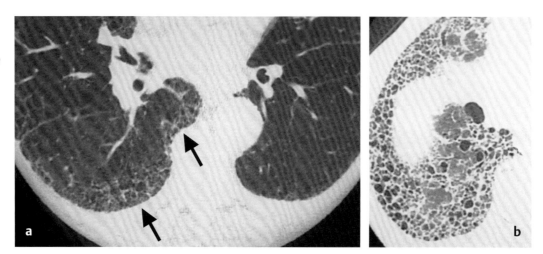

Cistos

Um padrão cístico está associado à presença de lesões pulmonares circunscritas contendo ar e de paredes bem definidas. Elas podem representar faveolamento, cistos ou cavernas, pneumatoceles, ou bronquiectasias císticas. Doenças comumente associadas a padrão cístico predominante são representadas por enfisema, bronquiectasias, fibrose pulmonar idiopática, linfangioliomiomatose e histiocitose de células de Langerhans pulmonar (Figs. 4-17, 4-18, 4-20, 4-21).

Nódulos (Opacidades Nodulares)

Os nódulos pulmonares representam uma opacidade ovalada, com diâmetro variando de 1 a 3 cm, e tem uma gama de diagnósticos diferenciais entre eles hemagiomas, granulomas residuais e tumores pulmonares (Fig. 4-22). Os nódulos pulmonares podem evoluir para massas (lesões maiores que 3 cm) que podem invadir, por contiguidade, as estruturas adjacentes. As massas pulmonares podem cavitar pela necrose tumoral central, apresentando-se como uma imagem radiopaca com uma área radiotransparente de permeio (cavitação), visualizando-se seu contorno interno irregular, fato que permite o diagnóstico diferencial com abscessos inflamatórios (Fig. 4-22).

Opacidade em "Vidro Fosco"

Atenuação em vidro fosco é definida como aumento da opacidade pulmonar sem obscurecimento dos vasos pulmonares adjacentes, ao contrário do que acontece na consolidação. Pode resultar de anormalidades intersticiais mínimas, de doença do espaço aéreo ou aumento do fluxo sanguíneo (Figs. 4-23 e 4-24).

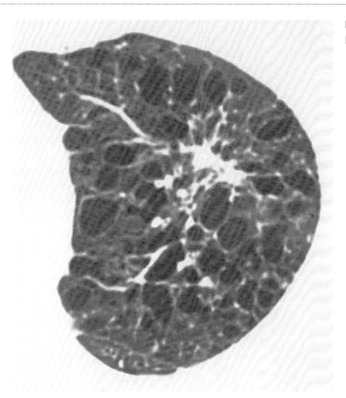

Fig. 4-21. Cistos aéreos em paciente com histiocitose X.

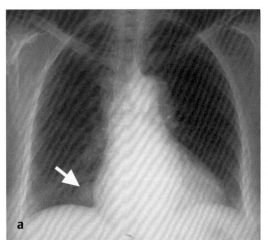
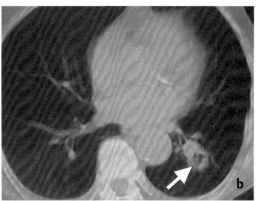
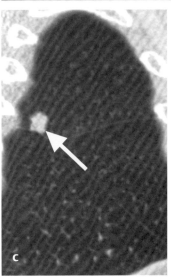

Fig. 4-22. Nódulos pulmonares. (**a**) Radiografia simples de tórax evidenciando imagem nodular em lobo inferior do pulmão direito (seta). (**b**) Massa com escavação. (**c**) Reconstrução coronal evidenciando um nódulo em lobo superior do pulmão direito.

Fig. 4-23. Múltiplas áreas de opacidades em vidro fosco (setas) em paciente com pneumocistose.

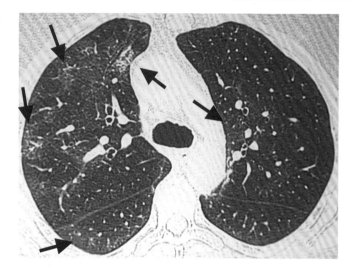

Fig. 4-24. Exame de TC de tórax de um paciente com Covid-19. Observar múltiplas opacidades arredondadas dispersas difusamente, com aspecto em "vidro fosco", características da infecção pulmonar pelo vírus.

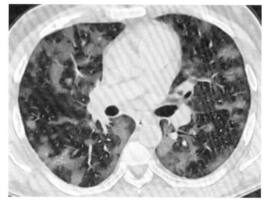 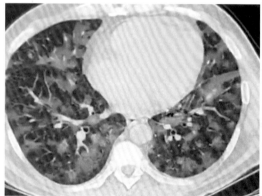

Perfusão em Mosaico

A perfusão em mosaico é representada por áreas de opacidades mistas, com alternância de imagens de maior e menor densidade, geralmente determinadas por alterações perfusionais ou doenças de vias aéreas (aprisionamento aéreo), como verificado na Figura 4-25.

Fig. 4-25. Perfusão em mosaico.

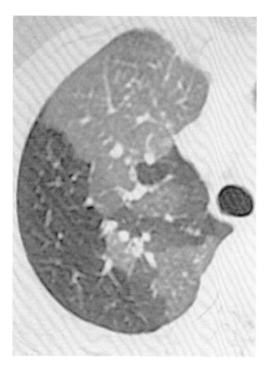

Semiologia Pleural

O espaço pleural é um espaço virtual que contém uma fina lâmina líquida que separa as pleuras visceral e parietal, que recobrem a caixa torácica. A pleura pode ser acometida por processos traumáticos, inflamatórios, infecciosos e tumorais.

O **derrame pleural** é um dos achados mais comuns na doença pleural ou em contiguidade com esta. Caracteriza-se pela presença de líquido no espaço pleural separando as duas pleuras. Como tem densidade moderada, na radiografia vai-se apresentar como uma imagem radiodensa, de contornos regulares, que, quando livre, deposita-se nas bases pulmonares, obliterando primeiramente os seios costofrênicos (Fig. 4-26). Geralmente são necessários 200 a 300 mL para obliterar um seio costofrênico em ortostase. Os derrames pleurais podem-se apresentar de forma encistada, quando associados a um processo inflamatório fibrótico importante, formando opacidades que simulam massas no tórax. Uma manobra, que pode ser realizada para diferenciar um derrame pleural de outra lesão que opacifique o seio costofrênico, é a realização de incidência com o paciente em decúbito lateral com o lado da lesão voltada para a mesa (incidência de Laurell). Se realmente for derrame, a gravidade fará que ele escorra para a periferia do hemitórax, o que não ocorreria em uma lesão sólida (Fig. 4-26).

Outro aspecto semiológico da pleura é a presença de ar neste espaço em vez de água, caracterizando o **pneumotórax**. Este se apresenta pela visualização do folheto visceral separado do parietal, e pela ausência de campos pulmonares na região subpleural (Fig. 4-27). Em pneumotórax pequeno, a separação da pleura visceral da parede torácica pode ser aumentada, obtendo-se radiografia com o paciente em expiração.

Há sinais secundários de pneumotórax, que estão associados à gravidade da lesão, sendo eles o desvio do mediastino para o lado contralateral, rebaixamento do diafragma e alargamento do espaço intercostal. Todas estas manifestações são determinadas pelo aumento do volume do hemitórax pelo acúmulo de ar, culminando na formação de **pneumotórax hipertensivo**.

A pleura também pode ser acometida por processos inflamatórios que promovem seu espessamento e, quando crônico, pode levar a um processo de calcificação, como na **asbestose** (Fig. 4-28).

O espaço pleural também pode ser sede de lesão por contiguidade na caixa torácica e processos expansivos primários e secundários, como o **mesotelioma de pleura** e metástases, respectivamente.

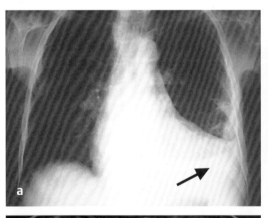
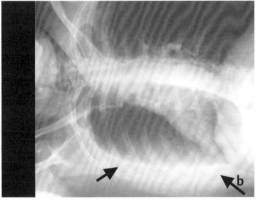
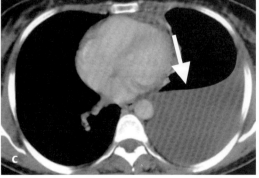

Fig. 4-26. Derrame pleural. Obliteração do seio costofrênico esquerdo (**a**) (seta). (**b**) Paciente em decúbito lateral (incidência de Laurell) evidenciando a opacificação da periferia do hemitórax em decorrência do derrame pleural que se desloca pela gravidade. (**c**) TC de tórax evidenciando um volumoso derrame pleural à esquerda (seta).

Fig. 4-27. (**a**) Radiografia simples de tórax, em paciente com pneumotórax, demonstrando o ar intratorácico e extrapulmonar (seta) e os limites do pulmão atelectasiado (pontas de setas). (**b**) Pneumotórax hipertensivo acarretando a atelectasia do pulmão direito e discreto desvio do mediastino para a esquerda. (**c**) Grande pneumotórax com colabamento do pulmão (pontas de setas) e dreno torácico (setas).
(**d**) Pneumotórax visto pela TC.

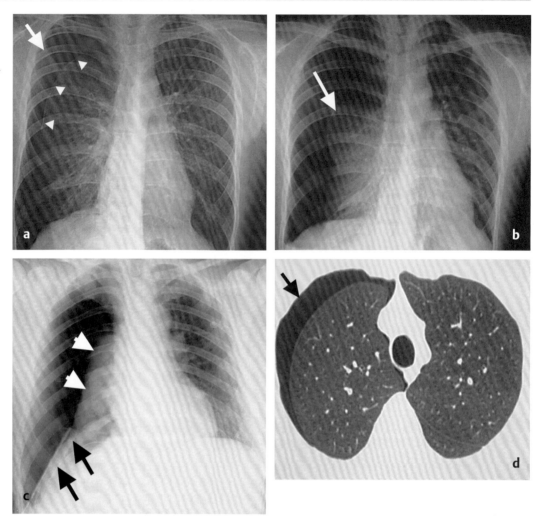

Fig. 4-28. Radiografia simples demonstrando uma calcificação pleural (seta).

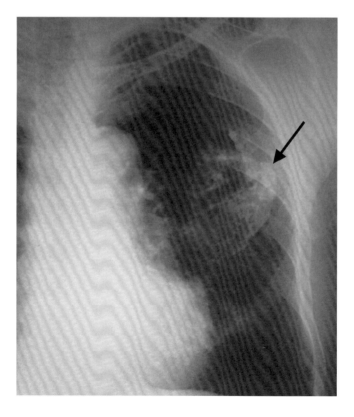

Semiologia Cardíaca

A radiografia simples de tórax continua sendo o primeiro instrumento de avaliação de pacientes cardiológicos. A análise cardíaca pelos métodos por imagem vem apresentando constante ascensão principalmente em decorrência dos avanços de TC e RM, que permitiram uma análise muito mais abrangente das patologias cardíacas.

A anatomia cardíaca radiológica resume as estruturas que são delimitadas na radiografia simples nas incidências em perfil e PA. As estruturas visualizadas ao PA já foram descritas na análise dos contornos mediastinais. Na incidência em perfil também visualizamos estruturas cardíacas. Anteriormente e em íntimo contato com o esterno, temos o ventrículo direito, e posteriormente observamos o átrio esquerdo. Estas estruturas podem ser mais facilmente identificáveis por imagens tridimensionais de angioTC. O ventrículo esquerdo origina a aorta que segue centro-lateralmente à direita em sua porção ascendente, seguindo sua porção transversa cruzando posteriormente para a esquerda, formando o botão aórtico. A porção descendente da aorta dirige-se inferior e posteriormente na linha média, até perfurar o diafragma, logo adjacente ao orifício esofagiano. À medida que envelhecemos observamos a linha da aorta alongar e projetar-se sobre a linha paracardíaca direita e superiormente em direção as clavículas (Fig. 4-29).

O tronco da artéria pulmonar origina-se do ventrículo direito e tem um trajeto lateral esquerdo, formando a segunda concavidade da linha paracardíaca esquerda (Fig. 4-2).

O crescimento das câmaras cardíacas vai apresentar sinais específicos na radiografia na dependência das câmaras acometidas e dos achados associados, sendo a vascularização pulmonar e seus padrões um dos pontos tão importante quanto a análise das cavidades aumentadas. O crescimento isolado do coração deve ser aferido na radiografia pela técnica do índice cardiotorácico e pode ser verificado na insuficiência cardíaca (Fig. 4-30). Todavia, o crescimento de uma cavidade isolada vai demonstrar sinais específicos e característicos.

A) *Átrio direito:* responsável pelo abaulamento da segunda concavidade da linha paracardíaca direita, e seu crescimento projeta o coração para a direita. Está relacionado com a doença valvar tricúspide isoladamente, ou como via final de insuficiência cardíaca.
B) *Ventrículo direito:* é observado pelo aumento do contato da área cardíaca com o esterno, posteriormente elevando a ponta do coração (coração bate no esterno e é rechaçado para trás e para a esquerda), aumentando o diâmetro transverso do coração. Está relacionado com distúrbios da valva pulmonar, *shunt* esquerda-direita e hipertensão pulmonar.
C) *Átrio esquerdo:* há aumento do diâmetro transverso do coração e projeção do átrio esquerdo na linha paracardíaca direita (sinal do duplo contorno atrial) e projeta-se posteriormente, rechaçando o átrio e a aorta descendente. O crescimento da aurícula esquerda projeta-se na

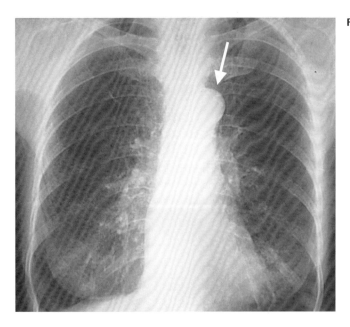

Fig. 4-29. Aorta alongada.

Fig. 4-30. Aumento difuso do coração em um paciente com insuficiência cardíaca. Correlacionar com o índice cardiotorácico.

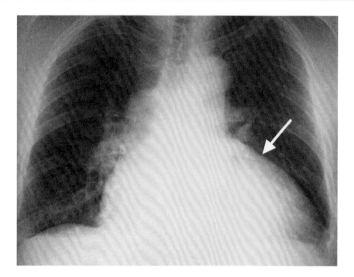

linha paracardíaca esquerda, formando a 4ª concavidade esquerda, que só surge em condições patológicas, localizando-se entre a 2ª e a 3ª concavidade da linha paracardíaca esquerda.

D) *Ventrículo esquerdo:* está aumentado em condições patológicas das valvas mitral e aórtica, sobrecargas pressóricas (HAS) e doenças do músculo cardíaco (infarto e miocardiopatias). O coração cresce lateralmente à esquerda e projeta-se inferiormente na cúpula diafragmática (coração mergulhante).

Os avanços dos métodos de diagnóstico por imagem, em especial a TC, também vêm permitindo uma alta sensibilidade e especificidade para o diagnóstico das lesões embólicas torácicas. A tomografia computadorizada é considerada atualmente um dos melhores métodos para avaliação do tromboembolismo pulmonar (TEP). Ela permite a caracterização do trombo no interior das artérias pulmonares, que é visto como uma falha de enchimento intraluminal nas fases pós-contraste endovenoso (Fig. 4-31).

■ PATOLOGIAS TORÁCICAS

Uma vez conhecidos os aspectos anatômicos e semiológicos da radiografia e TC de tórax, vamos agora aplicar estes conhecimentos nas principais patologias que o acometem.

Trauma Torácico

A radiografia de tórax é o primeiro exame a ser solicitado num paciente com suspeita de lesão torácica, contudo a TC vem recebendo mais e mais importância na avaliação do tórax, por causa de sua qualidade de imagens, do número de estruturas mais bem visualizadas e da capacidade de utilizar meio de contraste endovenoso para a avaliação de estruturas vasculares. Todavia existem

Fig. 4-31. Paciente com tromboembolismo pulmonar. Observar as falhas de enchimento no interior das artérias pulmonares (setas).

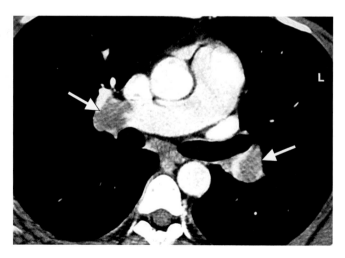

estudos em que a conduta terapêutica inicial não se modifica com os achados visualizados tanto na radiografia quanto na TC, exceto na suspeita de lesão vascular.

A TC helicoidal apresenta maior sensibilidade e especificidade que as radiografias de tórax para detecção e avaliação da extensão das lesões traumáticas do parênquima pulmonar, do espaço pleural, da aorta e do diafragma, possibilitando melhor avaliação das lesões e também permitindo o diagnóstico de comprometimento extratorácico.

O trauma pode produzir variadas lesões na caixa torácica e nos órgãos intratorácicos, sendo as lesões parenquimatosas mais comuns as contusões pulmonares, as atelectasias, as lacerações e os hematomas. A contusão pulmonar está caracterizada pela lesão traumática do parênquima alveolar e intersticial, com presença de sangue e edema, sem visualizarmos, contudo, ruptura das paredes alveolares. Estão entre as lesões traumáticas mais comuns, surgindo entre 4 a 6 horas após o trauma, e desaparecendo em até 6 dias. O seu aspecto por imagem vai variar de infiltrado em vidro fosco a pequenas consolidações na dependência do tamanho do traumatismo e da área afetada. As lacerações pulmonares são semelhantes às contusões, estando associado o dano à parede alveolar, sendo seu aspecto por imagem clássico as áreas de consolidação com presença de cistos que formam pneumatoceles traumáticas ou hematomas.

Fraturas estão relacionadas com o trauma direto e podem ser identificadas pela perda da continuidade da cortical óssea (linha mais densa que do contorno dos ossos). A localização do arco costal e demais ossos acometidos é de importância ímpar em razão frequência de lesões de partes moles associadas, como lesões de vasos supra-aórticos e traqueia em pacientes com fraturas dos dois primeiros arcos costais e clavículas, e lesões do fígado e cúpulas diafragmáticas em arcos costais inferiores (Fig. 4-32). Aumento de partes moles pode acontecer quando temos o trauma sobre estruturas que recobrem a caixa torácica, como contusões musculares.

O **pneumotórax** é caracterizado pela presença de ar dissecando o espaço pleural. O diagnóstico radiológico é feito pela visualização da pleura visceral, limitando o pulmão contraído pelo ar e pela não visualização de parênquima na periferia da linha da pleura visceral (Fig. 4-27). O **pneumomediastino** caracteriza a presença de ar no interstício mediastinal. As lesões traumáticas torácicas superiores e da região cervical podem promover lesões e rupturas das estruturas das vias aéreas superiores, o que vai acarretar em dissecção do ar para o interstício adjacente e na dependência de sua localização e do órgão acometido (trauma esofágico e/ou traqueal/brônquico). Quando o pneumotórax é pequeno, radiografias ou cortes tomográficos em expiração podem facilitar sua caracterização.

O **derrame pleural** caracteriza-se pela presença de líquido no espaço pleural, e o tipo desse líquido que dará sua denominação. Portanto, temos **transudato** apenas para derrames com baixa concentração, e **exsudato** quando temos linfa (quilotórax) ou sangue (hemotórax). O **hemotórax** é o mais comum em pacientes com trauma. Na tomografia, qualquer mínima quantidade de líquido é visualizada e então podemos aferir a densidade do líquido, permitindo assim sua caracterização, visto que o sangue é hiperdenso na fase aguda. Quando temos conjuntamente ao derrame

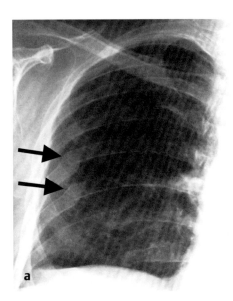
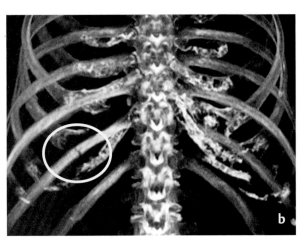

Fig. 4-32. Pacientes com fraturas de costelas. Exame radiográfico simples (**a**). Reconstrução tridimensional de uma TC (**b**).

pleural a presença de ar, denominamos hidropneumotórax. O **enfisema subcutâneo** corresponde à presença de ar no tecido celular subcutâneo e pode ser identificado pela presença de linhas radiotransparentes (ar), dentro das estruturas de partes moles extratorácicas.

Anomalias Congênitas

O desenvolvimento dos pulmões e vias aéreas se dá pela invaginação de uma bolsa do intestino primitivo, que posteriormente se bifurca, e seu trajeto central de comunicação vai formar a traqueia, brônquios e laringe.

Hérnias Diafragmáticas

São caracterizadas por falhas na composição da cúpula diafragmática, com deslocamento das estruturas do abdome para o tórax. As duas mais frequentes são:

- *Morgagni:* quando o defeito diafragmático é lateral ou posterior à direita, geralmente associado à herniação do fígado.
- *Bochdalek:* quando o defeito é posterior e à esquerda, onde iremos observar, na radiografia, alças intestinais, localizadas na base do pulmão correspondente (Fig. 4-33).

Cistos

As anomalias císticas congênitas torácicas fazem parte do conjunto dos cistos de duplicação do intestino primitivo, que estão relacionados com o brotamento prematuro de estruturas da árvore traqueobrônquica. Representam 10% das massas mediastinais e incluem, entre suas entidades, cistos broncogênicos, pericárdicos, entéricos e tímicos, linfangiomas e cistos de duplicação esofágica.

Os mais comuns são:

- *Cistos broncogênicos:* apresentam-se como massas bem definidas, localizadas no mediastino ou no parênquima pulmonar, este último menos comum. A localização mais comum é subcarinal, e o diagnóstico é suspeitado pela radiografia simples e confirmado pela TC ou RM, ao verificarmos lesões que podem apresentar densidade cística ou de partes moles, que não captam meio de contraste.
- *Cistos pericárdicos:* constituem 20% dos tumores cardíacos e podem ser, além de congênitos, também adquiridos. São lesões císticas geralmente localizadas no seio cardiofrênico direito e frequentemente assintomáticas. Ocasionalmente, podem apresentar contorno retilíneo e formatos atípicos.
- *De duplicação esofágica:* é classificado em três grupos, com base em características histopatológicas; no primeiro grupo, observa-se lesão cística paralela e não comunicante com o esôfago, o segundo grupo compõe a forma mais rara, caracterizando-se como lesão extrínseca e

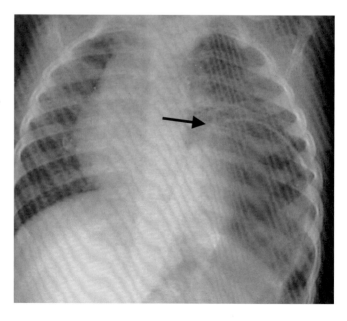

Fig. 4-33. Hérnia diafragmática (Bochdalek). Verificar a presença da bolha gástrica no interior do hemitórax esquerdo comprimindo o pulmão e deslocando-o superiormente.

comunicante com o corpo esofagiano; o terceiro grupo tem apresentação intramural e extramucosa. Sua localização mais comum encontra-se no mediastino posterior, próximo à transição toracoabdominal.

- *Linfangiomas:* lesão benigna congênita, caracterizada por focos de tecido linfático em padrão multicístico. O linfangioma é dividido em três tipos, de acordo com o aspecto de seus vasos linfáticos: simples (capilar), cavernoso e cístico (higroma cístico), sendo este último a forma mais comum. São mais frequentes na região cervical e axilar (ver Capítulo 3). Lesões primárias do tórax correspondem a apenas 1% dos casos. Sua composição é predominantemente cística, podendo apresentar septos e, menos frequentemente, componente sólido. Calcificações são raras.

Existem ainda as doenças sistêmicas que podem evoluir com lesões císticas difusas do parênquima pulmonar, como a histiocitose X e a linfangioleiomiomatose. A **histiocitose X** é um distúrbio do sistema reticuloendotelial que acomete principalmente adultos jovens e se caracteriza por apresentar nódulos e cistos de localização predominante em lobos superiores, com consequente progressão para fibrose pulmonar. A **linfangioleiomiomatose** é uma doença rara, de etiologia desconhecida, que afeta mulheres jovens no período fértil, que se caracteriza pela formação de cistos de paredes finas, distribuídos por todo o parênquima pulmonar, de localização preferencialmente central. Estas pacientes também podem exibir angiomiolipomas renais e linfonodomegalias retroperitoneais (Fig. 4-21).

Sequestro Pulmonar

Constitui uma anomalia congênita onde há uma área de parênquima pulmonar não funcionante, que não se comunica com a árvore traqueobrônquica, e apresenta um suprimento sistêmico. O aspecto radiográfico mais comum é de uma massa nos lobos inferiores, geralmente à esquerda, onde o estudo tomográfico vai mostrar o suprimento vascular. Ele se classifica em: intralobar (quando é recoberto pela pleura visceral) e extralobar (quando tem revestimento pleural próprio).

Enfisema Lobar Congênito

É uma hiperdistensão de um lobo, podendo exercer efeito compressivo com as estruturas adjacentes. A evolução radiológica vai de uma massa geralmente nos lobos superiores no neonato e lobo médio, que se torna radiotransparente logo após o nascimento, e promove abaulamento das cissuras (Fig. 4-34). Na TC visualiza-se um pulmão espontaneamente hiperdistendido, não se individualizando lesões císticas associadas.

Doenças infecciosas

Os processos infecciosos do tórax podem-se iniciar em qualquer das suas estruturas, desde as costelas e coluna vertebral, até o parênquima pulmonar. No parênquima eles assumem a denominação de pneumonia, restringindo-se o termo pneumonite às patologias inflamatórias das paredes alveolares.

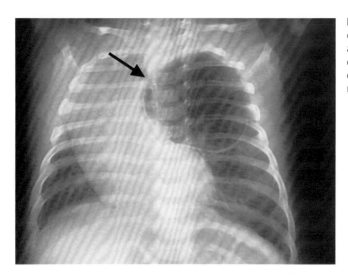

Fig. 4-34. Enfisema lobar congênito. Volumosa bolha aérea em terço superior do pulmão esquerdo, com efeito de massa, desviando o mediastino para a direita.

A infecção pulmonar pode-se apresentar radiologicamente na dependência da região do parênquima pulmonar acometido como pneumonia lobar, broncopneumonia, pneumonia intersticial, infecção miliar e abscesso pulmonar.

Pneumonia Lobar

Caracteriza-se pela presença de um patógeno, que dá início a sua infecção dentro do alvéolo, geralmente pela aspiração de gotículas infectadas, depositando-se adjacente à pleura, promovendo a formação de um exsudato que vai se espalhando e preenchendo os alvéolos, assumindo assim um aspecto de consolidação lobar (Figs. 4-35 e 4-36). Tanto na TC, quanto na radiografia, o aspecto é de uma consolidação homogênea, envolvendo um segmento ou um lobo do pulmão, muitas das vezes sendo visualizadas opacidades em vidro fosco associadas na TC.

Os patógenos mais comuns são *S. pneumoniae* (70%), *K. pneumoniae* e *L. Pneumophila*, e estes apresentam o aspecto radiológico clássico descrito anteriormente. A pneumonia lobar associada à infecção pela *K. pneumonia* além das características descritas apresenta uma produção excessiva de exsudato, que se caracteriza radiologicamente com uma pneumonia lobar com abaulamento da cissura pulmonar.

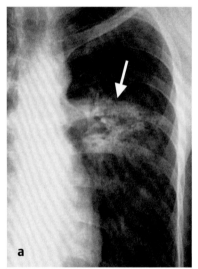
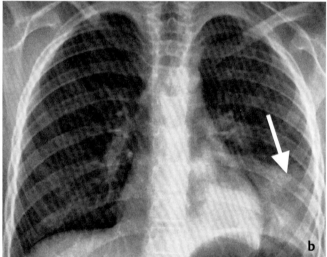

Fig. 4-35. (**a**) Opacidades pulmonares peri-hilares com broncograma aéreo. (**b**) Consolidação em base pulmonar esquerda em paciente com pneumonia lobar.

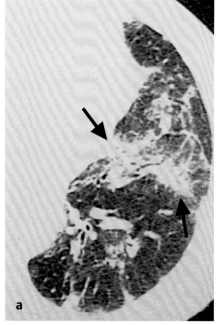
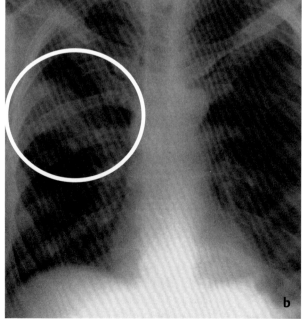

Fig. 4-36. Tomografia computadorizada (**a**) e radiografia de tórax (**b**) evidenciando opacidades pulmonares (consolidações) em pacientes com pneumonia.

Broncopneumonia

Caracteriza-se por inflamações em placas, acometendo vários focos de consolidação, com tendência à confluência e esparsos no parênquima. A doença acomete pacientes jovens e idosos, é frequentemente multibacteriana.

O aspecto radiológico é de focos de consolidação esparsos e bilaterais, sendo também visualizados na TC, opacidades em vidro fosco e nódulos centrolobulares associados (Fig. 4-37). As consolidações na broncopneumonia tendem a apresentar volumes menores que as lobares, todavia, se não tratadas, sofrem confluência e acometem todo o pulmão.

O patógeno mais comum é o *Staphylococcus aureus*, sendo geralmente associado à formação de abscessos, derrame pleural e disseminação hematogênica. Outra característica comum é a perfuração alveolar e formação de pneumotórax ou pneumatocele (fistulas entre o ar e o interstício pulmonar), sendo que estas geralmente desaparecem completamente após alguns meses.

Pneumonia Intersticial

Definida com o processo inflamatório que acomete a parede dos alvéolos, os septos interlobulares e o tecido de sustentação do parênquima. Os agentes mais comuns são *M. pneumoniae* e *P. Carinii* e virais.

O aspecto radiológico é de um padrão reticular ou reticulonodular difuso, sendo o envolvimento alveolar raro. Na TC os aspectos por imagem podem variar de septos, vidro fosco, cistos, opacidades irregulares, nódulos ou consolidações, na dependência do agente causal e estado imunológico do paciente.

Abscesso

Entende-se por abscesso pulmonar como uma cavidade secundária a um processo infeccioso piogênico. Desse modo o abscesso é uma complicação de uma consolidação pulmonar. Os patógenos mais comumente envolvidos são *Staphylococcus* e *Klebisella*.

O aspecto radiológico característico dos abscessos é a presença de cavitação, que pode ou não estar circundada por um processo consolidativo. A imagem do abscesso corresponde à área de opacidade pulmonar, que, quando encontra um brônquio, drena e pode apresentar níveis hidroaéreos, o que caracteriza a lesão (Fig. 4-38).

Infecção Miliar

Acontece quando o patógeno está distribuído na corrente sanguínea, o que promove sua distribuição de maneira quase uniforme no pulmão, podendo existir um predomínio basal em decorrência do maior fluxo sanguíneo e maior área nesta região. O exemplo mais comum é a tuberculose miliar, onde o aspecto radiológico é de micronódulos difusos (Fig. 4-39).

Algumas infecções pulmonares podem ter aspectos por imagem característicos ou fisiopatológicos que devam ser lembrados para um correto diagnóstico diferencial. Como é o caso da infecção pela *Pseudomonas Aeruginosa* que está associada a uma broncopneumonia que acomete pacientes hospitalares crônicos e que fazem uso de ventilação mecânica; ou de infecções pelo *Mycoplasma pneumoniae*, uma bactéria sem parede celular (portanto, insensível à penicilina e seus derivados), que apresenta um infiltrado reticular que pode evoluir para consolidação lobar; ou a *Klebisella pneumoniae*, onde o aspecto é de uma pneumonia exsudativa que promove abaulamento das cissuras.

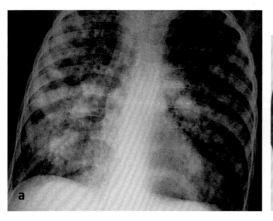
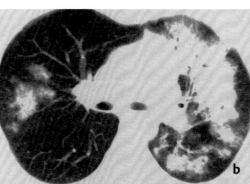

Fig. 4-37. Radiografia (**a**) e TC de tórax (**b**) exibindo múltiplas consolidações pulmonares em pacientes com broncopneumonias.

Fig. 4-38. Radiografia em PA do tórax. Abscesso pulmonar. Verificar a presença do nível hidroaéreo no interior da lesão (seta).

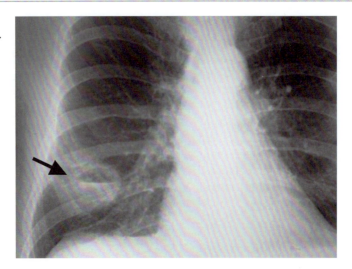

Fig. 4-39. Radiografia simples (**a**) e TC (**b**) de tórax com infiltrado micronodular difuso em paciente com tuberculose miliar.

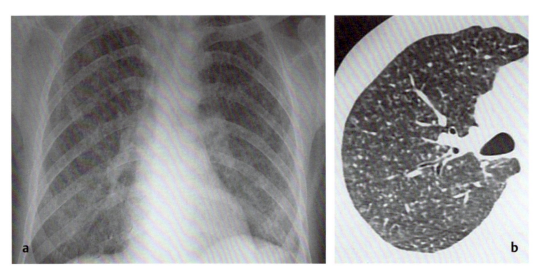

Tuberculose Pulmonar

A tuberculose pulmonar, causada pelo *Mycobacterium tuberculosis* ou bacilo de Koch, é dividida em primária (primoinfecção) e secundária. A forma primária é a que ocorre em indivíduos que ainda não tiveram contato com o bacilo, sendo, portanto, mais comum em crianças. A forma secundária desenvolve-se a partir de uma nova infecção (reinfecção exógena) ou da reativação de bacilos latentes (reinfecção endógena).

Na primoinfecção, a bactéria atinge o alvéolo onde vai desencadear uma reação inflamatória pela sua proliferação que culmina em atrair macrófagos que vão tentar conter o processo infeccioso, formando o nódulo de Ghon. Se o processo inflamatório contiver a lesão, ocorrerá a formação de um **granuloma**, e, nestes casos, a maioria dos pacientes nem apresentam sintomas ou estes aparecem de forma frustra e inespecífica, como febre e astenia. Estes nódulos evoluem para uma calcificação distrófica, resultando na radiografia e na TC como um pequeno nódulo homogeneamente calcificado (Fig. 4-40). Contudo, se não houver contenção, a lesão evolui para um processo consolidativo focal que vai disseminar o bacilo por via geralmente linfática, originando linfonodomegalias mediastinais. O conjunto do nódulo de Ghon, a disseminação linfática e das linfonodomegalias, é denominado complexo de Ranke. Esses gânglios podem calcificar, e o processo inflamatório se resolve, ou podem fistulizar-se para um brônquio adjacente e determinar a disseminação broncogênica da tuberculose. Com a expansão das lesões destrutivas, os bacilos atingem os vasos sanguíneos e disseminam-se para o pulmão e outros órgãos.

Na forma secundária ou pós-primária, a infecção irá surgir após um período de latência do primeiro contato com o bacilo, que desta vez vai se alojar nos ápices pulmonares, evoluindo para

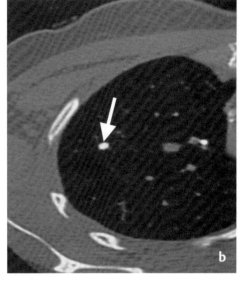

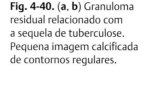

Fig. 4-40. (a, b) Granuloma residual relacionado com a sequela de tuberculose. Pequena imagem calcificada de contornos regulares.

um processo consolidativo que cavita, forma um exsudato inflamatório (*caseum*) que é expelido ao encontrar um brônquio, dando o aspecto típico de consolidação com lesões cavitadas de paredes espessas (Fig. 4-41). Este exsudato pode disseminar para os bronquíolos, originando o aspecto de nódulos centrolobulares, que caracteriza a disseminação broncogênica, representada à TC pelo aspecto de "árvore em brotamento" (Fig. 4-42). Nesta fase, a incidência ápico-lordótica pode fornecer melhores detalhes para avaliação da lesão por retirar as sombras das clavículas da área de lesão, e a TC vai demonstrar a localização e a extensão com maior precisão. A consolidação pode estar associada a um derrame pleural exsudativo.

Com a evolução do processo inflamatório, vão surgir áreas de fibrose pulmonar que culminam por promover atelectasias lineares, infiltrado reticular que promove tração das estruturas brônquicas (bronquiectasias de tração) e mediastinais, com elevação dos hilos pulmonares (Fig. 4-43).

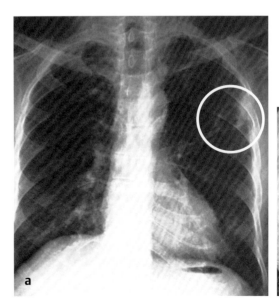
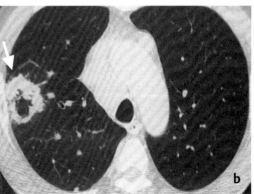

Fig. 4-41. Pacientes com tuberculose pulmonar. (a) Radiografia simples evidenciando cavitação em lobo superior esquerdo. (b) TC de tórax onde se observa consolidação em lobo superior do pulmão direito com área de cavitação central, em um paciente portador de tuberculose.

Fig. 4-42. TC de tórax de paciente com tuberculose ativa apresentando padrão "árvore em brotamento" (pontas de setas).

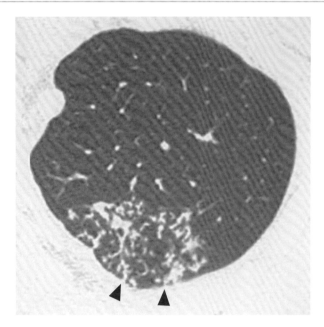

Fig. 4-43. Pacientes com tuberculose avançada onde se observa extensa destruição dos lobos superiores. (**a**, **b**) Verificar a elevação das fissuras e dos hilos pulmonares em decorrência do processo fibrótico apical (setas) e das cavitações em lobos superiores (pontas de setas). (**c**) Além do processo fibrótico (ponta de seta), observam-se áreas de consolidação em terço médio do pulmão, sugerindo também processo em atividade (seta).

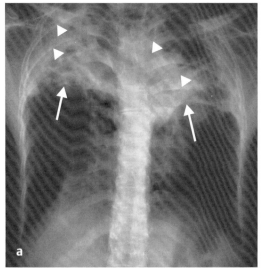
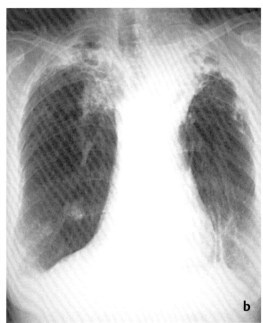
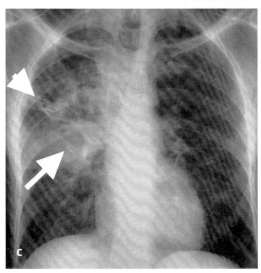

Tanto a tuberculose primária, quanto a secundária podem disseminar hematologicamente e promover o surgimento de micronódulos (1 a 3 mm) adjacentes à parede alveolar, caracterizando o aspecto miliar (Fig. 4-39).

Infecções Fúngicas

As infecções fúngicas não possuem um teste rápido e eficiente para seu diagnóstico inicial, por isso muitas vezes os aspectos radiológicos podem permitir sugerir esta possibilidade diagnóstica daí a importância do conhecimento de alguns dos seus aspectos mais específicos

A **histoplasmose** é uma infecção causada principalmente pelo *Histoplasma capsulatum*, geralmente associada à inalação de poeira ou sedimentos das fezes de morcegos e pombos. A infecção é na maioria das vezes subclínica, permanecendo na radiografia simples um pequeno nódulo pulmonar (às vezes múltiplos) ou linfonodos calcificados. Todavia, quando a doença progride, há surgimento de uma inflamação granulomatosa com achados semelhantes à tuberculose, com consolidações cavitadas, derrames pleurais e linfonodomegalias. Uma apresentação incomum é mediastinite fibrosante, onde o processo inflamatório e suas sequelas evoluem a tal ponto que resultam em estenose do esôfago, veia cava, aorta e artérias pulmonares.

A **aspergilose** é uma infecção na maioria das vezes causada pelo *Aspergillus fumigatus*, que é patógeno livre e comum no ambiente. Seu acometimento pulmonar está relacionado com patologias prévias, como atopia, infecção por BK ou *Stafilococcus*, ou doença imunológica.

As manifestações radiológicas da aspergilose podem ser divididas em três formas: aspergiloma, aspergilose broncopulmonar alérgica e aspergilose invasiva.

A) *Aspergiloma:* ou bola fúngica, consiste num aglomerado de hifas e detritos celulares no interior de uma cavidade pulmonar preexistente. O aspecto característico é o de uma imagem radiopaca ovalada no interior de uma cavidade com ar em volta (sinal do crescente) e móvel a mudanças de decúbito (Fig. 4-44).
B) *Aspergilose broncopulmonar alérgica:* é uma infecção associada à reação inflamatória imunológica de tipos I e III, que acontece em pacientes asmáticos. Há predominância do envolvimento das vias aéreas proximais (medular do pulmão), onde já existe lesão de mucosa pela asma, promovendo piora destas lesões com excesso na produção de muco. O aspecto por imagem

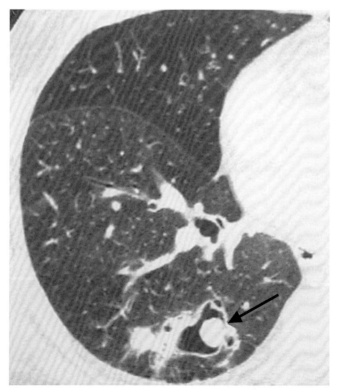

Fig. 4-44. Paciente com aspergilose pulmonar. Observar a presença de imagem arredondada no interior da cavitação relacionada com o aspergiloma ("bola fúngica").

consiste em consolidações geralmente apicais, impactação de muco na árvore brônquica proximal (aspecto em dedos de luva) e, às vezes, atelectasia pela presença de tampões de muco.

C) *Aspergilose invasiva:* associada a uma primoinfecção pelo fungo em pacientes com algum grau de déficit inflamatório ou imunológico, permitindo ao fungo alcançar o parênquima, como em pacientes transplantados. Pode-se apresentar como focos de consolidação lobar ou broncopneumonia e também múltiplos nódulos. Estes achados são associados à presença de um halo de opacidade em vidro fosco adjacente, que corresponde a uma inflamação hemorrágica.

A **candidíase** é causada pela *Candida albicans*, um patógeno da flora oral que geralmente causa monilíase. Em pacientes imunocomprometidos, ele pode por via hematogênica alcançar os pulmões e promove a formação de múltiplos nódulos (aspecto miliar) ou consolidações em bases com aspecto necrosante, que evoluem para a formação de pequenos abscessos.

A **pneumocistose** é uma infecção oportunista causada pelo fungo unicelular *Pneumocystis jiroveci* (antigo *Pneumocystis carinii*). Causa pneumonia em pessoas imunodeprimidas e crianças malnutridas. Em doentes pacientes com SIDA/AIDS a infecção é particularmente agressiva. A infecção é por inalação dos esporos. Clinicamente caracteriza-se por uma dissociação clínico-imagenológica, pois a radiografia é geralmente normal, e o paciente queixa-se de forte dispneia. O aspecto por imagem à TC pode variar, mas predomina a presença de opacidades em vidro fosco com distribuição geográfica, associadas a cistos de paredes finas (Fig. 4-25).

Infecções Virais

Vários tipos de vírus podem acometer os pulmões e causar pneumonias. Estudos indicam que aproximadamente um terço dos adultos hospitalizados com pneumonia comunitária possui alguma evidência de infecção por um ou mais vírus respiratórios.

Os mais frequentes patógenos são os vírus influenza A e B, os parainfluenza 1, 2 e 3, o RSV e o adenovírus. Os coronavírus, também, são frequentemente associados a resfriados. Em 2002, surgiu na China um novo coronavírus, causando uma nova doença, a síndrome respiratória aguda grave (SARS), que se espalhou rapidamente, causando pneumonias que cursavam com insuficiência respiratória e alta letalidade. Em 2019, outro coronavírus apareceu no país asiático, a COVID-19, que, apesar de possuir uma baixa letalidade, apresenta um alto índice de transmissibilidade, e logo se espalhou por todos os continentes, transformando-se em uma pandemia global, chegando a representar uma grave ameaça à saúde pública mundial.

Os achados radiológicos nas infecções virais pulmonares costumam ser inespecíficos e assemelharem-se aos das bacterianas, mas é comum associar algumas diferenças que podem ajudar no diagnóstico diferencial como um infiltrado difuso ou peri-hilar mais frequente nas pneumonias virais. Condensações podem aparecer em ambas, mas é mais frequente nas bacterianas. O acometimento lobar é característico das infecções bacterianas.

A doença pulmonar causada pela **COVID-19** geralmente se manifesta por áreas focais de vidro fosco ou consolidações difusas pelo parênquima, podendo ou não estar acompanhadas de broncogramas aéreos. O aspecto mais prevalente é o de uma distribuição mais periférica das lesões, bilateralmente e com predomínio nos lobos inferiores. As opacidades em vidro fosco costumam estar bem mais presentes (60 a 95% dos pacientes) do que as consolidações (2 a 55% dos pacientes) (Fig. 4-24).

Infecções Ósseas

Estão caracterizadas pela lise da cortical óssea e geralmente apresentam um componente de partes moles associadas. As infecções pulmonares não são propensas a invadir as estruturas ósseas por contiguidade por causa da proteção pleural.

A tuberculose pode alcançar a coluna vertebral por via hematogênica e promover a destruição de um ou mais corpos vertebrais com formação de um abscesso adjacente à musculatura e colapso do corpo vertebral acometido, geralmente torácico, acentuando a cifose dorsal, sendo conhecida como **mal de Pott** (ver Capítulo 7, Fig. 7-37).

■ NEOPLASIAS PULMONARES

Uma ampla variedade de neoplasias pode acometer o tórax. Sua classificação é feita basicamente pela localização, comportamento e tipo histológico das lesões.

As lesões pulmonares expansivas devem ser classificadas primeiramente de acordo com seus aspectos em benignas e malignas. O aspecto por imagem mais comum das neoplasias pulmonares está representado pelos nódulos, podendo ser único ou múltiplo. O **nódulo pulmonar solitário** é um dos achados mais comuns em exames radiológicos de rotina, tanto na radiografia simples quanto na TC, e os avanços nesta última permitiram a detecção de um maior número de lesões, sendo que destes cerca de até 40% são malignos.

O médico deve estar ciente que, ao encontrar uma lesão nodular num exame por imagem, precisa realizar uma análise dos seus contornos (regulares ou irregulares, espiculado, mal definido), de sua densidade (partes moles, cálcica, lipídica) e tamanho. Esta análise visa recorrer a critérios que indiquem a benignidade ou malignidade da lesão. Todo nódulo deve ser avaliado quanto à forma, tamanho, contorno e densidade. São critérios de benignidade:

A) Presença de gordura.
B) Calcificações grosseiras.
C) Ausência, ou mínimo crescimento em exames seriados de controle.

As lesões nodulares benignas mais comuns que geralmente preenchem estes critérios são os **hamartomas pulmonares** (pois apresentam gordura e/ou cartilagem e calcificações no seu interior) e os granulomas, pois geralmente são totalmente calcificados (Fig. 4-45). Os **granulomas residuais** são a maior causa de lesão nodular em exames de rotina de tórax e são decorrentes, em quase sua totalidade, de sequela de primoinfecção pelo bacilo da tuberculose (Fig. 4-24).

Existem achados que sugerem a etiologia maligna em uma lesão, sendo eles o contorno espiculado ou irregular, nódulos com densidade de partes moles e que captem o meio de contraste endovenoso, todavia é o seguimento das lesões que apontara para tal prognóstico, uma vez que lesões expansivas malignas tendem a apresentar um tempo de duplicação rápido (em média, 18 meses). Atualmente existem protocolos específicos para acompanhamento de nódulos pulmonares (Fig. 4-46).

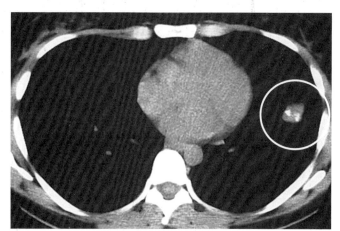

Fig. 4-45. Hamartoma pulmonar. Lesão de contornos bem definidos com calcificações e tecido adiposo em seu interior.

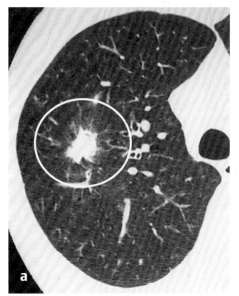
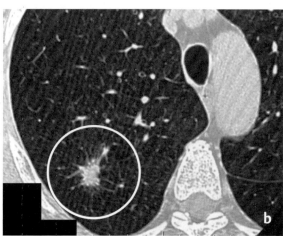

Fig. 4-46. (a, b) Lesões nodulares de contornos espiculados (característica de malignidade).

O **carcinoma de pulmão** (broncogênico) é a causa de morte mais comum das patologias torácicas relacionadas com câncer. Ele pode-se apresentar de várias formas, desde nódulo ou nódulos esparsos no parênquima a massas mediastinais, consolidações ou lesões endobrônquicas. O principal fator etiológico para o câncer de pulmão continua sendo o tabagismo.

Existem vários tipos de carcinomas pulmonares, os dois mais comuns são o adenocarcinoma e o carcinoma de células escamosas, este último sendo o mais comum. Existe ainda o carcinoma de pequenas células (mais agressivo e o menos frequente) e o carcinoma anaplásico de grandes células. Os achados radiográficos vão depender da localização do tumor, do seu tamanho e da sua histologia (que reflete seu grau de agressividade). Estes achados são mais facilmente identificáveis à TC, sendo eles:

A) *Alargamento hilar:* pode representar o tumor por si próprio ou as linfonodomegalias metastáticas (Fig. 4-47).
B) *Obstrução de vias aéreas:* levando à atelectasia, pelo crescimento tumoral endobrônquico ou pela compressão extrínseca por lesões volumosas.
C) *Massas periféricas:* podem sofrer degeneração central, e cavitar, apresentando uma superfície interna irregular.
D) *Acometimento pleural:* levando à formação de derrames exsudativos.
E) *Extensão óssea:* acontece por contiguidade ou por disseminação hematogênica. É também possível o envolvimento de estruturas vasculares e neurológicas, como tumor de Pancost, que promove erosão dos arcos costais superiores e envolvimento de partes moles, inclusive dos nervos laríngeo recorrente, frênico e vago.
F) *Consolidações:* originam-se nos alvéolos e simulam pneumopatias inflamatórias, e a suspeição deve ser feita pela permanência do aspecto por imagem após tratamento específico.

Os pulmões são sede frequente de lesões metastáticas, que podem alcançá-los por via hematogênica, linfática ou endobrônquica. As **metástases** para o pulmão em 80% dos casos são provenientes de lesões primárias mamárias, ósseas e do sistema geniturinário. Podem ser únicas, como no início da disseminação de tumores de cólon, mama e rins, mas em sua grande maioria são representadas por múltiplas lesões nodulares de tamanhos variados desde milímetros a centímetros (Fig. 4-48). O diagnóstico diferencial das lesões nodulares múltiplas é vasto e composto por vasculites (granulomatose de Wegener), processos inflamatórios (lúpus, artrite reumatoide) e infecciosos (tuberculose, histoplasmose, aspergilose). A **linfangite carcinomatosa** é composta pela invasão dos linfáticos nos septos interlobulares do lobo pulmonar secundário, que se apresentam um espessamento, geralmente nodular.

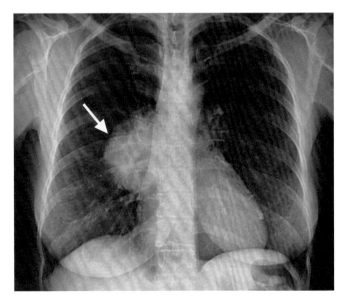

Fig. 4-47. Alargamento hilar à direita, ocasionando abaulamento do contorno mediastinal em paciente com neoplasia pulmonar.

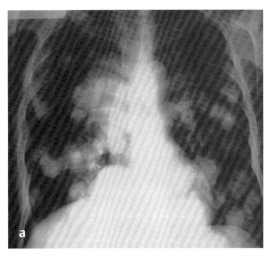
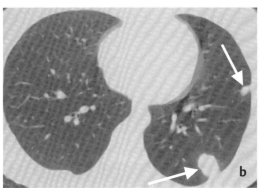

Fig. 4-48. Metástases pulmonares. (**a**) Radiografia simples evidenciando múltiplas lesões nodulares comprometendo difusamente os pulmões em um paciente com neoplasia de tireoide. (**b**) TC de tórax de paciente com metástases de neoplasia de cólon em pulmão esquerdo (setas).

Patologias Mediastinais

As patologias encontradas no mediastino estão geralmente associadas às estruturas em seu interior, deste modo podemos classificá-las de acordo a região mediastinal comprometida, como verificado no Quadro 4-2.

O **timoma** ou **carcinoma de timo** é o processo neoplásico da glândula tímica. É a mais comum neoplasia primária do timo e o tumor mais frequente desse compartimento, compreendendo aproximadamente 20% das massas mediastinais em adultos. Incide na 5ª e 6ª décadas de vida, sendo incomum abaixo de 40 anos de idade. Não há relação com sexo e raça. Existe uma importante relação do timoma com a miastenia *gravis*. Cerca de um quarto dos pacientes com miastenia apresenta o tumor, e esta incidência aumenta para cerca de 80% nos casos de homens entre 50 e 60 anos. Radiologicamente caracteriza-se por uma massa heterogênea em mediastino anterior, com realce pelo meio de contraste (Fig. 4-49). Ao exame radiográfico, costuma-se verificar um alargamento do mediastino superiormente.

Quadro 4-2. Principais Patologias que Acometem o Mediastino de Acordo com sua Divisão	
Região	Patologias
Mediastino superior	• Timoma • Bócio de tireoide • Linfoma • Teratoma • Cisto broncogênico
Mediastino anterior	• Timoma • Linfoma • Cisto tímico • Lipoma
Mediastino médio	• Aneurisma de aorta • Linfoma • Cisto paracardíaco
Mediastino posterior	• Aneurisma de aorta • Tumores de esôfago • Cisto de duplicação esofágica • Tumores neurogênicos • Cisto de ducto torácico • Linfoma • Hematopoiese extramedular

O **bócio da tireoide** é causado pelo aumento do tecido tireoidiano que pode migrar inferiormente e obliterar o mediastino superior. Pode apresentar sinais de compressão dos órgãos adjacentes e acarretar sintomas, como dispneia, disfagia ou rouquidão. O **teratoma** é uma neoplasia de células germinativas, com predominância de elementos ectodérmicos. Sua caracterização ao exame radiográfico pode ser facilitada pela presença de tecidos estranhos à região, como dentes, calcificações, elementos gordurosos e císticos. Cerca de 5 a 8% dos linfomas apresentam componente mediastinal.

A presença de linfonodomegalias no mediastino envolvendo diversos sítios pode estar relacionada com **doenças linfoproliferativas** (Fig. 4-50). Os **aneurismas de aorta** caracterizam-se pela dilatação anormal do vaso e podem envolver desde sua emergência no ventrículo esquerdo até a bifurcação aortoilíaca (Fig. 4-51). Os **tumores neurogênicos** (neurofibromas, schwanomas) apresentam-se como lesões expansivas, de contornos regulares e realce homogêneo pelo meio de contraste, de topografia paravertebral, geralmente com relação ao forame de conjugação. A **hematopoiese extramedular** é considerada um mecanismo fisiológico compensatório que ocorre quando a medula óssea é incapaz de suprir a demanda corporal de células sanguíneas. Caracteriza-se pela formação de tecido hematopoiético em topografia paravertebral. Os **cistos broncogênicos** geralmente se localizam adjacentes à carina e podem apresentar íntimo contato com o esôfago. Raramente apresentam comunicação com a árvore traqueobrônquica (Fig. 4-52).

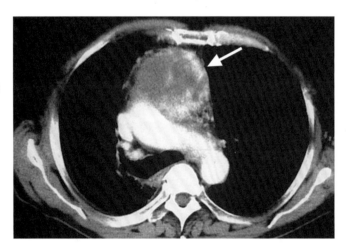

Fig. 4-49. TC de tórax com janela para partes moles (mediastino) evidenciando um processo expansivo heterogêneo em mediastino anterior em um paciente com timoma.

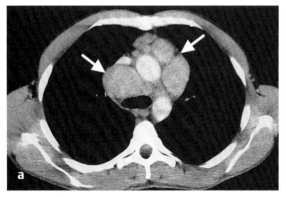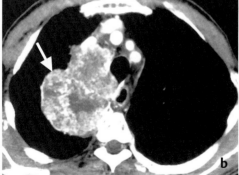

Fig. 4-50. (a, b) Linfonodomegalias mediastinais em pacientes com linfoma.

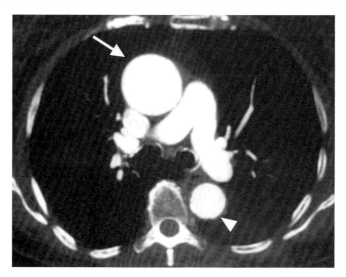

Fig. 4-51. Aneurisma de aorta. Observar o aumento do diâmetro da aorta ascendente (seta) em relação à aorta descendente (ponta de seta).

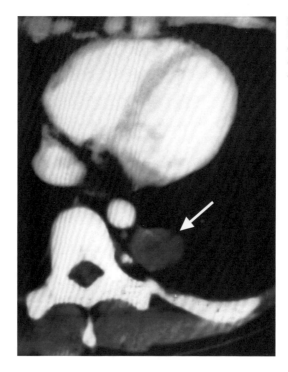

Fig. 4-52. Cisto broncogênico. Nódulo não captante de contraste com atenuação baixa, adjacente à árvore brônquica.

LITERATURA SUGERIDA

Saygi, A. Intralobar pulmonary sequestration. Chest 2001;119:990-2.

Bombarda S, Figueredo CM, Funari MBG, Júnior JS, Seiscento M, Filho MT. Imagem na tuberculose pulmonar. J Pneumol 2001; 27(6):327-40.

Caldas FAA, Isa HLVR, Trippia AC, Biscaro ACFPJ, Martinez ERC, Martins L. Síndrome de Poland: relato de caso e revisão da literatura. Radiol Bras 2004; 37(5):381-3.

de Roux A, Marcos MA, Garcia E, Mensa J, Ewig S, Lode H, et al. Viral community-acquired pneumonia in non immunocompromised adults. Chest 2004;125(4):1343-51.

Global Initiative for Chronic Obstructive Lung Disease. Global strategy for the diagnosis, management, and prevention of chronic obstructive pulmonary disease. Bethesda, Md: National Heart, Lung, and Blood Institute, World Health Organization 2008.

Haaga JR, Dogra VS, Forsting M, Gilkeson RC, Há HK, Sundaram M. Tomografia Computadorizada e Ressonância Magnética: uma abordagem do corpo humano completo. 5. ed. Rio de Janeiro: Elsevier; 2010.

Halkic N, Cuénoud PF, Corthésy ME, Ksontini R, Boumghar M. Pulmonary sequestration: a review of 26 cases. European Journal of Cardiothoracic Surgery 1998;14:127-33.

Johkoh T, Muller NL, Nakamura H. Multidetector spiral high-resolution computed tomography of the lungs: distribution of findings on coronal image reconstructions. J Thorac Imaging 2002;17:291-305.

Juhl JH, Crummy AB, Kuhlman JE. Paul & Juhl – Interpretação radiológica. 7. ed. Rio de Janeiro: Guanabara Koogan; 2000. p. 663-811/719-768.

Karnak I, Senocak ME, Ciftci AO, Büyükpamkçu N. Congenital lobar emphysema: diagnosis and therapeutic considerations. J Pediatr Surg 1999;34:1347-1350.

Kwong JS, Müller NL, Müller RR. Diseases of the Trachea and main-stem bronchi: Correlation of CT with pathologic findings. RadioGraphics 1992;12:645-57.

Lange S, Walsh F. Doenças do tórax: diagnóstico por imagem. 2. ed. Rio de Janeiro: Revinter; 2002.

Li F, Sine S, Abe H, MacMahon H and Doi K. Malignant versus benign nodules at CT screening for lung câncer: Comparison of thin-section CT findings. Radiology 2004;233:793-8.

McAdams HP, Kirejczyk WM, Rosado de Christenson ML, Matsumoto S. Bronchogenic cyst: imaging features with clinical and histopathologic correlation. Radiology 2000;56:441-6.

Mello Junior CF. Tomografia computadorizada do tórax. In: Vaidergorn J. Radiologia Básica em Cirurgia do tórax, Rio de Janeiro: Roca, 2006, cap. 2, p. 5-10.

Melo ASA, Moreira LBM, Marchiori E. Lesões traumáticas do parênquima pulmonar: Aspectos na Tomografia computadorizada. Radiol Bras 2003;36(3):141-146.

Moreira LBM, Melo ASA, Marchiori E. Hematopoiese extramedular – Relato de caso. Radiol Bras 2001;34(3):177-80.

Müller NL, Fraser RS, Lee KS, Johkoh T. Doenças do pulmão: Correlação radiológica e patológica. Rio de Janeiro: Revinter; 2005. p. 17-69.

Nolte FS. Molecular diagnostics for detection of bacterial and viral pathogens in community-acquired pneumonia. Clin Infect Dis 2008;47 Suppl 3:S123-6.

Pineda V, Andreu J, Caceres J, Merino X, Varona D, Domínguez-Oronoz R. Lesions of the Cardiophrenic Space: Findings at Cross-sectional Imaging. RadioGraphics 2007;27:19-32.

Prando A, Moreira AF. Fundamentos da radiologia e diagnóstico por imagem. Elsevier. 2007. p. 135-200

Silva IS, Müller NL. Modelo de interpretação da tomografia computadorizada de alta resolução no diagnóstico diferencial das doenças intersticiais crônicas. Radiol Bras 2005;38(2):125-32.

Souza Júnior AS. Curso de diagnóstico por imagem do tórax. Tomografia computadorizada de alta resolução (TCAR) nas doenças das pequenas vias aéreas. J Pneumol. 1999;25(4)217-224.

Sutton D. Textbook of radiology and imaging. 6th ed. Churchil Livingstone 2000. p. 421-50.

Treanor JJ. Respiratory infections. In: Richman DD, Whitley RJ, Hayden FG. Clinical Virology. Washington: ASM Press; 2002. p. 7-26.

Vilela TT, Daher RT, Nóbrega MDA, Filho CAX, Montadon C, Júnior MEM. Cistos congênitos do mediastino: aspectos por imagem. Radiol Bras 2009;42(1):57-62.

Webb WR, Müller NL, Naidich DP. TC de alta resolução do pulmão. 3. ed. Rio de Janeiro: Guanabara-Koogan; 2002. p. 46-181.

Whitten CR, Khan S, Munneke GJ, Grubnic S. A diagnostic approach to mediastinal abnormalities. RadioGraphics 2007 May;27:657-71.

RADIOLOGIA DA MAMA

CAPÍTULO 5

Su Jin Kim Hsieh
Carlos Fernando de Mello Junior

O câncer de mama é uma das doenças mais prevalentes do nosso meio. É o câncer mais comum entre mulheres nos Estados Unidos, depois do câncer de pele e é a segunda causa de morte por câncer entre mulheres depois do câncer de pulmão. A chance de se ter uma neoplasia mamária invasiva durante a vida varia com a idade, etnia e dados geográficos, culturais e socioeconômicos. De uma maneira geral, a estimativa é de que aproximadamente 12,3% das mulheres serão diagnosticadas com câncer de mama em algum momento ao longo de sua vida.

No Brasil, segundo dados do Instituto Nacional de Câncer (INCA), o Brasil apresenta valores intermediários no padrão de incidência e mortalidade por câncer de mama em relação aos outros países, sendo o câncer mais incidente em mulheres em todas as regiões, exceto na região Norte, onde o câncer de colo de útero predomina. As diferenças decorrem basicamente das políticas adotadas em relação ao rastreamento e acesso aos avanços no tratamento.

A Sociedade Brasileira de Mastologia e o American College of Breast Surgeons recomendam a mamografia anual a partir dos 40 anos de idade para mulheres assintomáticas como método de rastreamento.

A mamografia é talvez o único método de imagem que se presta para o rastreamento de uma doença e que comprovadamente diminui a taxa de mortalidade decorrente da mesma, reduzindo-o em até 40% dos casos. Outras modalidades de imagem surgiram nas últimas décadas, como a ultrassonografia e a ressonância magnética (RM), com inegável importância das mesmas quanto ao diagnóstico, manejo clínico e seguimento, porém ainda sem estudos que comprovem a eficácia destes métodos para o rastreamento de população em geral. No grupo específico de pacientes de alto risco, no entanto, a RM foi considerada eficaz no rastreio do câncer de mama segundo a American Cancer Society, sendo recomendada por esta entidade desde 2007.

Desde 1998, com o advento do **Breast Imaging Reporting and Data System** (**BIRADS**), produzido pelo American College of Radiology em conjunto com diversas outras organizações daquele país, houve uma padronização da descrição, relatório e recomendação dos laudos primeiramente mamográficos e, em edições subsequentes, dos laudos de ultrassonografia e ressonância magnética das mamas. Esta padronização tem sido adotada internacionalmente e foi incorporada pelo Colégio Brasileiro de Radiologia, em 2003, como padrão a ser utilizado nos serviços de imagem de mamas.

■ ANATOMIA

A mama é uma glândula modificada situada entre a fáscia peitoral superficial e profunda. É constituída por pele, tecido subcutâneo e tecido mamário (composto por parênquima e estroma). O parênquima é composto por aproximadamente 15 a 20 lóbulos cujos ductos drenam para cerca de 6 a 10 ductos principais que, por sua vez, drenam para o mamilo. A mama é irrigada por ramos das artérias mamárias internas e pela artéria torácica lateral que perfuram a fáscia peitoral profunda conjuntamente com vasos linfáticos.

Na mamografia, tecido fibroglandular apresenta-se radiodenso, a gordura radiotransparente, e os ligamentos e trabeculado com aspecto de finas linhas densas na mamografia (Fig. 5-1).

Na ultrassonografia, o tecido fibroglandular apresenta-se hiperecogênico; a gordura entre os lóbulos, hipoecogênica; e os ligamentos e trabeculado, como finas linhas somente demonstráveis quando espessados (Fig. 5-2).

Na RM, o sinal dos tecidos varia de acordo com o tipo de sequência utilizado. No caso de imagens ponderadas em T1 com supressão de gordura, o tecido fibroglandular, ligamentos e trabeculado têm sinal intermediário, e a gordura, hipossinal. Em caso de não utilização de supressão de gordura na aquisição de imagens, o tecido fibroglandular tem sinal intermediário, e a gordura tem hipersinal (Fig. 5-3).

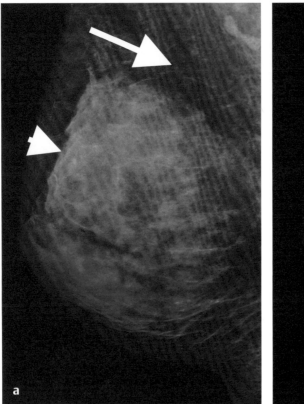
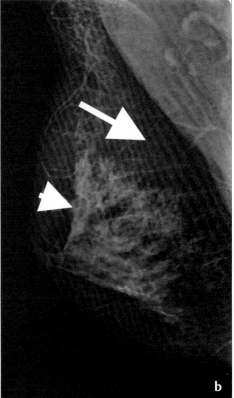

Fig. 5-1. Aspecto normal das mamas na mamografia. Exames de pacientes com uma mama densa (**a**) e outra com maior lipossubstituição (**b**). Observar o tecido fibroglandular mais denso (pontas de setas) e a gordura radiotransparente (setas). Os ligamentos aparecem como finas linhas densas.

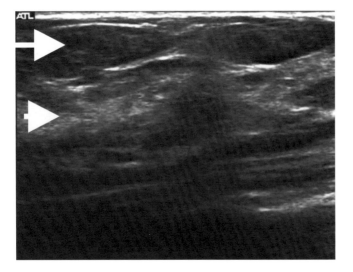

Fig. 5-2. Ultrassonografia da mama. O tecido fibroglandular é hiperecogênico (ponta de seta) e a gordura hipoecogênica (seta).

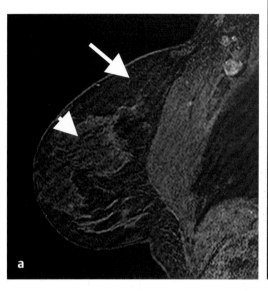 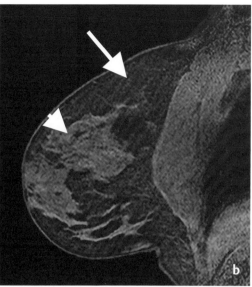

Fig. 5-3. Cortes de RM ponderados em T1 com supressão de gordura. (**a**) Fase sem contraste intravenoso: o tecido fibroglandular (ponta de seta) possui hipersinal e a gordura (seta) apresenta hipossinal. (**b**) Corte realizado após a injeção de contraste paramagnético intravenoso: verificar o realce normal das estruturas.

A densidade mamária pode variar desde muito adiposa a muito densa, com predomínio de tecido fibroglandular, achado provavelmente mais relacionado com a constituição pessoal da paciente do que com sua faixa etária.

As mamas costumam originar-se a partir dos 10-12 anos. O broto mamário pode originar-se desde os 8 anos de idade nas meninas. Nesta idade, na ausência de outros sinais que indiquem desenvolvimento sexual, pode ser considerado normal e deve ser acompanhado. Em meninos, é comum haver presença de ginecomastia neonatal (decorrente da presença de hormônios maternos circulantes) e por volta da puberdade causada por alterações hormonais.

Quanto à imagem do broto mamário, é comum o primeiro exame ser a ultrassonografia. O aspecto de imagem é de uma área hipoecogênica, sem efeito de massa que não deve ser confundido com nódulo. Em pacientes masculinos, a ginecomastia apresenta aspecto ultrassonográfico variável, conforme o tempo de evolução. Quando de início recente, apresenta-se como o broto mamário em crianças, hipoecogênico. Com o tempo e a evolução há desenvolvimento dos ductos e, em alguns casos, de ácinos, apresentando padrão de imagem similar à feminina adulta. Na mamografia o aspecto é de tecido denso heterogêneo, sem efeito de massa (Fig. 5-4).

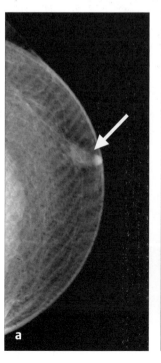 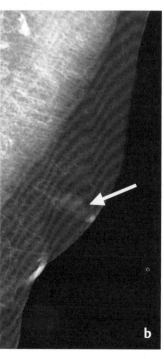

Fig. 5-4. (**a**, **b**) Mamografia um em paciente masculino com ginecomastia. Presença de tecido fibroglandular (setas) denso em região retroareolar, sem configurar nódulo.

MAMOGRAFIA

Os exames mamográficos possuem duas incidências básicas: a **craniocaudal** (**CC**) e a **médio-lateral oblíqua** (**MLO**). A nomenclatura segue a norma habitual dos exames radiográficos onde a terminologia indica a orientação do feixe de raios X do tubo em direção ao filme (Fig. 5-5).

Incidências adicionais são utilizadas, conforme o necessário, para cada caso: compressões localizadas, magnificações, manobras de rolagem, incidências de clivagem, craniocaudais exageradas, incidência axilar, perfis absolutos e incidências tangenciais com marcação cutânea de prováveis alterações cutâneas. Em casos de implantes mamários, manobras para rechaçar os implantes são utilizadas para demonstrar o tecido mamário, denominadas **manobra de Eklund** (Fig. 5-6).

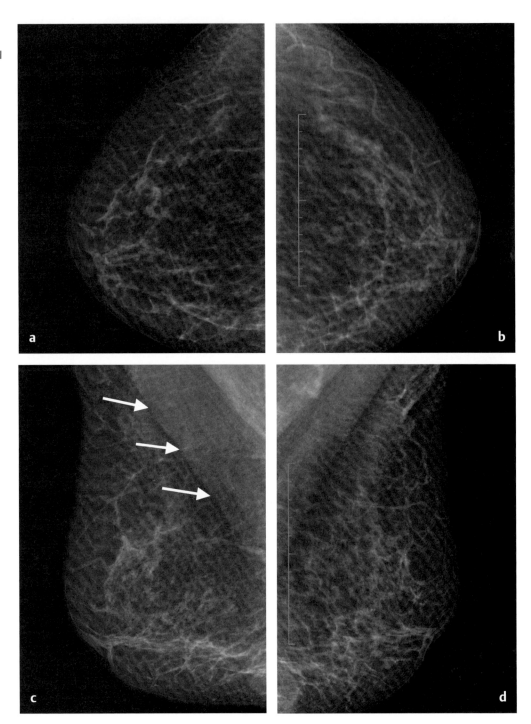

Fig. 5-5. Incidências mamográficas básicas. (**a**, **b**) Incidência craniocaudal (CC) das mamas direita e esquerda. (**c**, **d**) Incidência médio-lateral oblíqua (MLO). Observar a presença do músculo peitoral na incidência MLO (setas).

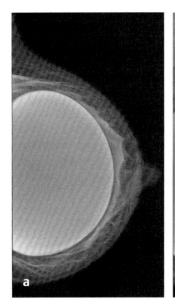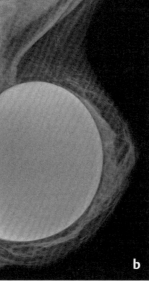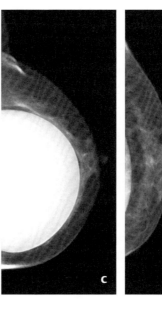

Fig. 5-6. Mama com implante mamário pré-peitoral nas incidências em CC (**a**) e MLO (**b**). (**c, d**) Exame com manobra de Eklund para melhor demonstração do tecido mamário.

A mamografia pode ser convencional, com a imagem registrada em écran inserido dentro de um cassete específico para mamas com revelação em processadora, ou ser digital, cuja imagem é registrada por detectores especiais que convertem a imagem de raios X em informações digitalizáveis. Na mamografia digital as imagens são analisadas em telas específicas e possuem recursos de manipulação de imagens, inexistentes na mamografia convencional.

Para avaliar se as imagens mamográficas estão adequadas para interpretação é necessário avaliar os seguintes pontos:

- Posicionamento correto do mamilo, bem perfilado tanto em CC quanto em MLO.
- Prega inframamária aberta nas incidências em MLO.
- A linha do músculo peitoral maior deve estender-se até o nível do mamilo nas incidências em MLO.
- A gordura retromamária deve estar evidente tanto nas incidências em CC quanto em MLO.
- A distância do mamilo até a porção mais posterior da mama deve ser similar nas duas incidências CC e MLO.
- Aspecto nítido das estruturas mamárias, como ligamentos e trabeculado, caso contrário, pode significar que há artefatos de movimentação e/ou falta de compressão adequada.

Caso qualquer um destes itens não esteja de acordo, é necessário repetir a incidência para que não haja prejuízos na interpretação (Fig. 5-7).

Após a avaliação para conferirmos se as imagens mamográficas estão adequadas para análise, seguem-se a descrição dos achados e a recomendação. Segundo o BIRADS 2013, o relatório de mamografia divide-se basicamente em três partes principais: **composição mamária, descrição dos achados de imagem e recomendações.**

1. Composição mamária (Quadro 5-1):
   A) Adiposa.
   B) Tecido fibroglandular esparso.
   C) Tecido fibroglandular heterogeneamente denso.
   D) Tecido fibroglandular extremamente denso.
   Obviamente, a classificação da composição mamária é uma descrição subjetiva.
2. Descrição dos achados de imagem: devem seguir uma padronização com a utilização de termos do léxico introduzido pelo BIRADS:
   A) Calcificações: as calcificações são classificadas segundo seu aspecto morfológico em tipicamente benignas ou suspeitas.
   Entram na categoria **benigna** (Fig. 5-8), calcificações redondas, calcificações vasculares, calcificações de pele (com centro radiotransparente), calcificações grosseiras com aspecto em pipoca (típicas de fibroadenomas), calcificações anelares (previamente denominada em casca de ovo), calcificações de suturas, calcificações grosseiras distróficas, calcificações em bastonete (secretórias), calcificações em "leite de cálcio".

Fig. 5-7. Mamografias em incidência craniocaudal (CC) em (**a** e **c**). Em (**b** e **d**) mamografias em incidência mediolateral oblíqua (MLO). Alguns itens a serem avaliados numa mamografia: mamilos perfilados (setas maiores), pregas inframamárias abertas (pontas de setas), musculatura peitoral visibilizada até o nível dos mamilos (setas menores), identificação da gordura retromamária (estrelas).

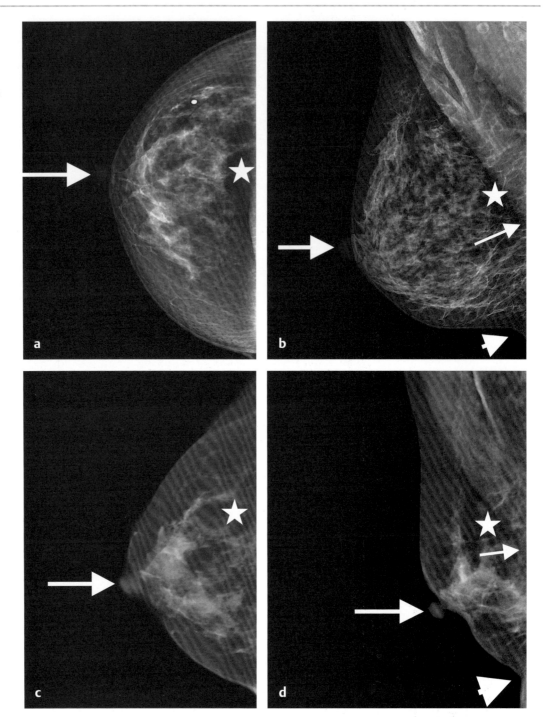

Quadro 5-1. Resumo Geral de uma Descrição Mamográfica (Mamografia)

Mamografia		
Composição mamária	a. Predominantemente adiposa b. Tecido fibroglandular esparso c. Heterogeneamente denso d. Extremamente denso	
Nódulos	Forma	• Oval • Redondo • Irregular
	Margem	• Circunscrita • Obscurecida • Microlobulada • Indistinta • Espiculada
	Densidade	• Alta densidade • Igual densidade • Baixa densidade • Contendo gordura
Calcificações	Tipicamente benignas	• Cutânea • Vascular • Grosseira ou em pipoca • Bastonete • Redonda • Anelar • Distrófica • Leite de cálcio • Sutura
	Suspeitas	• Amorfa • Grosseira heterogênea • Fina pleomórfica • Fina linear ou linear ramificante
	Distribuição	• Difusa • Regional • Agrupada • Linear • Segmentar
Distorção arquitetural		
Assimetrias	• Assimetria • Assimetria global • Assimetria focal • Assimetria em desenvolvimento	
Linfonodo intramamário		
Lesões de pele		
Ducto dilatado solitário		
Achados associados	• Retração de pele • Retração de papila • Espessamento de pele • Espessamento do trabeculado • Adenopatia axilar • Distorção arquitetural • Calcificações	
Localização da lesão	• Lateralidade • Quadrante ou face de relógio • Profundidade • Distância da papila	

Fig. 5-8. Calcificações benignas. Calcificações vasculares (**a**). Calcificações em bastonete e redondas grosseiras (**b**). Calcificações grosseiras (pipoca) de um fibroadenoma e redondas esparsas (**c**). Calcificações em leite de cálcio (**d**), respectivamente nas incidências CC e MLO.

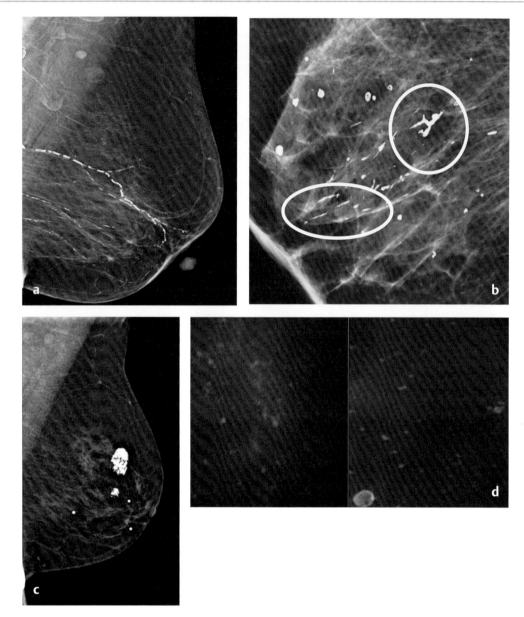

Na categoria **suspeita** entram as calcificações amorfas e grosseiras heterogêneas, finas pleomórficas (Fig. 5-9) e finas lineares ou lineares ramificantes.

As calcificações ainda podem ser descritas quanto à sua distribuição em: agrupadas (formam um grupo numa pequena área, numa extensão de até 2 cm), lineares (distribuem-se numa linha), segmentares (delimitam um segmento, frequentemente num formato em cunha com o ápice voltado em direção ao mamilo), regionais (ocupam área maior que um segmento) ou difusas (praticamente em toda a mama).

A distribuição pode modificar o nível de suspeita das calcificações. As distribuições lineares e segmentares são suspeitas, enquanto as difusas e regionais tendem a ser menos suspeitas para malignidade. As calcificações redondas agrupadas são classicamente descritas como provavelmente benignas com probabilidade de malignidade de até 2%.

B) Nódulos: os nódulos são definidos como lesões com efeito de massa e bordas convexas e devem ser descritos quanto a sua forma, margens e densidade (Figs. 5-10 a 5-14).

Quanto à forma podem ser: redondas, ovais ou irregulares.

Quanto às margens podem ser: circunscritas, obscurecidas, microlobuladas, indistintas e espiculadas.

Quanto à densidade podem ser de baixa densidade, de igual densidade ou de alta densidade, em relação ao tecido fibroglandular ou apresentarem densidade de gordura no seu interior.

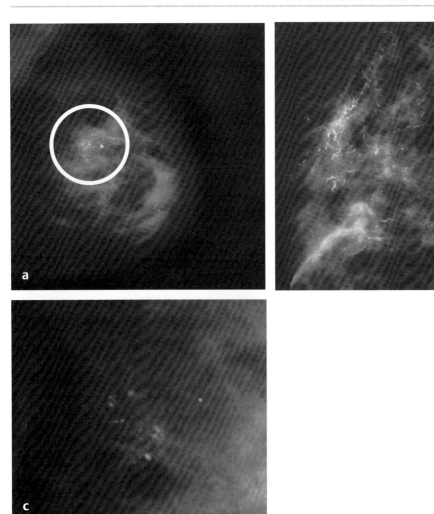

Fig. 5-9. Calcificações pleomórficas agrupadas (**a**) e calcificações pleomórficas, lineares, ramificantes e segmentares (**b**). Calcificações amorfas agrupadas (**c**).

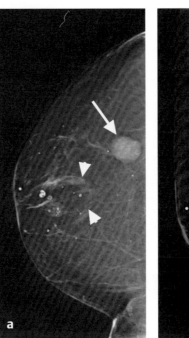
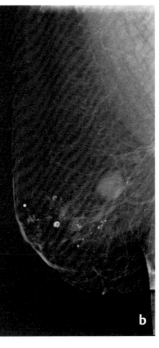

Fig. 5-10. Mamografia em CC (**a**) e MLO (**b**) demonstrando nódulo oval, circunscrito e denso (seta). Verificam-se também calcificações ovais densas e grosseiras associadas a cisto oleoso com calcificações no seu interior (pontas de setas).

Fig. 5-11. Nódulo denso, obscurecido (seta).

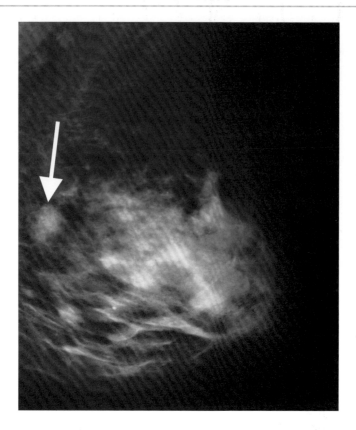

Fig. 5-12. Nódulo denso, indistinto (seta).

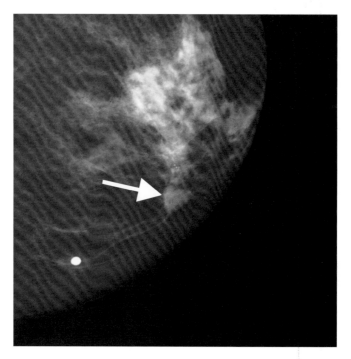

Os nódulos redondos ou ovais que sejam circunscritos tendem a ser menos suspeitos para malignidade, enquanto os nódulos irregulares, com margens microlobuladas, indistintas ou espiculadas apresentam maior nível de suspeita para malignidade.

As margens obscurecidas indicam que as margens do nódulo estão sobrepostas por tecido fibroglandular adjacente (mesmo após compressões localizadas), impedindo a avaliação das mesmas. Geralmente é necessária avaliação adicional com ultrassonografia para melhor apreciação das margens.

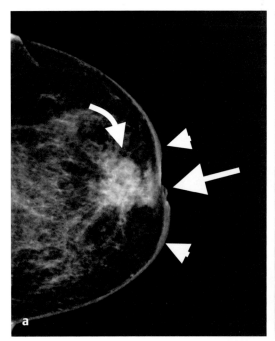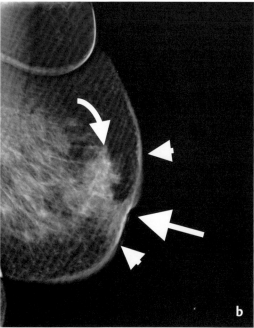

Fig. 5-13. Paciente com carcinoma ductal invasivo. Mamografia em CC (**a**) e MLO (**b**) com nódulo de forma irregular, denso, com margens indefinidas (setas curvas), com espessamento de pele (pontas de setas) e retração de pele e mamilo (setas grossas).

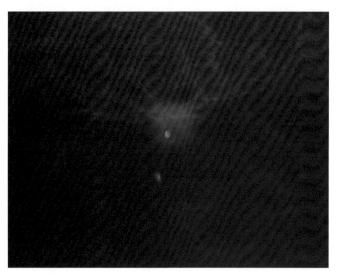

Fig. 5-14. Nódulo denso, irregular, espiculado. Carcinoma ductal invasivo.

C) Assimetrias: as assimetrias são definidas como uma quantidade maior de tecido mamário numa determinada área da mama em relação ao lado contralateral.

Quando são observadas apenas em uma incidência, usa-se o termo assimetria, e, quando são visibilizadas em duas incidências, podem ser classificadas como assimetrias focais, assimetrias globais ou em desenvolvimento.

As assimetrias focais geralmente ocupam até 25% do volume da mama ou até um quadrante e, quando ocupam área maior que 50% ou mais que um quadrante, podem ser descritas como assimetrias globais. As assimetrias em desenvolvimento implicam que houve a comparação a um exame anterior, sendo novas ou maiores do que em relação ao exame anterior. Os casos de assimetrias em desenvolvimento são suspeitos, enquanto os outros tipos de assimetrias geralmente são benignos, devendo sempre haver correlação com aspectos clínicos (Fig. 5-15).

D) Achados especiais: compõem este grupo os linfonodos intramamários (Fig. 5-16), lesões de pele e ducto dilatado solitário. Os linfonodos intramamários (de aspecto característico, ovais ou redondos, circunscritos com densidade de gordura no seu interior, totalmente

Fig. 5-15. Mamografia em MLO direita (**a**) e esquerda (**b**). Assimetria focal na região retroareolar da mama esquerda (seta). Carcinoma ductal invasivo.

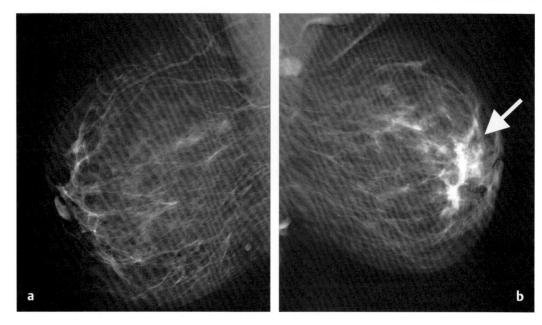

Fig. 5-16. Nódulo lobulado circunscrito, denso, contendo gordura em seu interior, compatível com linfonodo intramamário.

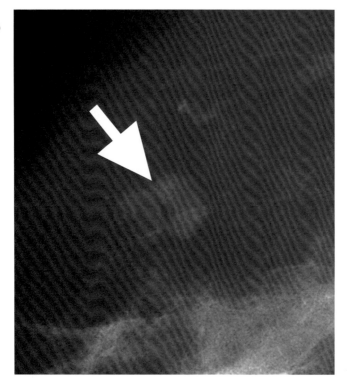

rodeados por tecido mamário) e as lesões de pele são benignos. Os ductos dilatados solitários são considerados suspeitos se associados à clínica pertinente e se houver alterações parietais ou no seu interior, demonstradas por ultrassonografia. Se a sua simples presença na mamografia merece suspeita é controversa por causa da escassa casuística na literatura, com um único trabalho demonstrando haver entre 8 e 10% de chance de malignidade (respectivamente em grupo de rastreamento e no grupo de mamografias diagnósticas).

E) Achados associados: retração de pele, retração da papila, espessamento de pele, espessamento do trabeculado, adenopatia axilar, distorção arquitetural (Fig. 5-17) e calcificações associadas a outros achados.

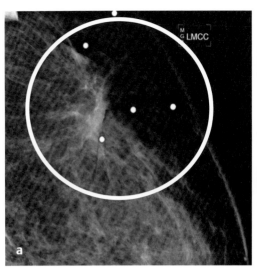 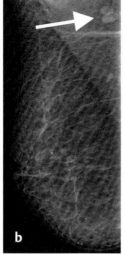 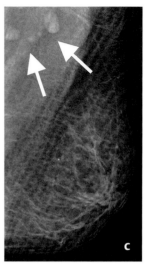

Fig. 5-17. (**a**) Área de distorção arquitetural pós-cirúrgica, com espessamento e retração da pele. (**b**, **c**) Aspecto habitual de linfonodos axilares verificados nas incidências MLO (setas).

As distorções (não relacionadas com procedimentos cirúrgicos prévios) podem ser definidas como áreas com finas espículas convergentes, geralmente sem evidência de massa central. Podem ser muito sutis e são consideradas suspeitas para malignidade.

Espessamento de pele e do trabeculado geralmente expressam alterações inflamatórias ou infiltração de linfáticos por malignidade. Geralmente é necessária uma boa correlação clínica para determinar o nível de suspeita.

A avaliação dos linfonodos axilares é de fundamental importância nos exames mamográficos. A axila é a região mais frequente de lesões metastáticas das neoplasias mamárias. Na incidência MLO deve-se caracterizar a região axilar para a pesquisa de presença ou não de linfoadenopatias (Fig. 5-17).

3. Recomendações:
    A) Categoria 0: achados inconclusivos.
       Recomendação: necessita avaliação adicional por imagem e/ou mamografias anteriores para comparação.
    B) Categoria 1: achados mamográficos negativos para malignidade.
       Recomendação: manter rastreamento mamográfico.
    C) Categoria 2: achados mamográficos benignos.
       Recomendação: manter rastreamento mamográfico.
    D) Categoria 3: achados provavelmente benignos.
       Recomendação: sugere-se controle mamográfico em curto prazo.
    E) Categoria 4: achados suspeitos para malignidade.
       Recomendação: sugere-se correlação histológica na ausência de contraindicação clínica.
       Esta categoria é subclassificada em:
       Categoria 4A: suspeita baixa para malignidade.
       Categoria 4B: suspeita moderada para malignidade.
       Categoria 4C: suspeita alta para malignidade.
    F) Categoria 5: achados altamente suspeitos para malignidade.
       Recomendação: necessária a correlação histológica na ausência de contraindicação clínica.
    G) Categoria 6: malignidade conhecida por biópsia.
       Recomendação: necessita tratamento apropriado.

Um resumo completo do BIRADS pode ser verificado no Quadro 5-2.

ULTRASSONOGRAFIA

Para a aquisição de imagens ultrassonográficas de boa qualidade em mamas, são necessários transdutores de alta frequência entre 7,5 a 14 MHz. A elastografia também é um recurso recente, que consiste na avaliação do retorno das ondas sonoras para avaliar se o tecido em questão é duro ou mole.

Categoria	Conduta	Probabilidade de câncer
Categoria 0: inconclusiva (necessista avaliação adicional por imagem ou exames prévios)	Reconvocação (realizar outro exame)	Não aplicável
Categoria 1: mamografia negativa	Mamografia de rastreamento	0%
Categoria 2: benigno	Mamografia de rastreamento	0%
Categoria 3: provavelmente benigno	Controle mamográfico Em 6/6 meses ou 12/12 meses	> 0% ≤ 2%
Categoria 4: suspeito 4A (suspeita baixa) 4B (suspeita moderada) 4C (suspeita alta)	Diagnóstico histológico (biópsia)	> 2% < 95% > 2% ≤ 10% > 10% ≤ 50% > 50% < 95%
Categoria 5: altamente suspeito para malignidade	Diagnóstico histológico (biópsia)	≥ 95%
Categoria 6: malignidade conhecida por biópsia prévia	Excisão cirúrgica se clinicamente apropriada	n/a

Quadro 5-2. BIRADS

No exame ultrassonográfico das mamas, devem-se avaliar:

- *Composição mamária:* descrever se a ecotextura (ecogenicidade do tecido) é homogênea com predomínio gorduroso ou de tecido fibroglandular ou se a ecotextura é heterogênea.
- *Nódulos:* avaliá-los quanto à forma, orientação em relação à pele, margens, ecotextura e padrão de ecos posteriores (sombra ou reforço acústico) (Figs. 5-18 a 5-22):
  - Forma: redonda, oval (permite leves lobulações) ou irregular.
  - Orientação: paralela ou não paralela à pele. Nódulos paralelos à pele são sugestivos de benignidade.
  - Margens: circunscrita ou não circunscrita. As margens não circunscritas sendo: indistinta, angulada, microlobulada ou espiculada.

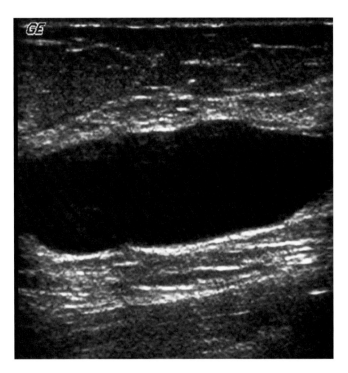

Fig. 5-18. Lesão nodular mamária compatível com um cisto. Observar a forma oval, margens circunscritas, conteúdo anecoico, paralelo à pele e com reforço acústico posterior.

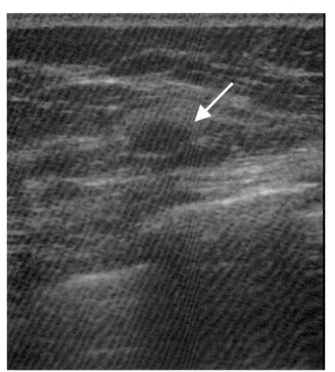

Fig. 5-19. Nódulo sólido com forma oval, margens circunscritas, hipoecoico, paralelo à pele.

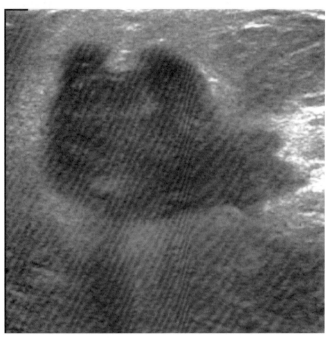

Fig. 5-20. Nódulo sólido de forma irregular, margens indistintas, hipoecoico, em uma paciente com carcinoma ductal invasivo.

Fig. 5-21. Nódulo oval, circunscrito, complexo. Carcinoma papilífero. (Ver Prancha em Cores.)

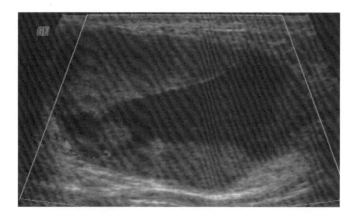

Fig. 5-22. Nódulo sólido, irregular, espiculado, hipoecoico, não paralelo à pele e com sombra acústica posterior (seta). Carcinoma ductal invasivo.

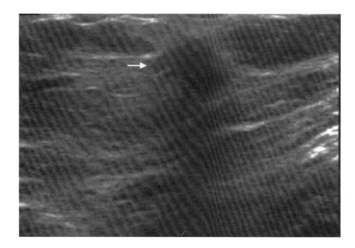

- ♦ Ecotextura: anecoica, hiperecoica, complexa (cística e sólida), hipoecoica, isoecoica ou heterogênea (em relação ao tecido adiposo).
- ♦ Ecos posteriores: sem alterações de ecos posteriores, reforço, sombra ou padrão combinado.
- ■ *Calcificações:* também podem ser avaliadas por ultrassonografia, porém de forma sucinta: se há calcificações no interior do nódulo, calcificações fora do nódulo ou calcificações intraductais (Fig. 5-23).
- ■ *Achados associados:* representam a distorção arquitetural, alterações ductais, alterações de pele (como espessamento e retração), edema, vascularização.

Fig. 5-23. Ultrassonografia (**a**) demonstrando nódulo calcificado (seta) com intensa sombra acústica posterior (pontas de setas), em correspondência ao nódulo na mamografia (**b**).

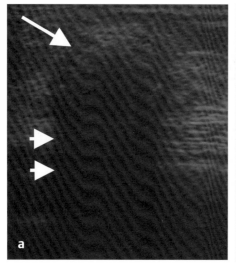
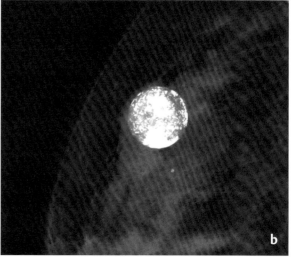

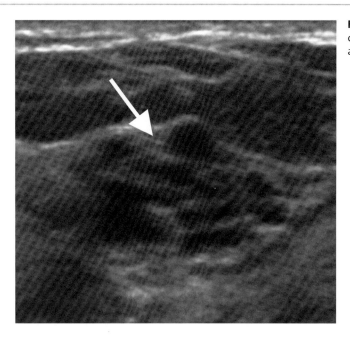

Fig. 5-24. Ultrassonografia demonstrando microcistos agrupados (seta).

- *Casos especiais:* cistos simples, microcistos agrupados (Fig. 5-24), cistos complicados, massa no interior ou sobre a pele, corpos estranhos, incluindo implantes, linfonodos intramamários ou axilares, alterações vasculares (malformações arteriovenosas/pseudoaneurismas e doença de Mondor), coleções pós-cirúrgicas e necrose gordurosa.

Os cistos são caracterizados como complicados no caso de apresentarem conteúdo heterogêneo com *debris* no seu interior. Microcistos agrupados são caracterizados por pequenos cistos de até 5 mm conglomerados, caracteristicamente categorizados como provavelmente benignos.

Categorias e recomendações: BIRADS 0 a 6, similar à mamografia, lembrando que **não se recomenda** rastreamento por ultrassonografia.

RESSONÂNCIA MAGNÉTICA (RM)

Embora a mamografia e a ultrassonografia sejam métodos de imagem mais difundidos para a pesquisa das lesões mamárias, outras modalidades de imagem surgiram nas últimas décadas, como a **ressonância magnética das mamas**, exibindo grande importância em relação ao diagnóstico, manejo clínico e seguimento da doença.

No entanto, ainda não existem estudos que comprovem a eficácia deste método para o rastreamento de população em geral. No grupo específico de pacientes de alto risco, no entanto, a RM foi considerada eficaz no rastreio do câncer de mama segundo o American Cancer Society sendo recomendada por esta entidade desde 2007.

Para a aquisição de imagens em RM, são desejáveis: magnetos de pelo menos 1,5 T, bobinas específicas para mamas e programas específicos que permitam aquisição dinâmica de imagens, subtração e análise cinética (Fig. 5-25). O uso de contraste paramagnético intravenoso é necessário para descartar malignidade, sendo que a única indicação para a RM sem uso de contraste paramagnético é para avaliação da integridade de implantes mamários (Figs. 5-26 a 5-28).

Com advento do **Breast Imaging Reporting and Data System** (**BIRADS**), em 1998, produzido pelo American College of Radiology, houve uma padronização da descrição, relatório e recomendação dos laudos mamográficos, mas, em edições subsequentes, a partir de 2004, foram realizadas adaptações para os laudos de ultrassonografia e ressonância magnética das mamas.

PROCEDIMENTOS INTERVENCIONISTAS DAS MAMAS

Após a identificação de alterações, é necessário proceder à investigação com biópsia, pois as imagens, com raras exceções, não são específicas. Exceções incluem fibroadenolipomas, ou mais conhecidos como hamartomas, em que o aspecto mamográfico é típico, e casos de cistos oleosos ou calcificações grosseiras distróficas.

Fig. 5-25. Magneto de ressonância magnética com a paciente posicionada (**a**) e a bobina específica para mama (**b**).

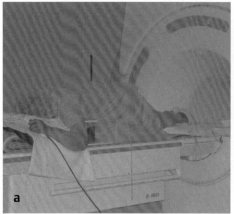
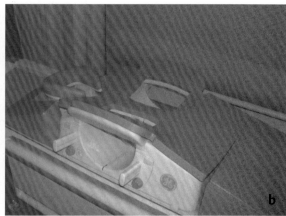

Fig. 5-26. Ressonância magnética em corte sagital, ponderado em T1, com supressão de gordura após injeção de contraste paramagnético intravenoso apresentando nódulo oval, de margens circunscritas e realce pelo contraste (seta). Também se observam áreas de realce não nodular, de distribuição regional (pontas de setas).

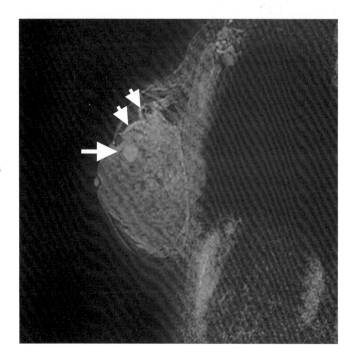

Dentre os métodos de investigação das alterações mamárias incluem-se:

- Punções aspirativas por agulha fina (PAAF).
- Biópsia de fragmentos também conhecida como biópsia por trocarte ou agulha grossa ou do termo inglês "*core*".
- Biópsia assistida a vácuo ou mamotomia.
    - Localizações pré-cirúrgicas com fio metálico ou por material radioativo.
    - Ductografias.

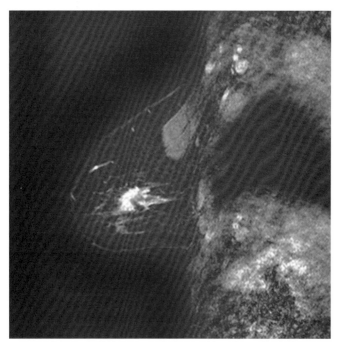

Fig. 5-27. Imagem de ressonância magnética em corte sagital, ponderado em T1, com supressão de gordura após injeção de contraste paramagnético intravenoso, apresentando realce não nodular, de distribuição segmentar e padrão interno de realce heterogêneo.

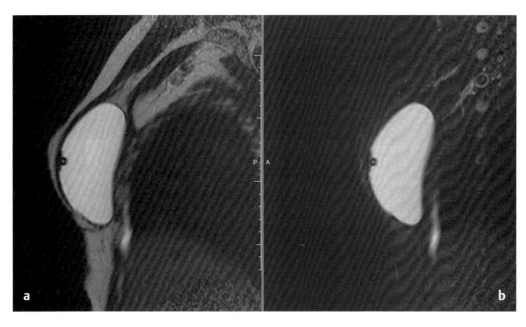

Fig. 5-28. (**a**, **b**) Imagens sagitais ponderadas em T2, sem e com supressão de gordura, demonstrando implantes retropeitorais de solução salina.

LITERATURA SUGERIDA

American Cancer Society guidelines for breast screening with MRI as an adjunct to mammography. In; Saslow D, Boetes C, Burke W, Harms S, Leach MO, Lehman CD, et al. American Cancer Society Breast Cancer Advisory Group. CA Cancer J Clin 2007 Mar-Apr;57(2):75-89. Erratum in: CA Cancer J Clin. 2007 May-Jun;57(3):185.

American College of Radiology (ACR) Breast Imaging Reporting and Data System Atlas (BI-RADS® Atlas). In: Reston VA. © American College of Radiology; 2013.

Rahbar G, Sie AC, Hansen GC, Prince JS, Melany ML, Reynolds HE, et al. Benign versus malignant solid breast masses: US differentiation. In: Sayre and Lawrence W. Bassett. Radiology 1999 Dec;213:889-94.

Baker JA, Scott Soo M. Breast US: Assessment of technical quality and image interpretation. Radiology 2002 April;223:229-38.

Cott Chubiz JE, Lee JM, Gilmore ME, Kong CY, Lowry KP, Halpern EF et al. Cost-effectiveness of alternating magnetic resonance imaging and digital mammography screening in BRCA1 and BRCA2 gene mutation carriers. Cancer 2013 Mar 15;119(6):1266-76. doi: 10.1002/cncr.27864. Epub 2012 Nov 26 .

Slawson SH, Bradley AJ. Ductography: How to and what If? Radiographics 2001 Jan;21:133-50.

From the Archives of the AFIP: Continuing Medical Education: Breast Masses in Children and Adolescents: Radiologic-Pathologic Correlation.In: Chung EM, Cube R, Hall GJ, González C, Stocker JT, Glassman LM. Radiographics 2009 May;29:907-31.

Schopper D, de Wolf C. How effective are breast cancer screening programmes by mammography? Review of the current evidence. Eur J Cancer 2009 Jul;45(11):1916-23.

Appelbaum AH, Evans GFF, Levy KR, Amirkhan RH, Shumpert TD. Mammographic appearances of male breast disease. Radiographics 1999 May;19:559-68.

Parker SH, Klaus AJ. Performing a breast biopsy with a directional, vacuum-assisted biopsy instrument . Radiographics 1997 Sep;17:1233-52.

Murphy CD, Lee JM, Drohan B, Euhus DM, Kopans DB, Gadd MA, et al. The American Cancer Society guidelines for breast screening with magnetic resonance imaging: an argument for genetic testing. Cancer 2008 Dec 1;113(11):3116-20.

Chang CB, Lvoff NM, Leung JW, et al. The solitary dilated duct identified at mammography: outcomes analysis. AJR 2010;194(2):378-382.

RADIOLOGIA ABDOMINAL

CAPÍTULO 6

Carlos Fernando de Mello Junior
Sandro Santos Fenelon

Um grande número de modalidades diagnósticas está disponível para avaliação radiológica do abdome. O seu uso vai depender da disponibilidade e da experiência com cada método. No exercício da medicina, o domínio dos conceitos básicos sobre os exames de imagem, indicações e contraindicações, seus riscos e limitações e o conhecimento da relação custo-benefício de cada exame é certamente um diferencial decisivo (Quadro 6-1).

Quadro 6-1. Principais Aplicações Atuais dos Métodos de Diagnóstico por Imagem no Abdome	
Radiografia simples ▪ Obstrução intestinal ▪ Pesquisa de pneumoperitônio e objetos metálicos (corpo estranho, moeda etc.)	**Ultrassonografia** ▪ Várias doenças abdominais ▪ Pesquisa de líquido livre na cavidade abdominal ▪ Avaliação do útero e ovários ▪ Gestantes ▪ Guia de procedimentos cirúrgicos (biópsias etc.)

Exames contrastados gastrointestinais
 ▪ Esofagograma
   • Disfagia
   • Alterações morfológicas
   • Pós-operatório
 ▪ EED
   • Doenças gastrointestinais
   • Pós-operatório
 ▪ Trânsito intestinal
   • Diarreia
   • Doença de Crohn
   • Alterações morfológicas
 ▪ Enema opaco de duplo contraste
   • Pólipos
   • Neoplasias
   • Doença diverticular
   • Outros
	Exames contrastados geniturinários
	 ▪ Histerossalpingografia
	   • Tubas uterinas
	 ▪ Urografia excretora
	   • Hematúria
	   • Outros
	 ▪ Uretrocistografia miccional
	   • Infecção urinária em crianças
	 ▪ Uretrografia retrógrada
	   • Estenose uretral
	 TC e RM
	 ▪ Várias doenças abdominais
	 ▪ Praticamente se equivalem na maior parte das indicações, com algumas exceções (ver texto)
	 ▪ TC para pacientes na UTI ou com trauma abdominal e na urgência clínico-cirúrgica
	 ▪ RM para avaliação da pelve e para pacientes colaborativos, capazes de realizar apneia e gestantes

■ RADIOGRAFIA SIMPLES DE ABDOME

O protocolo básico para avaliação do abdome agudo consistia na radiografia simples de abdome em AP (decúbito dorsal e ortostatismo) e a radiografia de tórax em PA (ortostática). Entretanto, na grande maioria das situações clínicas, os achados radiológicos são bastante inespecíficos, o que muitas vezes impossibilita ou retarda o diagnóstico de doenças graves, como pancreatite aguda e isquemia mesentérica, com repercussão negativa no prognóstico destes pacientes. Neste contexto, a ultrassonografia e, principalmente, a tomografia computadorizada têm demonstrado maior acurácia e aceitação na prática médica.

A radiografia simples de abdome é um método rápido, amplamente disponível nos centros médicos e que não utiliza meio de contraste. A sua interpretação requer uma avaliação sistemática (Quadro 6-2). A radiografia em AP (anteroposterior) em decúbito dorsal é a que fornece maior detalhe das anatomias radiológica e patológica (Fig. 6-1). A radiografia em AP, com o paciente em ortostatismo, tem a finalidade de demonstrar níveis hidroaéreos, presença de ar livre acumulado abaixo do diafragma (pneumoperitônio) e avaliar a mobilidade ou fixação das estruturas após a mudança de decúbito. As radiografias em decúbito lateral direito ou esquerdo visam completar a pesquisa de pneumoperitônio. Ocasionalmente, realizam-se outras incidências. Diferentemente da radiografia de tórax, não existe uma padronização para avaliação da qualidade técnica de uma radiografia simples de abdome. Espera-se que a imagem inclua desde as cúpulas frênicas até a sínfise púbica, bem como a periferia do abdome.

Quadro 6-2. *Check-list* da Radiografia Simples de Abdome

1. Conferir dados do exame (nome do paciente, idade, sexo, data)
2. Identificar as incidências realizadas (AP, decúbito dorsal, ortostatismo)
3. Tecidos Moles
   - Rins, trajetos ureterais e bexiga
   - Bordas dos músculos psoas
   - Flancos (gordura pré-peritoneal) e parede abdominal
   - Fígado, vesícula biliar e vias biliares
   - Baço
   - Região pancreática
4. Cúpulas diafragmáticas
5. Padrão dos gases intestinais (quantidade e distribuição)
6. Presença de calcificações, massas ou deslocamentos de órgãos
7. Ossos

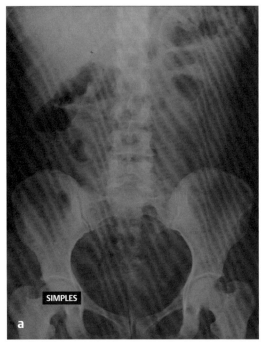
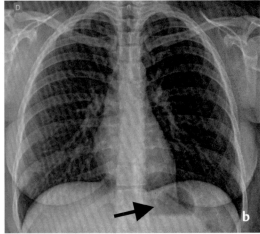

Fig. 6-1. Radiografia simples de abdome. (**a**) Distribuição normal dos gases intestinais, sombra hepática, baço, músculos psoas e ossos. (**b**) Aspecto habitual da bolha gástrica (seta).

Tecidos Moles

As estruturas com densidade de tecidos moles só se individualizam quando adjacentes a outras com densidades radiológicas diferentes (gordura, ar do estômago ou intestino etc.). Geralmente é possível avaliar a topografia, dimensões e contornos dos órgãos abdominais, bem como outras alterações (calcificações, cálculos, corpos estranhos etc.).

Os rins são avaliados quanto à forma, tamanho, contornos, posição e presença de calcificações. Os seus contornos são mais nítidos quando a quantidade de gordura perirrenal é maior, estando situados entre os corpos vertebrais de T12 e L2. A sombra hepática é homogênea, localizada no hipocôndrio direito, sendo geralmente possível distinguir o seu contorno superior, externo e borda inferior do lobo direito. A hepatomegalia pode ser vista pelo abaixamento da borda hepática, com deslocamento do ângulo hepático do cólon, abaixamento do rim direito e elevação da cúpula diafragmática direita. O baço tem até 12 cm de comprimento, localiza-se no hipocôndrio esquerdo, e seu contorno pode ou não ser observado. A esplenomegalia abaixa o ângulo esplênico do cólon e eleva a cúpula diafragmática esquerda. O pâncreas, geralmente situado entre T9 e T12, não é visto na radiografia simples. Calcificações na região epigástrica e hipocôndrio esquerdo podem indicar pancreatite crônica. As bordas externas dos músculos psoas são visibilizadas por causa do contraste com a gordura adjacente. O apagamento dos seus contornos pode estar relacionado com processos inflamatórios/infecciosos, hemorragias retroperitoneais, tumores, ascite etc.

As linhas de gordura pré-peritoneal são vistas nos flancos e correspondem à camada de gordura junto ao peritônio, indicando o limite lateral da cavidade peritoneal. Estas linhas desaparecem em processos inflamatórios, hematomas, acúmulos líquidos, abscessos etc. A sombra da bexiga pode ser vista mais facilmente quando estiver cheia.

Cúpulas Diafragmáticas

Além dos processos supradiafragmáticos (pneumonia, derrame pleural etc.) e do pneumoperitônio, pode-se identificar hérnia hiatal, caracterizada por bolha aérea retrocardíaca e eventrações diafragmáticas.

Distribuição dos Gases Intestinais

É importante observar a distribuição dos gases intestinais no abdome. Podemos reconhecer as pregas gástricas, as válvulas coniventes do intestino delgado e as haustrações cólicas. Na radiografia simples em ortostatismo, é possível notar a presença de gás no fundo gástrico, a **"bolha gástrica"**, localizada no quadrante superior esquerdo (Fig. 6-1). Rotineiramente, não se observa quantidade significativa de gás no interior das alças de delgado. Porém, em paciente no leito ou que deglutem grande quantidade de ar, o gás pode estar presente. No adulto, o cólon contém gases e fezes, conferindo um aspecto "mosqueado" da moldura cólica (Fig. 6-1). A presença de gás na ampola retal é um achado frequente em indivíduos normais.

Nos casos de **obstrução intestinal**, ocorre a dilatação das alças intestinais, com formação de níveis hidroaéreos. A distribuição, calibre e o tipo de pregas mucosas são importantes para determinar se a obstrução é de intestino delgado ou grosso, e, às vezes, esta diferenciação é difícil (Quadro 6-3). No **volvo (torção) do sigmoide**, o aspecto radiográfico é de alças cólicas paralelas distendidas por gás, configurando o sinal do "grão de café" ou sinal do "U invertido". A radiografia

Quadro 6-3. Características Radiológicas dos Intestinos Delgado e Grosso		
Característica	**Intestino delgado**	**Intestino grosso**
Distribuição	Central	Periférica
Tipo de pregas mucosas	Válvulas coniventes	Haustrações
Diâmetro	Menor	Maior
Calibre máximo	Jejuno (3,5 cm) Íleo (2,5 cm)	5,5 cm
Número de alças	Muitas	Poucas
Orientação das alças	Transversal	Vertical

no volvo cecal mostra ceco distendido, fora de sua posição habitual, estando localizado no hipocôndrio esquerdo, simulando estômago cheio de ar (Fig. 6-2). O risco de perfuração do ceco aumenta quando o diâmetro é superior a 9-11 cm. Em ambos os volvos, pode haver distensão de intestino delgado associada. Embora o gás seja geralmente visto no interior das alças intestinais, devemos estar atentos para o diagnóstico de gás extraluminal, como no **pneumoperitônio** (Fig. 6-2), gás na parede das alças intestinais, como na **pneumatose intestinal** (Fig. 6-3), gás na veia porta e gás nas vias biliares (**aerobilia**). Pode ocorrer deslocamento de alças intestinais, produzido por massas, tumores, útero aumentado de volume e outros. Com relação aos distúrbios esofágicos, o megaesôfago chagásico merece uma consideração em virtude da sua prevalência em nosso meio. Caracteriza-se por uma descoordenação motora e acentuada dilatação do esôfago decorrente da destruição de seus plexos nervosos pela doença de Chagas (Fig. 6-4).

Calcificações Abdominais

A análise das calcificações pode ser útil para o diagnóstico de algumas condições. As calcificações vasculares (aorta, artérias ilíacas, flebólitos, aneurismas da aorta e artéria esplênica) são as mais frequentes e normalmente são lineares, irregulares, descontínuas ou anelares. Os flebólitos pélvicos (calcificações de trombos venosos) são achados usuais na pelve. Por serem assintomáticos

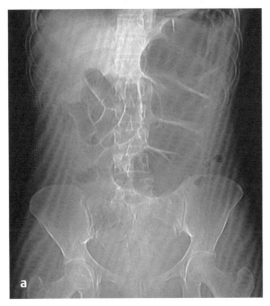
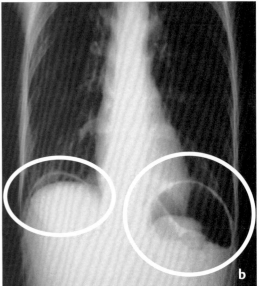

Fig. 6-2. Radiografias simples. Ceco distendido, fora de sua posição habitual, localizado no hipocôndrio esquerdo, em um paciente com volvo do ceco (**a**). (**b**) Verifica-se a presença de gás subdiafragmático em um paciente com pneumoperitônio. Comparar à bolha gástrica fisiológica na Figura 6-1b.

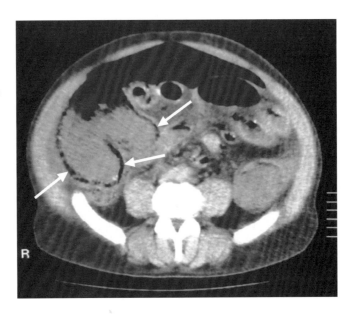

Fig. 6-3. TC *multislice* no plano axial em paciente com isquemia mesentérica. Observar a presença de gás na parede das alças intestinais (setas) decorrente do processo de necrose (pneumatose intestinal).

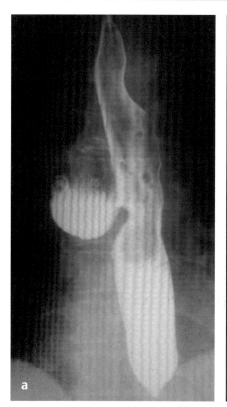 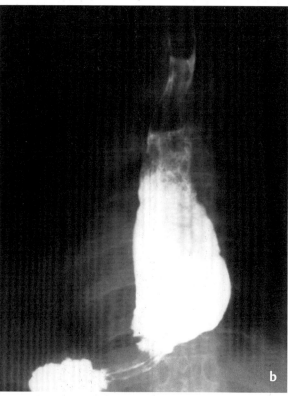

Fig. 6-4. Exames contrastados do esôfago. Divertículo em terço médio do esôfago (a). Megaesôfago em paciente com doença de Chagas (b).

e não estarem relacionados com qualquer processo patológico significativo são considerados um achado normal. Tipicamente são calcificações redondas, de contornos regulares, com radiotransparência central e que geralmente não ultrapassam a 0,5 cm. A frequente presença de flebólitos na escavação pélvica cria eventualmente problema diagnóstico diferencial com cálculo urinário.

Aproximadamente 10 a 20% dos cálculos biliares são radiopacos e geralmente são agrupados, poliédricos (facetados) e vistos na projeção hepática. Os cálculos urinários são mais comumente observados, podendo ser arredondados, irregulares e com distribuição central (trajeto rins-ureteres-bexiga) (Fig. 6-5). Calcificações ovaladas na fossa ilíaca direita podem representar linfonodos

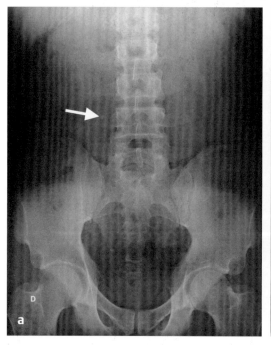 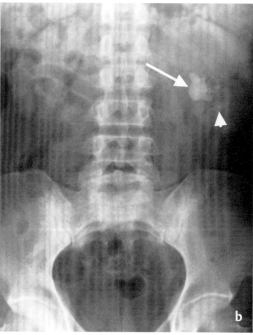

Fig. 6-5. Radiografia simples de abdome. (a) Cálculo ureteral direito, projetando no processo transverso de L4. (b) Volumoso cálculo coraliforme em pelve renal esquerda (seta) e vários pequenos cálculos agrupados mais inferiormente (ponta de seta).

mesentéricos calcificados ou apendicolito. A presença de apendicolito não indica necessariamente que o apêndice cecal esteja inflamado, já que também pode ser observado em adultos assintomáticos e sem distensão apendicular.

Calcificações suprarrenais podem estar relacionadas com a sequela de tuberculose ou hemorragias. Cistos e tumores hepáticos e esplênicos também podem calcificar-se. Teratomas ovarianos podem conter calcificações que simulam dentes e ossos. Os leiomiomas podem apresentar calcificações, sobretudo, em pacientes idosas.

Ossos

A análise das costelas inferiores, vértebras e ossos da bacia e fêmur proximal procura identificar doenças osteoarticulares, como tumores primários, metástases ósseas, fraturas, doença de Paget, alterações degenerativas e outras.

Outras Condições

A aparência da ascite na radiografia simples é sutil, aparecendo como densidade de partes moles por todo o abdome. Podemos identificar também corpos estranhos deglutidos (moedas, alfinetes) ou introduzidos no reto, uretra ou vagina, ou ainda nas paredes abdominais (agulhas, *piercing* etc.). Além disso, ao analisar uma radiografia, devemos lembrar da possibilidade de ocorrerem artefatos.

■ EXAMES RADIOLÓGICOS CONTRASTADOS

Os exames radiográficos contrastados já foram o principal método para avaliação das patologias abdominais. No entanto, com o avanço de métodos com maior sensibilidade e especificidade, como a endoscopia, colonoscopia, TC e RM do abdome, muitos deles caíram no desuso. Atualmente são utilizados em indicações específicas, como, por exemplo, a utilização da esôfago-estômago-duodenografia para a avaliação de refluxo gastroesofágico em crianças (Fig. 6-6) ou na avaliação de eventuais complicações pós-operatórias da cirurgia bariátrica.

Esofagograma (Esofagografia)

O esofagograma é um exame simples, rápido, não invasivo, de baixo custo e facilmente acessível (Fig. 6-7). Consiste em o paciente ingerir o meio de contaste e realizar as radiografias. O método pode ser útil na avaliação da disfagia e das alterações morfológicas esofágicas, como estenoses, doença de Chagas, divertículos e pós-operatório (Fig. 6-4). Entretanto, com o advento da endoscopia, suas aplicações têm diminuído.

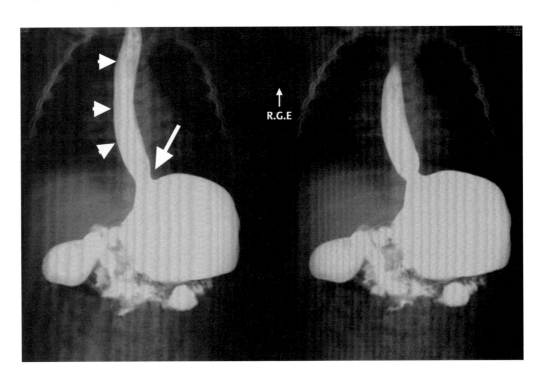

Fig. 6-6. EED em crianças. Durante o exame, observou-se abertura do esfíncter esofágico (seta) e refluxo gastroesofágico até o terço superior do esôfago (pontas de setas).

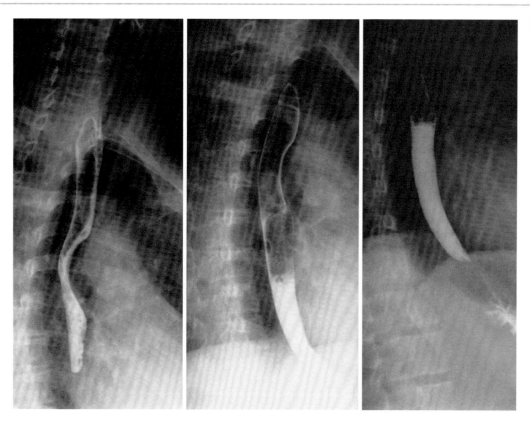

Fig. 6-7. Esofagograma normal.

Esôfago-Estômago-Duodenografia (EED)

O EED foi um exame utilizado por muito tempo para diagnóstico de várias doenças gastroduodenais, tendo perdido espaço para a endoscopia digestiva alta nos últimos anos (Fig. 6-8). O princípio básico é o mesmo do esofagograma, só que o contraste deverá opacificar o trato intestinal alto até o duodeno. Apesar de ter sido praticamente substituído pela endoscopia, ainda é utilizado em situações específicas, como descrito anteriormente.

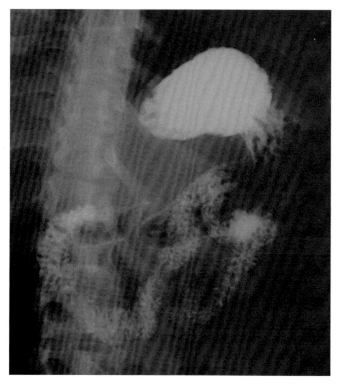

Fig. 6-8. EED normal. Antro gástrico, bulbo e arco duodenal.

Trânsito Intestinal

O intestino delgado é o segmento intestinal de mais difícil avaliação diagnóstica. O trânsito intestinal tem sido utilizado com sucesso na caracterização de lesões do delgado, tendo como principais indicações a diarreia, a doença de Crohn e outras alterações morfológicas. É um procedimento radiológico de fácil execução, reprodutível, consistente e largamente disponível. O paciente vai ingerindo copos com o meio de contraste, e vão se realizando radiografias, à medida que esse contraste progride pelo intestino delgado. Por muitos anos, foi o único e principal exame na avaliação do intestino delgado (Fig. 6-9). Sua principal vantagem é a capacidade de demonstrar detalhes da mucosa do órgão, tendo como limitação a avaliação da doença extraluminal (coleções líquidas, componente extraluminal de tumores etc.). Recentemente, novas técnicas de tomografia computadorizada e ressonância magnética também têm sido introduzidas e veem progressivamente ganhando popularidade. A videoendoscopia tornou-se ultimamente uma ferramenta útil no diagnóstico das doenças do intestino delgado, especialmente nos sangramentos obscuros e na doença de Crohn.

Enema Opaco Duplo Contraste

Por muitos anos, o enema opaco foi a única maneira não invasiva de detectar lesões nos cólons (Fig. 6-9). É um exame incômodo, pois deve-se realizar a administração do meio de contraste por via retal juntamente com uma quantidade de ar, para distender o cólon. Ainda hoje, o exame é considerado útil para detecção de pólipos ou neoplasias e também para o diagnóstico da doença diverticular. Atualmente foi praticamente substituído pela colonoscopia.

Urografia Excretora (UE)

Durante décadas, a urografia excretora foi o principal método de imagem na investigação do sistema urinário, tendo como principais indicações a cólica renal e a hematúria. O exame consiste na administração endovenosa do meio de contraste iodado e realizar radiografias de sua excreção, que opacifica as vias excretoras (rins, ureteres e bexiga). A tomografia computadorizada e a ressonância magnética têm substituído a urografia excretora na avaliação de patologias do sistema urinário. Para o diagnóstico de urolitíase, a tomografia computadorizada *multislice* é considerada o padrão ouro. Embora a UE não seja mais o método de escolha em várias situações clínicas, ela ainda pode ser muito útil na avaliação do trato urinário ou em localidades que não disponibilizam de métodos de imagem mais modernos (Fig. 6-10).

Fig. 6-9. Trânsito intestinal: alças jejunais e ileais normais (**a**). Enema opaco de duplo contraste normal (**b**).

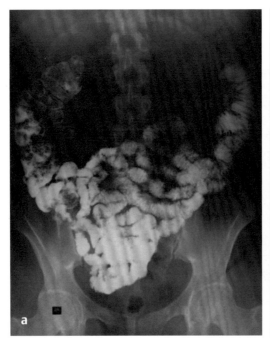
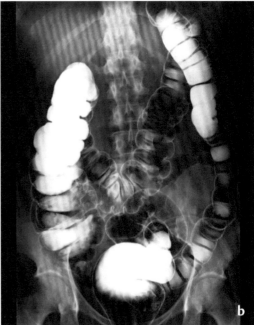

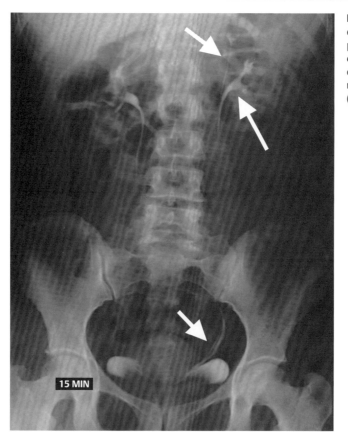

Fig. 6-10. Urografia excretora. Duplicação pieloureteral completa à esquerda. Observar duas vias de drenagens distintas em rim esquerdo e ureter distal (setas).

Histerossalpingografia (HSG)

A histerossalpingografia pode ser utilizada para demonstrar anormalidades da cavidade uterina e das tubas uterinas (Fig. 6-11). Injeta-se contraste iodado pelo colo e observa-se a opacificação da cavidade uterina e tubas. Atualmente, seu principal papel é na propedêutica da infertilidade (verificação da permeabilidade tubária). Apesar dos avanços tecnológicos, a HSG ainda continua sendo um dos melhores exames para a avaliação das tubas uterinas.

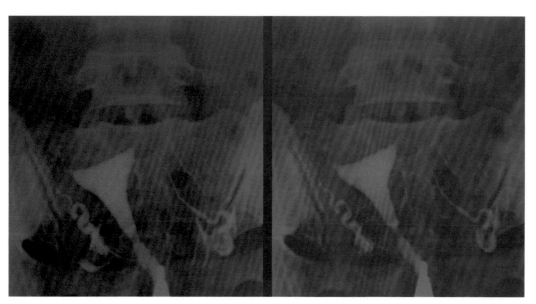

Fig. 6-11. Histerossalpingografia evidenciando a permeabilidade tubária preservada.

Uretrocistografia Miccional (UCG)

A uretrocistografia miccional tem sido utilizada principalmente em crianças na avaliação da infecção urinária ou com hidronefrose diagnosticada no pré-natal, na pesquisa de refluxo vesicoureteral (Fig. 6-12). Injeta-se contraste iodado pela uretra preenchendo a bexiga, depois realizam-se radiografias com o paciente urinando, o que aumenta a pressão intravesical e permite a caracterização de eventual refluxo da urina para os ureteres.

Uretrografia Retrógrada

A uretrografia retrógrada é um procedimento utilizado mais frequentemente em homens, na suspeita de estenose uretral de origem traumática ou inflamatória (Fig. 6-13). Injeta-se contraste iodado pela uretra e radiografa-se a progressão do contraste até a bexiga.

■ ULTRASSONOGRAFIA (US)

A ultrassonografia abdominal é um método amplamente disponível nos centros diagnósticos, rápido, indolor e de baixo custo e muitas vezes é utilizada inicialmente na propedêutica por imagem do abdome. O exame pode ser útil para o diagnóstico de várias doenças abdominais, especialmente da vesícula e vias biliares, pesquisa de líquido livre na cavidade abdominal e em ginecologia e obstetrícia. É considerado o exame de escolha na investigação inicial da doença pélvica, seja por via abdominal e/ou transvaginal, dando-se preferência para esta última, quando não houver contraindicações (paciente virgem, estenose vaginal ou recusa da paciente).

Apresenta limitações na avaliação de pacientes obesos ou com distensão gasosa abdominal (a presença de gases intestinais prejudica visualização dos órgãos). Além disso, a ultrassonografia talvez seja o exame mais operador dependente de todos. Outra limitação do exame ultrassonográfico do abdome inclui a natureza inespecífica de algumas alterações observadas, o que impede, muitas vezes, um diagnóstico mais específico.

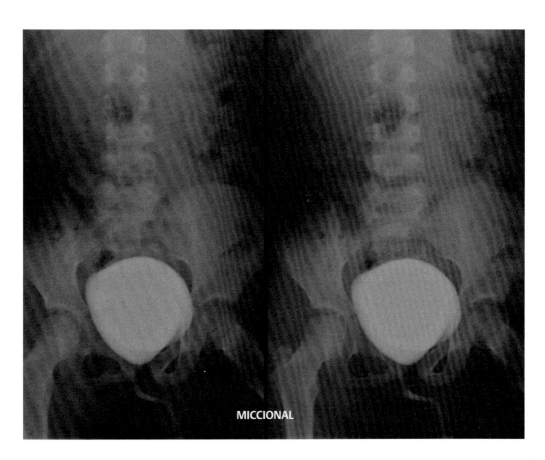

Fig. 6-12. Uretrocistografia miccional normal.

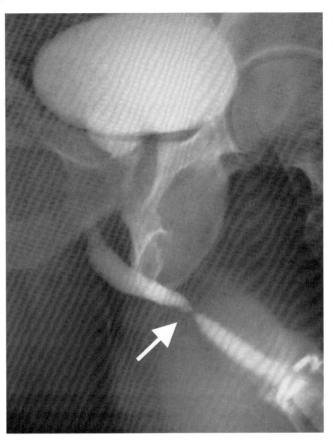

Fig. 6-13. Uretrocistografia retrógrada. Estenose uretral (seta).

■ TOMOGRAFIA COMPUTADORIZADA (TC)

A TC pode ser usada para avaliação das doenças do fígado, vesícula biliar, vias biliares, pâncreas, baço, trato urinário e gastrointestinal, suprarrenais, peritônio, mesentério, vasos abdominais e da pelve, com boa acurácia para responder à pergunta clínica. É um exame que também tem sido muito utilizado em situações de urgência (avaliação do abdome agudo, trauma abdominal/politrauma) e em pacientes internados nas unidades de tratamento intensivo (UTI), podendo ser útil mesmo naqueles pacientes pouco cooperativos ou intubados.

■ RESSONÂNCIA MAGNÉTICA (RM)

A RM abdominal possui praticamente as mesmas indicações da TC, com algumas exceções. A RM é considerada um ótimo método na avaliação das lesões hepáticas focais e difusas, vias biliares (pela colangiorressonância) e na avaliação das patologias das pelves feminina e masculina. Porém, para que o exame de RM abdominal tenha uma qualidade diagnóstica aceitável, é fundamental a cooperação do paciente. Por isso, pacientes não cooperativos, com dificuldade de realizar apneia, confusos, claustrofóbicos e com movimentos involuntários não são bons candidatos à RM. Devemos lembrar também de algumas das principais contraindicações do método: presença de marca-passo cardíaco, alguns clipes de aneurisma cerebral, corpo estranho metálico intraocular ou próximo de órgão vital, implantes cocleares entre outros. Além disso, o elevado tempo de exame em relação à TC e seu maior custo, dificultam seu uso rotineiro em situações de urgência.

Utilização dos Meios do Contraste

Um aspecto importante que deve ser avaliado nos exames de abdome na TC e na RM é o modo de avaliação deles com o uso do meio de contraste. Nos demais segmentos do corpo (tórax, encéfalo etc.), os exames contrastados limitam-se à sua avaliação nas fases pré-contraste e pós-contraste. No abdome essa avaliação é um pouco mais complexa. Em virtude de possuir vários órgãos com fisiologias bastante distintas, a avaliação do estudo abdominal nesses métodos deve ser feita em quatro fases: fase sem contraste, fase arterial, fase venosa e fase tarde.

Fig. 6-14. Tomografia computadorizada de abdome de um paciente com hemangioma hepático. Presença de nódulo com realce globular, periférico, descontínuo e progressivamente em direção ao centro, com homogeneização com o parênquima normal na fase tardia. (**a**) Fase sem contraste, (**b**) fase arterial, (**c**) fase venosa ou portal e (**d**) fase tardia.

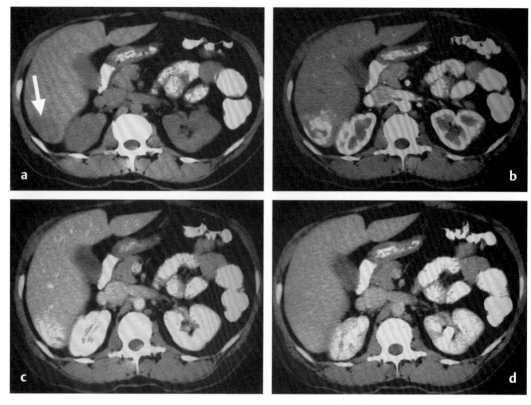

Inicialmente deve ser feito o **estudo sem contraste**, como em qualquer outra parte do corpo. Após essa avaliação se faz a administração endovenosa do meio de contraste, e realizam-se cortes imediatamente à sua infusão, caracterizando a **fase arterial** do exame, onde caracterizaremos um intenso realce das artérias e de alguns órgãos como o córtex renal. Logo após o final desses cortes, realiza-se outra aquisição de imagens onde veremos esse meio de contraste na sua **fase venosa (ou fase portal)**, onde o realce mais intenso ocorre nas veias, principalmente a porta e cava inferior. Nessa fase vemos um realce homogêneo do fígado, baço e pâncreas, com o início da excreção do meio de contraste pelos rins. Por último, aguardam-se alguns minutos e realiza-se mais uma aquisição de imagens, caracterizando a **fase tardia** do exame. Nesse momento vemos a excreção do meio de contraste opacificando a pelve renal e ureteres, e preenchendo a bexiga, permitindo a avaliação de toda a via urinária (Fig. 6-14).

Outro aspecto que deve ser considerado é que nos exames de abdome também podemos utilizar o meio de contraste por via oral (iodo ou bário) para a opacificação das alças intestinais.

FÍGADO, VESÍCULA BILIAR E VIAS BILIARES

Cisto Hepático

O cisto simples é uma das lesões císticas mais comuns no fígado. A sua incidência é de aproximadamente 20% em séries de autópsia, sendo frequentemente encontrado em mulheres. Podem ser simples ou complexos, únicos ou múltiplos. Quando são observados mais de 10 cistos hepáticos, a possibilidade de doença policística autossômica dominante deve ser considerada. Geralmente são assintomáticos (achados incidentais) e eventualmente podem causar sintomas pelo efeito de massa (dor abdominal, icterícia). O aspecto de imagem é variável (cistos simples × cistos complexos). No cisto simples, a ultrassonografia mostra lesão arredondada anecoica, bem definida, de contornos regulares, sem septos ou calcificações parietais, podendo ser observado reforço acústico posterior.

A TC revela lesão cística (hipoatenuante), com paredes finas, sem septos ou nódulos sólidos, com densidade abaixo de 20 UH e que não apresenta realce pós-contraste (Fig. 6-15). Na ressonância magnética, além de não apresentar realce, exibe hipossinal em T1 e hipersinal em T2. Outras lesões císticas também ocorrem no fígado e devem ser incluídas no diagnóstico diferencial, como cistos hidáticos (multiloculados, com calcificações parietais), hamartomas biliares (múltiplos pequenos cistos < 0,5 cm), metástases císticas (geralmente com paredes espessas e realce pós-contraste), abscessos, biliomas, doença de Caroli, cistoadenoma/cistoadenocarcinoma biliar e outros.

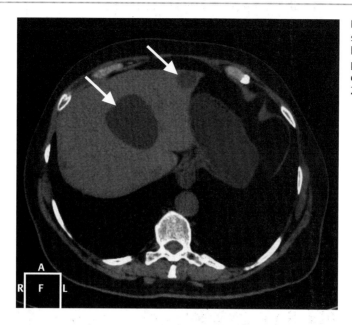

Fig. 6-15. Cistos hepáticos simples. Lesões hipodensas, homogêneas, sem realce pelo meio de contraste e com densidades inferiores a 20 UH.

Abscesso Hepático

Os abscessos hepáticos podem apresentar etiologia bacteriana, amebiana ou fúngica, resultando em uma coleção localizada de células inflamatórias, com destruição do parênquima adjacente. As vias de infecção podem ser pelos ductos biliares, veia porta, artéria hepática, trauma ou extensão de processo adjacente ao fígado. O abscesso piogênico é o mais frequente. Em adultos, os agentes etiológicos mais comuns são Gram-negativos, especialmente a *Escherichia coli* e está geralmente associado à obstrução benigna ou maligna das vias biliares. Em crianças, o *Staphylococcus* é o principal. Geralmente são múltiplos e envolvem os dois lobos hepáticos.

O quadro clínico costuma cursar com febre, calafrio, dor no hipocôndrio direito, náuseas e vômitos. Os exames laboratoriais podem revelar leucocitose, elevação da fosfatase alcalina e hipoalbuminemia.

A ultrassonografia pode detectar pequenas lesões de até 1,5 cm com sensibilidade de 90%, e a ecogenicidade pode variar de anecoico, hiperecogênico ou hipoecogênico. A TC e a RM mostram lesões liquefeitas arredondadas, com realce anelar periférico pelo meio de contraste e edema perilesional, podendo também apresentar septos. A presença de gás no interior da lesão é rara, mas, quando presente, ajuda a definir o diagnóstico. Os principais diagnósticos diferenciais são cistos complexos e metástases císticas ou necróticas.

Hemangioma Hepático

O hemangioma é o tumor primário mais comum do fígado. Sua incidência na população em geral pode chegar a 20%, segundo a literatura. Podem ser múltiplos em até 50% dos casos e acometem mais frequentemente mulheres que homens. Em adultos, ocorrem mais frequentemente na 4ª ou na 5ª década de vida. São lesões benignas, assintomáticas e com testes de função hepática normais em sua grande maioria. O tamanho pode variar de poucos milímetros até maiores que 20 cm. As lesões maiores que 10 cm são consideradas hemangiomas "gigantes". Ocasionalmente, são esses que podem provocar sintomas pela compressão de estruturas adjacentes por causa do seu tamanho. Morfologicamente apresenta-se como lesão bem definida, arredondada, com contornos regulares ou lobulados.

Ao exame ultrassonográfico o hemangioma é tipicamente hiperecogênico, homogêneo, com limites bem definidos e pode exibir reforço acústico. O estudo Doppler pode demonstrar fluxo periférico ou central, mas não é específico. À TC e RM, métodos de escolha para sua caracterização, apresenta-se como lesão arredondada com realce característico, de aspecto globular periférico e descontínuo na fase arterial, progressivo e centrípeto, tendendo à homogeneização nas fases mais tardias do exame, como demonstrado na Figura 6-14.

Metástases Hepáticas

As metástases são as lesões focais malignas mais comuns no fígado não cirrótico e relativamente incomuns no fígado cirrótico, onde o carcinoma hepatocelular é mais frequente. O fígado é o segundo sítio mais comum de metástases, após os linfonodos regionais.

Os tumores primários que mais frequentemente ocasionam acometimento secundário hepático são colorretal, estômago, pâncreas, mama e pulmão. Cerca de 24 a 36% dos pacientes que morrem por doença maligna apresentam metástases hepáticas. Podem ser solitárias e mais frequentemente múltiplas. O aspecto macroscópico é variável, podendo apresentar como lesão expansiva, infiltrativa, cística ou miliar, dependendo da origem do tumor primário. O tamanho pode variar desde poucos milímetros até vários centímetros. Apresenta-se clinicamente como hepatomegalia, seguida de ascite e icterícia, perda de peso e elevação das enzimas hepáticas.

Na ultrassonografia geralmente apresentam um aspecto hipoecogênico, heterogêneo, em "alvo" ou hiperecogênico. A maior parte das lesões exibe halo hipoecogênico. O estudo Doppler pode demonstrar fluxo periférico e mais raramente vascularização central.

Os estudos por tomografia computadorizada e ressonância magnética podem demonstrar lesões hipovasculares (mais bem demonstradas na fase portal ou venosa) ou hipervasculares (mais bem visibilizadas na fase arterial). A apresentação mais comum é de lesão hipodensa (TC) ou hipointensa em T1 (RM) com realce periférico ou heterogêneo (Fig. 6-16). Algumas lesões podem apresentar calcificações, hemorragia ou necrose. O sinal das lesões à ressonância magnética pode variar bastante, dependendo do tipo histológico.

Carcinoma Hepatocelular

O carcinoma hepatocelular (CHC) é a neoplasia primária maligna mais comum do fígado. Geralmente ocorre no cenário de cirrose com causa conhecida, como hepatite crônica viral (B e C) ou alcoolismo. É muito mais comum em homens do que em mulheres. Sua incidência no mundo está aumentando por causa da epidemia de infecção pelos vírus B e C. Em algumas regiões da Ásia, é a principal causa de morte por câncer.

O CHC pode-se apresentar como uma lesão focal, multifocal ou infiltrativa. O quadro clínico-laboratorial, embora geralmente mascarado pela hepatopatia crônica, costuma cursar com dor abdominal, fadiga, perda de peso e elevação de alfafetoproteína.

Em relação à carcinogênese, especialmente na cirrose, sabe-se que sua evolução segue as seguintes etapas: nódulo de regeneração, nódulo displásico de baixo grau, nódulo displásico de alto grau, nódulo displásico com focos de CHC, CHC pequeno e CHC grande (> 2 cm). Por isso, a avaliação por imagem do hepatopata crônico com suspeita de CHC é um dos maiores desafios para o radiologista. A ressonância magnética pode auxiliar na identificação destas fases evolutivas.

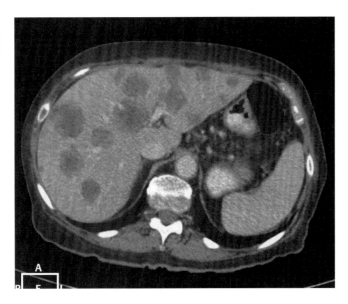

Fig. 6-16. Corte axial de TC, com janela para partes moles em paciente com metástases hepáticas.

Em virtude de sua variável apresentação macro e microscópica, o CHC pode apresentar características de imagem muito variáveis.

A ultrassonografia é a técnica mais comumente realizada para o rastreamento do CHC em pacientes com fatores de risco ou hepatopatas crônicos. A apresentação mais comum é nódulo hipoecogênico, homogêneo e com discreto reforço acústico, embora possa ter aspecto heterogêneo. O Doppler revela padrão em "cesta", que indica hipervascularização e *shunt*. À TC e RM, mais comumente apresenta-se como nódulo com realce intenso na fase arterial (hipervascularizado), com lavagem rápida do meio de contraste na fase portal e formação de pseudocápsula na fase tardia (Fig. 6-17). Podem ocorrer calcificações, necrose, fibrose, hemorragia e infiltração gordurosa do nódulo.

Cirrose Hepática

A cirrose hepática é definida pela tríade composta por fibrose, transformação nodular e distorção arquitetural.

As principais causas são hepatite viral crônica e alcoolismo. Pode ser micronodular (mais comum na etiologia alcoólica) ou macronodular (mais associada à hepatite viral). Clinicamente, pode haver perda de peso, fraqueza, icterícia e manifestações de coagulopatia entre outras.

O diagnóstico definitivo é histológico, por meio da biópsia hepática. Os métodos de imagem (ultrassonografia, tomografia e ressonância magnética) são realizados para determinar a distribuição anatômica da doença. Tipicamente, observa-se um fígado reduzido de volume de contornos nodulares, irregulares, heterogeneidade difusa do parênquima, com áreas de fibrose, hipertrofia do lobo caudado e do segmento lateral do lobo esquerdo e atrofia do lobo direito, acentuação das fissuras hepáticas, alargamento hilar periportal e expansão da fossa da vesícula biliar (Fig. 6-18).

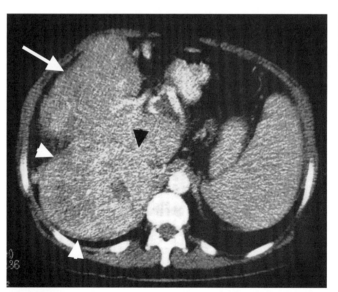

Fig. 6-17. Carcinoma hepatocelular (pontas de setas) em um paciente com fígado cirrótico (seta).

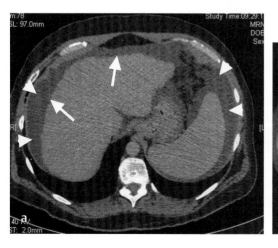
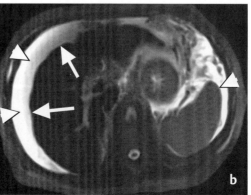

Fig. 6-18. (**a**, **b**) Cortes de TC e RM ponderada em T2 de pacientes com cirrose hepática. Verificar o fígado reduzido de volume e contornos nodulados (setas). Presença de ascite (pontas de setas).

O principal diagnóstico diferencial é com pseudocirrose, que consiste em áreas de retração e cicatrização decorrentes do tratamento quimioterápico de neoplasia metastática, frequentemente relacionado com o câncer de mama. As complicações mais frequentes são o desenvolvimento do carcinoma hepatocelular e a hipertensão portal, com formação de varizes (colaterais portossistêmicas), ascite e esplenomegalia. A alteração nodular focal é um achado frequente na cirrose, resultando em um espectro variado de lesões nodulares hepatocelulares.

Esteatose Hepática

A esteatose hepática é o acúmulo de gordura nos hepatócitos. A prevalência na população em geral é de aproximadamente 15%. Sua incidência tem aumentado, principalmente nos países industrializados. Está geralmente associada à obesidade, abuso do álcool, diabetes melito, uso de corticosteroides, quimioterapia, nutrição parenteral e desnutrição entre outros. Sua distribuição mais comumente é difusa, podendo ser focal e raramente multifocal. A esteatose focal geralmente ocorre em áreas específicas como adjacente ao ligamento falciforme, anteriomente à veia porta e na fossa da vesícula biliar. A maioria dos indivíduos é assintomática, podendo haver hepatomegalia e aumento das enzimas hepáticas.

A ultrassonografia é geralmente o exame inicial na avaliação da esteatose, podendo demonstrar hiperecogenicidade difusa do fígado em relação ao córtex renal ou baço, perda da definição das veias hepáticas e do diafragma ou apresentar-se como áreas hiperecogênicas focais. A TC mostra hipoatenuação difusa ou focal do parênquima hepático na fase sem contraste (Fig. 6-19). Tanto a infiltração gordurosa focal como as áreas de parênquima preservado em meio à esteatose podem simular nódulos hepáticos, sendo a ressonância magnética útil para o diagnóstico diferencial. A esteatose hepática tem recebido nos últimos anos uma grande atenção, o que pode ser explicado pelo fato de a esteato-hepatite não alcoólica (EHNA) ser cada vez mais reconhecida como uma condição que pode potencialmente levar à fibrose avançada e cirrose.

Trauma Hepático

O fígado é um dos órgãos intra-abdominais mais acometidos no trauma pelo seu tamanho e sua localização anatômica, ocorrendo lesão hepática em 20% dos pacientes vítimas de trauma contuso. Nestes casos a lesão hepática é decorrente de impacto direto, compressão entre o rebordo costal direito e a coluna vertebral ou por causa das forças de desaceleração. A lesão isolada do fígado ocorre em somente 10% dos pacientes, havendo, na maioria dos casos de trauma hepático, lesões de outros órgãos e vísceras. Dos lobos hepáticos, o direito é o mais comumente afetado, principalmente os segmentos posteriores. O trauma hepático pode resultar em lacerações, hematomas intraparenquimatosos e subcapsulares, lesões vasculares ou das vias biliares. A ultrassonografia é o método utilizado inicialmente no trauma abdominal, sendo muito útil na pesquisa de líquido livre intraperitoneal. A TC tem sido utilizada na identificação e quantificação da lesão hepática, bem como de outros órgãos abdominais, em pacientes estáveis e com trauma abdominal fechado. A laceração apresenta-se como faixa hipodensa irregular, linear ou ramificada, acompanhando os vasos portais ou na periferia do órgão (Fig. 6-20). O hematoma intraparenquimatoso mostra-se como área hipoatenuante mal definida parenquimatosa, algo

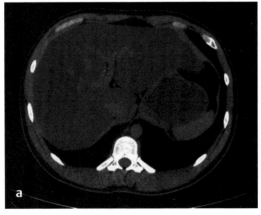
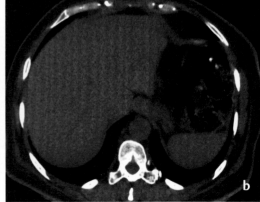

Fig. 6-19. (a) Paciente com esteatose hepática. Verificar a hipodensidade difusa do parênquima hepático. Comparar à densidade do fígado normal (b).

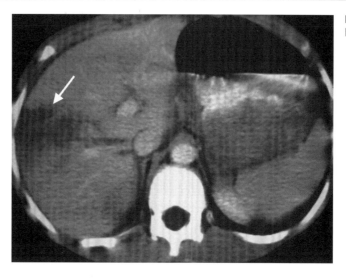

Fig. 6-20. Lacerações hepáticas.

arredondada, por vezes com área central hiperdensa (sangue coagulado). O hematoma subcapsular é hiperdenso na fase aguda, com forma biconvexa, geralmente exercendo efeito compressivo sobre o parênquima subjacente.

Colelitíase

A colelitíase é uma doença muito frequente na população mundial. Mulheres são mais acometidas que homens, e a prevalência aumenta com a idade. A grande maioria é assintomática, entretanto, podem ocorrer sintomas decorrentes de complicações, como colecistite aguda, coledocolitíase, pancreatite, colangite, duodenite, íleo biliar entre outras. A radiografia convencional não é um bom método para o diagnóstico. Apenas 10-20% dos cálculos biliares contêm cálcio suficiente para serem vistos nas radiografias simples. A ultrassonografia é o método de escolha para detecção de cálculos na vesícula biliar. Os achados característicos são de imagens hiperecogênicas com sombra acústica posterior, móveis com a mudança de posição do paciente (Fig. 6-21). A conduta diante do achado ocasional de cálculos na vesícula biliar em pacientes assintomáticos vem sendo discutida há muito tempo.

Para o diagnóstico de coledocolitíase, a ultrassonografia apresenta sensibilidade variável, sendo a CPRE (colangiopancreatografia retrógrada endoscópica) e a Colangio-RM (colangiorressonância) os métodos geralmente utilizados nesses casos. A RM parece ser o método de maior acurácia no diagnóstico de litíase biliar intra-hepática.

Colecistites

A colecistite aguda é a causa mais comum de dor no hipocôndrio direito. Acomete um terço dos pacientes com cálculos e preferencialmente adultos jovens e idosos, geralmente do sexo feminino. A maioria é causada pela presença de cálculo obstrutivo no infundíbulo ou no ducto cístico,

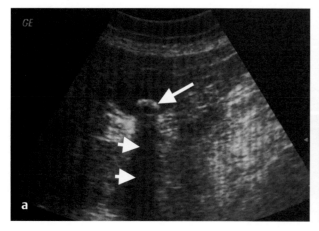
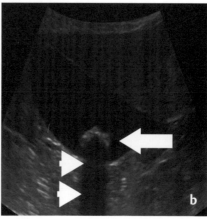

Fig. 6-21.
(**a, b**) Ultrassonografias de pacientes com cálculos nas vesículas biliares. Presença de lesão hiperecoica relacionada com a litíase (setas), apresentando sombras acústicas posteriores (pontas de setas).

que acarreta distensão da vesícula biliar, seguido de inflamação/infecção. O quadro clínico-laboratorial geralmente é de dor no hipocôndrio direito, náuseas, vômitos, febre baixa e leucocitose. A ultrassonografia é a principal modalidade de imagem utilizada para o diagnóstico, com alta sensibilidade e especificidade na detecção de cálculos e dilatação das vias biliares. O sinal de Murphy ultrassonográfico é um dos sinais mais específicos de colecistite aguda e consiste na compressão dolorosa sobre a vesícula biliar pela sonda do aparelho. Porém, pode não estar presente em alguns casos, como, por exemplo, na colecistite gangrenosa. Outros achados ecográficos são: aumento das dimensões da vesícula biliar, espessamento parietal difuso, líquido perivesicular e presença de cálculos (Fig. 6-22). A TC pode ser muito útil na avaliação das eventuais complicações da colecistite aguda ou quando os achados da ultrassonografia forem duvidosos. A vesicular em porcelana é uma variante incomum da colecistite crônica, que predomina no sexo feminino (5:1), e caracteriza-se pela calcificação das paredes da vesicular biliar (Fig. 6-22), que pode ser parcial ou total, quase sempre associada à colelitíase.

Colangiocarcinoma

O colangiocarcinoma é uma neoplasia maligna das vias biliares. Mais frequentemente são adenocarcinomas que se originam dos ductos intra ou extra-hepáticos. Quando localizado na junção dos ductos hepáticos direito e esquerdo, recebe a denominação de tumor de Klatskin (Fig. 6-23). Alguns dos principais fatores de risco são: litíase intra-hepática, infecções parasitárias, colangite piogênica recorrente e colangite esclerosante primária. Seu diagnóstico é algumas vezes difícil, e sua apresentação clínica está relacionada com icterícia obstrutiva. O diagnóstico ultrassonográfico

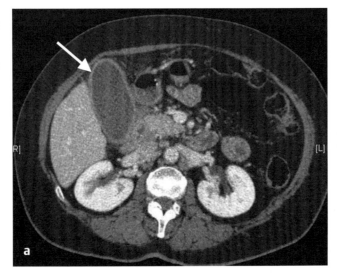
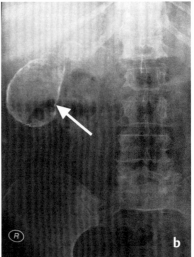

Fig. 6-22. (a) Corte tomográfico de paciente com colecistite aguda. Observar o espessamento da parede da vesícula biliar e o borramento da gordura perivesicular. (b) Radiografia simples de abdome demonstrando extensa calcificação da parede da vesicular biliar em paciente com colecistite crônica (vesícula em porcelana).

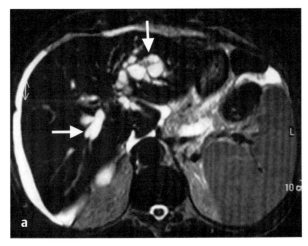
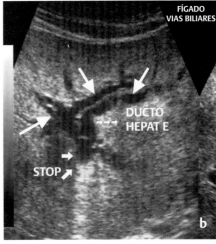

Fig. 6-23. Paciente como tumor de Klatskin (colangiocarcinoma). (a) Corte axial de RM ponderado em T2. (b) Corte transverso de USG. Observar a dilatação das vias biliares (setas), decorrente da obstrução ao nível da bifurcação dos ductos hepáticos.

pode ser difícil, dependendo da localização e do tipo de tumor. A RM e a TC têm sido considerados os principais métodos de imagem no diagnóstico e estadiamento do colangiocarcinoma. Os achados de imagem são de interrupção abrupta e dilatação das vias biliares, espessamento parietal do ducto biliar acometido, presença de lesão expansiva, geralmente infiltrativa ou polipoide e com realce tardio pós-contraste (decorrente da reação desmoplásica destes tumores). A atrofia focal do parênquima hepático também pode ser observada. Apesar da boa acurácia diagnóstica dos métodos de imagem, as lesões são geralmente identificadas em estágios avançados, impossibilitando um tratamento mais eficaz.

■ PÂNCREAS E BAÇO

Pancreatite Aguda

A pancreatite aguda é uma doença inflamatória relativamente comum, frequentemente acometendo pacientes idosos, geralmente entre 50-60 anos. Varia desde uma condição leve e autolimitada até severa e letal. Suas principais causas são a colelitíase (75%) e o alcoolismo (15%). Outras causas incluem distúrbios metabólicos, infecções, trauma, medicamentos e outras.

A apresentação clínica geralmente é de dor abdominal, intensa, inicialmente epigástrica e irradiada para o dorso, em faixa ou para todo o abdome, além de náuseas e vômitos. Dentre os exames laboratoriais, a dosagem da amilase sérica continua sendo o mais importante recurso diagnóstico na pancreatite aguda. A dosagem da lipase sérica tem os seus níveis elevados mais tardiamente.

A ultrassonografia é útil principalmente na detecção de cálculos biliares e no acompanhamento evolutivo de coleções e de pseudocistos. Na USG o pâncreas pode estar normal ou levemente aumentado de volume e difusamente hipoecogênico. A presença de gases intestinais e a obesidade prejudicam a qualidade do exame.

A TC é considerada o principal exame de imagem para o estadiamento da pancreatite aguda. Embora seja pouco sensível para detectar cálculos biliares, é um ótimo método para avaliar o pâncreas e as complicações associadas (isquemia/necrose pancreática, trombose da veia mesentérica superior ou esplênica, pseudoaneurisma etc.). A TC revela pâncreas com dimensões normais ou aumentadas, densificação (borramento) da gordura peripancreática, podendo haver coleções líquidas adjacentes ao órgão, área focal ou difusa hipodensa (hipoperfundida) e eventuais complicações vasculares (Fig. 6-24). A RM também é uma opção útil para o diagnóstico e estadiamento da doença, principalmente na determinação da sua etiologia, avaliação dos ductos biliares e pancreático, e na caracterização do conteúdo das coleções líquidas.

Pancreatite Crônica

A pancreatite crônica é determinada pela inflamação contínua da glândula, caracterizando danos morfológicos e funcionais irreversíveis. As causas mais comuns são o etilismo crônico e a colelitíase. Geralmente acomete pacientes entre 30 e 40 anos de idade que apresentam dor epigástrica,

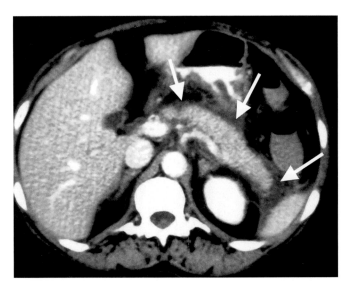

Fig. 6-24. TC de abdome. Pancreatite aguda. Observar o borramento difuso da gordura peripancreática (setas), relacionado com o processo inflamatório.

perda de peso e sinais de deficiência pancreática endócrina ou exócrina (diabetes melito, síndrome de má absorção, esteatorreia). Com a destruição progressiva da glândula, a dor pode desaparecer após alguns anos. Podem ocorrer exarcebações agudas da pancreatite crônica. Tanto a TC quanto a RM podem ser utilizadas na caracterização da doença. O pâncreas pode estar normal ou diminuído de volume, mas pode haver um aumento focal ou difuso nos casos de agudizações.

Os achados mais característicos de pancreatite crônica são dilatação irregular do ducto pancreático principal e dos ductos secundários, com pequenas alterações císticas, calcificações parenquimatosas e ductais difusas e falhas de enchimento ductais (Fig. 6-25).

Adenocarcinoma do Pâncreas

Cerca de 90% das neoplasias pancreáticas são adenocarcinomas ductais, ocorrendo predominantemente em pacientes do sexo masculino, entre 60 e 80 anos de idade. A maioria acomete a cabeça do pâncreas (60-80%), podendo envolver o corpo (10%) e a cauda (5%) ou difusos (5%). Quando o tumor acomete a cabeça pancreática, a sintomatologia é mais precoce do que quando envolve a cauda. Isto ocorre por causa da obstrução sintomática dos ductos biliopancreáticos. A apresentação clínica é variável, podendo cursar com icterícia obstrutiva, emagrecimento, dor e anorexia. Os exames laboratoriais podem revelar anemia, elevação das bilirrubinas e do CA 19-9. O diagnóstico inicial é geralmente feito pela ultrassonografia, particularmente em pacientes com icterícia. A USG mostra lesão hipoecogênica focal ou difusa, com dilatação do ducto pancreático e/ou vias biliares. A TC é o método de imagem mais utilizado no diagnóstico do adenocarcinoma pancreático (Fig. 6-26), podendo fornecer informações sobre a invasão vascular, presença de metástases em linfonodos e a distância (estadiamento).

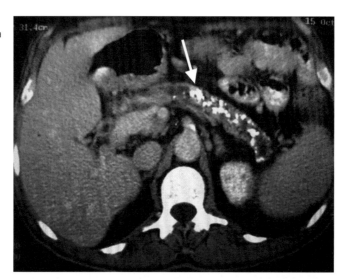

Fig. 6-25. TC de abdome. Pancreatite crônica. Verificar a atrofia pancreática, dilatação ductal e calcificações parenquimatosas difusas (seta).

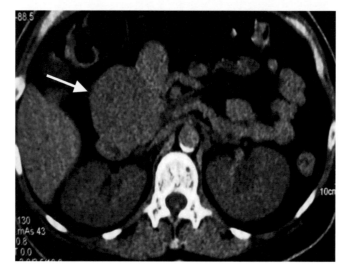

Fig. 6-26. Adenocarcinoma pancreático. Volumoso processo expansivo em cabeça do pâncreas (seta).

O método, porém, apresenta baixa sensibilidade para tumores menores que 2 cm. A TC com contraste IV geralmente mostra lesão focal hipodensa (hipovascular), de limites pouco definidos, associada à dilatação do ducto pancreático principal e das vias biliares (Fig. 6-22). Frequentemente, a obstrução do ducto pancreático principal causa atrofia do restante do parênquima. Ocasionalmente, nenhuma lesão é identificada, mas é observada dilatação ductal pancreática. A ressonância magnética também é muito útil no diagnóstico e estadiamento da lesão, podendo ser utilizada nos casos onde exista alguma contraindicação à TC, quando há falha na detecção da lesão expansiva ou quando os achados tomográficos são duvidosos. O principal diagnóstico diferencial é com pancreatite crônica focal.

Lesões Císticas do Pâncreas

As lesões císticas do pâncreas compreendem principalmente os pseudocistos inflamatórios (80-90%) e as neoplasias císticas (10-15%), como o cistoadenoma seroso, neoplasias císticas mucinosas, neoplasia mucinosa intraductal papilífera (IPMN ou IPMT), tumor sólido pseudopapilar do pâncreas (tumor de Frantz sólido-cístico) e outros (Quadro 6-4). Com o advento da tomografia computadorizada *multislice* e técnicas avançadas de ressonância magnética, o diagnóstico das lesões císticas pancreáticas tem sido cada vez mais frequente, muitas vezes achados incidentais em exames de rotina. A diferenciação entre pseudocisto e outras lesões é importante para o tratamento. Pacientes com pseudocistos geralmente têm antecedente de pancreatite aguda ou crônica, e estes desenvolvem-se de 4 a 6 semanas após o episódio agudo. A TC revela coleção líquida ovalada, uni ou multiloculada, com paredes finas ou espessas, localizada no parênquima pancreático ou na região peripancreática (Fig. 6-27).

Em razão de sobreposição das características morfológicas, a caracterização precisa das lesões císticas pelos métodos de imagem (TC/RM) pode ser difícil. A ultrassonografia endoscópica (ecoendoscopia) é considerada um exame útil para auxiliar na decisão terapêutica das lesões císticas pancreáticas, fornecendo dados sobre a morfologia destas lesões e possibilitando, por meio da punção guiada em tempo real, a coleta de material para avaliação citológica e dos marcadores tumorais.

Quadro 6-4. Diagnóstico Diferencial das Lesões Císticas Pancreáticas

- Pseudocisto inflamatório
- Cistoadenoma seroso
- Neoplasias císticas mucinosas
- IPMN/IPMT
- Tumor sólido pseudopapilar (Frantz)
- Tumor neuroendócrino
- Metástases císticas

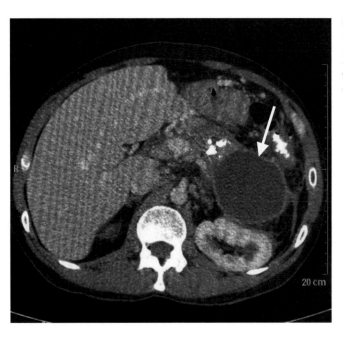

Fig. 6-27. Pseudocisto pancreático (seta) em paciente com pancreatite crônica (pâncreas de volume reduzido exibindo calcificações em seu parênquima).

Infarto Esplênico

O infarto esplênico não é uma situação incomum em pacientes com dor no hipocôndrio esquerdo e resulta do comprometimento vascular local. A etiologia é variada (fenômenos tromboembólicos, doenças hematológicas, inflamatórias e neoplásicas). Em idosos, é mais frequentemente relacionado com eventos embólicos enquanto que em pacientes jovens relaciona-se com distúrbios hematológicos. O infarto esplênico global pode ocorrer em pacientes com anemia falciforme. As manifestações clínicas geralmente são de dor abdominal (hipocôndrio esquerdo), dor torácica pleurítica, dor nas costas, febre, calafrios e sintomas gerais. O aspecto tomográfico típico na TC contrastada é de área hipodensa cuneiforme (defeito de perfusão), geralmente periférica e com preservação do realce da cápsula esplênica. Tardiamente, esta área infartada pode calcificar ou retrair (retração capsular).

Trauma Esplênico

O baço é o órgão abdominal mais frequentemente acometido no trauma abdominal fechado, sendo o mais suscetível a lesões graves, com morbidade e mortalidade significativas. O mecanismo de lesão mais comum é a colisão com veículo automotor. O manejo da lesão esplênica traumática mudou drasticamente nas últimas décadas, com uma tendência atual de tratamento conservador.

A USG é bastante útil na pesquisa de líquido livre intraperitoneal. Em pacientes hemodinamicamente estáveis, a TC é o método de escolha para a avaliação do baço. Os achados tomográficos incluem hematomas subcapsulares, intraparenquimatosos, lacerações, fraturas, lesões do pedículo vascular e "explosão" esplênica. Os hematomas subcapsulares agudos mostram-se iso ou hiperdensos ao baço na fase sem contraste e hipodensos após o contraste intravenoso. Hematomas intraparenquimatosos aparecem como áreas hipodensas na TC com contraste intravenoso. As lacerações apresentam-se como linhas hipodensas, irregulares, únicas ou múltiplas, que não se estendem por toda a superfície do órgão, geralmente ocorrendo na sua face lateral. Fraturas são lacerações que envolvem toda a extensão do órgão, podendo acometer o hilo.

■ TRATO GASTROINTESTINAL

Apendicite Aguda

A apendicite aguda é a causa mais comum de cirurgia abdominal na emergência. Ocorre em qualquer faixa etária, com pico de incidência em adolescentes e adultos jovens. Está geralmente associada à obstrução intraluminal por fecálito ou outro fator obstrutivo, seguida de distensão do apêndice e inflamação. A apresentação clínica é variável, classicamente cursando com dor periumbilical mal localizada, seguida de náuseas e vômitos e com subsequente migração da dor para a fossa ilíaca direita. Os achados laboratoriais mais importantes são leucocitose e aumento da proteína C reativa. Tanto a ultrassonografia como a tomografia computadorizada podem auxiliar no diagnóstico da doença. A USG é rápida, segura, de baixo custo, amplamente disponível e preferencialmente deve ser utilizada em crianças, gestantes e mulheres jovens, por causa da preocupação com a radiação e possibilidade de diagnóstico diferencial com doenças ginecológicas nestas últimas. Tem seu uso limitado em obesos e pela presença de distensão gasosa intestinal. A TC também pode ser utilizada como exame inicial, em casos duvidosos ou para avaliação mais detalhada de eventuais complicações (perfuração etc.). Os achados de imagem geralmente observados são: distensão líquida do apêndice cecal (calibre > 0,6 cm), espessamento parietal (e realce pós-contraste no caso da TC), presença de apendicolito, borramento da gordura periapendicular, coleções líquidas intraperitoneais e sinais de perfuração (Fig. 6-28).

Diverticulite Aguda

A **doença diverticular dos cólons** (**diverticulose**) acomete cerca de 5-15% dos indivíduos acima dos 45 anos e cerca de 80% aos 80 anos. Aproximadamente, 10-25% vão desenvolver diverticulite em algum momento. A **diverticulite aguda** resulta da obstrução do colo do divertículo e consequente inflamação. O segmento mais acometido é o sigmoide. Os sintomas são geralmente inespecíficos e incluem dor abdominal (frequentemente na fossa ilíaca esquerda), febre, massa abdominal, náuseas, diarreia e constipação.

A ultrassonografia, muitas vezes utilizada na abordagem inicial do abdome agudo, pode demonstrar os divertículos, geralmente visualizados como focos ecogênicos brilhantes dentro da parede intestinal espessada, espessamento concêntrico segmentar parietal e áreas hiperecogênicas mal definidas na gordura pericólica adjacente, abscessos etc. Entretanto, a TC é a modalidade de imagem

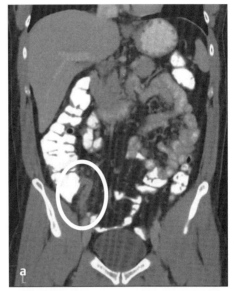
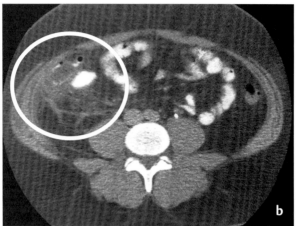
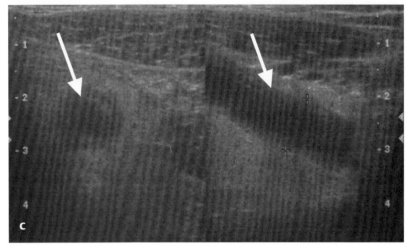

Fig. 6-28. Pacientes com apendicite aguda. (**a**) Corte coronal de TC de abdome evidenciando apêndice dilatado, com paredes espessadas e borramento da gordura periapendicular. (**b**) Corte axial de TC demonstrando extenso borramento da gordura peritoneal em fossa ilíaca direita inferindo processo inflamatório local. (**c, d**) USG evidenciando o apêndice dilatado, com paredes espessadas.

com maior sensibilidade e especificidade para o diagnóstico da diverticulite aguda. Além de auxiliar no diagnóstico, o método é útil no estadiamento da doença, sendo capaz de identificar as suas complicações, como perfuração, formação de abscessos, fístulas e obstrução intestinal. A TC revela a presença de divertículos, espessamento parietal segmentar, borramento (inflamação) da gordura pericólica, podendo haver gás extraluminal, fístulas e coleções líquidas pericólicas (Fig. 6-29). Alguns diagnósticos diferenciais devem ser lembrados, como câncer de cólon, colite e apendagite epiploica.

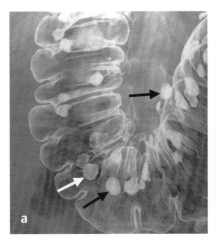
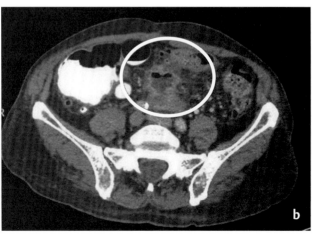

Fig. 6-29. (**a**) Enema opaco com duplo contraste evidenciando múltiplos divertículos colônicos em paciente com doença diverticular (diverticulose). (**b**) Corte axial de TC de paciente com diverticulite aguda. Observar o espessamento das paredes da alça com borramento difuso da gordura peritoneal adjacente.

Obstrução Intestinal

A obstrução intestinal é uma condição comum, sendo diagnosticada com base no exame clínico e nos achados radiológicos. A obstrução pode ser mecânica ou funcional (íleo paralítico). O íleo paralítico ocorre decorrente da paralisia da musculatura intestinal e é uma situação comum no período pós-operatório, geralmente ocorrendo dilatação tanto do intestino grosso, quanto do delgado. Com o objetivo de assegurar um tratamento adequado, devem-se determinar a localização e a causa da obstrução e a presença ou ausência de estrangulamento intestinal (interrupção do suprimento sanguíneo). As principais causas de obstrução do intestino delgado são aderências (causada por cirurgia prévia), hérnias de parede abdominal, doença de Crohn e tumores. Intussuscepção é uma causa comum de obstrução intestinal em crianças, sendo menos frequente em adultos. Na obstrução do intestino grosso, as causas mais frequentes são carcinoma, diverticulite e volvo. O aspecto de imagem é variável, dependendo do tipo de obstrução.

A radiografia simples, pela facilidade de realização, geralmente é solicitada na maior parte dos casos, podendo revelar alças intestinais dilatadas, com formação de **níveis hidroaéreos**, localizadas centralmente e com aspecto de **"empilhamento de moedas"** (Fig. 6-30), auxiliando também na determinação do grau de obstrução. Pode ser útil também na detecção de volvo do ceco ou sigmoide. Entretanto, a TC mostrou ser o método mais eficaz na identificação da causa da obstrução. O método tem sido cada vez mais utilizado na identificação do local, grau e causa da obstrução intestinal, bem como na detecção de eventuais complicações. Os principais achados tomográficos são: dilatação de alças intestinais, com níveis hidroaéreos no seu interior e demonstração de zona de transição entre o segmento intestinal dilatado e o normal ou presença de torção dos vasos mesentéricos. Sinais de obstrução maligna incluem a presença de lesão expansiva, linfonodomegalias e transição abrupta com espessamento parietal irregular. Na ausência de lesão expansiva ou outra anormalidade na

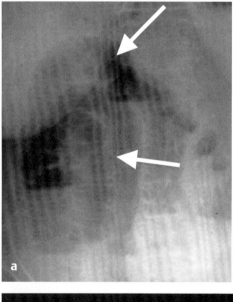
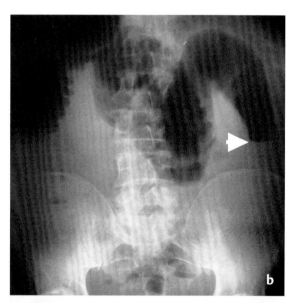
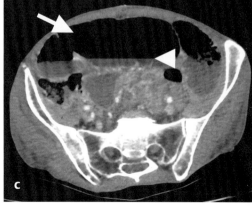
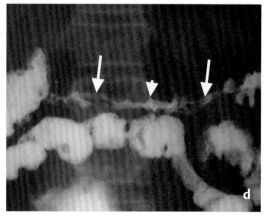

Fig. 6-30. (**a**, **b**) Radiografias simples de abdome em pacientes com obstrução intestinal demonstrando o aspecto de "empilhamento de moedas", decorrente da distensão de alças do intestino delgado (setas em **a**) e a presença dos níveis hidroaéreos (ponta de seta em **b**). (**c**) TC evidenciando uma significativa distensão gasosa de alças intestinais (seta) e a presença de níveis hidroaéreos (ponta de seta). (**d**) Exame de trânsito intestinal em paciente com doença de Crohn. Observar a alça intestinal estenosada, dando origem ao "sinal da corda" (setas) com presença de pequenas fístulas (ponta de seta).

região da obstrução, aderências constituem o principal diagnóstico (de exclusão) na maioria dos pacientes. Os sinais de estrangulamento à TC são densificação (borramento) do mesentério, realce parietal intestinal reduzido ou ausente, espessamento parietal, líquido livre ou pneumoperitônio.

Doenças Inflamatórias Intestinais (DII)

A doença de Crohn (DC) e a retocolite ulcerativa idiopática (RCUI) são as formas mais comuns das doenças inflamatórias intestinais (DII), que se caracterizam por inflamação crônica do intestino, de etiologia ainda não definitivamente esclarecida. Alguns estudos mostram uma tendência ao aumento do número de casos na América do Sul. Acometem preferencialmente indivíduos jovens, cursam com recidivas frequentes e admitem formas clínicas de alta gravidade. A doença de Crohn pode envolver qualquer segmento do trato gastrointestinal (desde a boca até o ânus), embora a localização predileta seja o íleo terminal. Caracteriza-se pelo envolvimento intestinal segmentar e descontínuo ("lesões salteadas"). A colite ulcerativa envolve exclusivamente o cólon, geralmente com progressão contínua de distal para proximal.

O diagnóstico das DII baseia-se na presença das manifestações clínicas, radiológicas, endoscópicas e anatomopatológicas características. Diversas modalidades diagnósticas podem ser utilizadas na avaliação das DII. Tradicionalmente, a doença de Crohn é avaliada inicialmente pelo trânsito intestinal, e as alterações mais frequentemente encontradas são espessamento e distorção das pregas intestinais, nodularidade da mucosa, conferindo o aspecto clássico de "calçamento de pedras" e presença de fístulas em casos mais graves. Nas fases mais avançadas, o intestino apresenta-se como um tubo rígido, estreitado, dando origem ao sinal da corda (filete de bário passando pela estenose), como visto na Figura 6-30. A TC e a RM, muitas vezes utilizando-se de técnicas especiais, também podem ser muito úteis ao diagnóstico, principalmente na avaliação da parede intestinal, da extensão trans/extramural e extraintestinal da doença, incluindo alterações na gordura visceral, linfonodos e na vascularização mesentérica.

Adenocarcinoma de Cólon

O câncer colorretal é uma das neoplasias malignas mais frequentes no ocidente, resultando em significativa morbimortalidade. Há múltiplos fatores envolvidos na sua etiologia. Os principais sinais e sintomas são alteração do hábito intestinal, diarreia ou constipação, enterorragia, dor abdominal e eventualmente massa retal tocável. O diagnóstico geralmente é feito pela colonoscopia com biópsia. O enema opaco de duplo contraste pode demonstrar a clássica imagem de "maçã mordida" ou "anel de guardanapo", resultante da falha de enchimento irregular, concêntrica e estenosante causada pelo tumor (Fig. 6-31).

A TC é útil no planejamento cirúrgico, pois é capaz de demonstrar a extensão regional da lesão, linfonodomegalias e metástases a distância. Tipicamente, apresenta-se como lesão expansiva com atenuação de partes moles, que determina estreitamento luminal. Pode manifestar-se como espessamento parietal segmentar ou com estenose luminal. As principais complicações são obstrução, perfuração e formação de fístulas. O sítio mais comum de metástase é o fígado, seguido dos pulmões, suprarrenais e ossos.

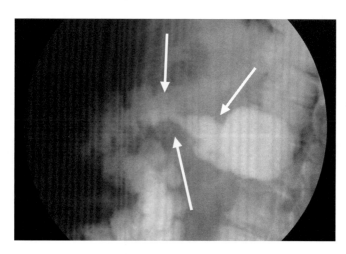

Fig. 6-31. Enema opaco em paciente com adenocarcinoma de cólon. Observar as setas evidenciando o marcado afilamento da luz da alça em virtude do processo neoplásico (sinal da "maçã mordida").

Hérnia de Hiato

A hérnia de hiato caracteriza-se pela herniação de parte do estômago (geralmente o fundo gástrico) para o tórax pelo hiato esofágico do diafragma. A hérnia de hiato pode ser facilmente detectada pela esôfago-estômago-duodenografia (Fig. 6-32), que evidencia a protrusão do fundo gástrico para o tórax.

■ TRATO GENITURINÁRIO

Litíase Urinária

A litíase do trato urinário tem aumentado nos países industrializados, atingindo cerca de 10-15% da população. Frequentemente ocorrem em pacientes entre 20 e 50 anos, predominando no sexo masculino. Os cálculos tendem a ser assintomáticos até causarem obstrução, acarretando sintomas típicos de cólica renal/ureteral. Os três locais mais comuns de obstrução são: junção ureteropiélica (JUP), ureter distal após o cruzamento com os vasos ilíacos e junção ureterovesical (JUV). As composições mais comuns dos cálculos renais são o fosfato de cálcio, o oxalato de cálcio e o fosfato amoníaco-magnesiano (estruvita). Os cálculos de cistina, urato e xantina são de baixa densidade e menos comuns. Vários métodos de imagem podem ser utilizados para o diagnóstico de litíase urinária. Entretanto, a TC helicoidal/*multislice*, geralmente realizada sem contraste intravenoso, tem sido considerada o método mais preciso no diagnóstico de cálculos do trato urinário. A TC permite a determinação precisa do tamanho e localização dos cálculos, além de fornecer diagnósticos alternativos como litíase biliar, pancreatite aguda, apendicite aguda e massas abdominopélvicas etc. Alguns autores têm sustentado que a radiografia simples de abdome, associada à ultrassonografia (US), também é apropriada e pode ser utilizada alternativamente quando a TC helicoidal/*multislice* não estiver disponível.

Embora 90% dos cálculos urinários sejam radiopacos, a sensibilidade para sua identificação na radiografia simples do abdome é relativamente baixa. Vários fatores seriam responsáveis pela baixa acurácia da radiografia abdominal (presença de gases intestinais, sobreposição óssea, posicionamento incorreto do paciente, magnificação geométrica, cálculos de pequenas dimensões etc.). Além disso, cerca de 10% dos cálculos urinários são radiotransparentes nas radiografias convencionais. A radiografia simples é útil na caracterização de litíase de maiores dimensões, como nos casos de cálculos coraliformes (que obliteram a pelve renal), como pode-se observar na Figura 6-5. Pacientes com distúrbios metabólicos, como o hiperparatireoidismo ou acidose tubular renal, podem desenvolver extensas calcificações, comprometendo o parênquima renal, diferente do que se verifica na nefrolitíase, onde a deposição de cálculos ocorre na árvore excretora (cálices e pelve). Essa deposição de sais de cálcio no parênquima renal é denominada **nefrocalcinose** (Fig. 6-33).

A urografia excretora (UE) foi, por muito tempo, considerada o exame de imagem ideal na abordagem de pacientes com urolitíase. Porém, estudos atuais mostram que a sensibilidade, especificidade e acurácia diagnóstica da TC são superiores à UE na avaliação desses pacientes. A urografia excretora é pouco sensível para cálculos pequenos ou não obstrutivos.

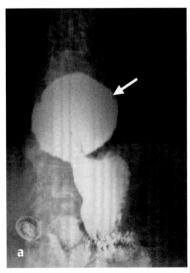
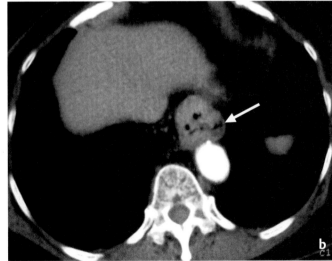

Fig. 6-32. (**a**) EED demonstrando volumosa hérnia de hiato (seta). (**b**) Corte axial de TC ao nível da transição toracoabdominal evidenciando uma massa com imagens gasosas no seu interior, localizada anteriormente à aorta, relacionada com uma hérnia de hiato.

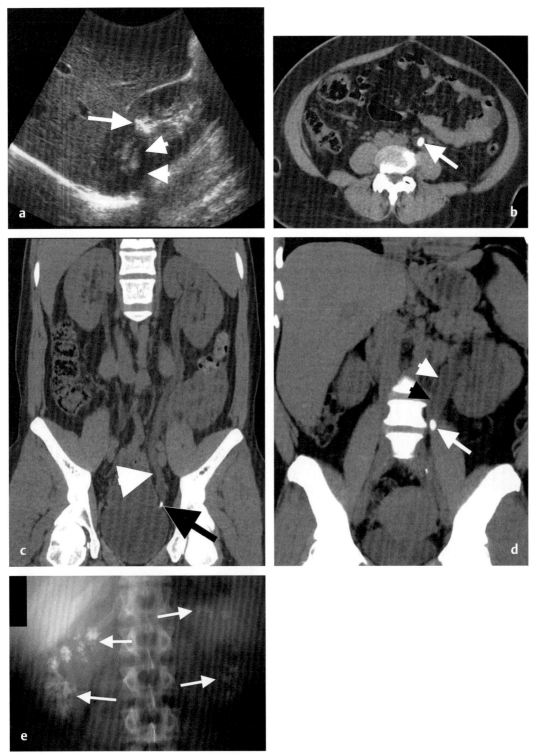

Fig. 6-33. (a) Ultrassonografia evidenciando cálculo renal com sombra acústica posterior. (b) Corte axial de TC de um paciente com ureterolitíase à esquerda (seta). (c, d) Reconstruções coronais de TC demonstrando cálculos ureterais (setas), com dilatação à montante dos ureteres (pontas de setas). (e) Radiografia simples de paciente com extensas calcificações no parênquima renal bilateralmente (nefrocalcinose).

A ultrassonografia tem sido utilizada na detecção de cálculos renais e se tornou um método de boa sensibilidade, inclusive para detecção de cálculos radiotransparentes e hidronefrose, embora alguns pacientes com obstrução aguda possam apresentar pouca ou nenhuma dilatação pielocalicinal. Os cálculos tipicamente apresentam-se como focos hiperecogênicos, brilhantes e com sombra acústica posterior (Fig. 6-33). Entretanto, a capacidade da ultrassonografia em detectar cálculos renais pode variar, dependendo do seu tamanho (baixa sensibilidade para cálculos renais < 4 mm), localização (maior dificuldade no diagnóstico de cálculos localizados na junção ureteropiélica ou no ureter médio) e biótipo do paciente (obesos), além de ser um exame muito dependente do operador. O método também pode fornecer diagnósticos alternativos.

A TC helicoidal/*multislice* é um método de alta sensibilidade e especificidade para o diagnóstico de urolitíase. O principal achado é de calcificação no sistema coletor (Fig. 6-33), podendo haver sinais secundários de obstrução, como nefromegalia, hidronefrose, presença de borramento da gordura perirrenal, coleções líquidas perirrenais e espessamento da fáscia renal. Cálculos urinários geralmente não são visíveis na ressonância magnética, entretanto, podem ser visualizados indiretamente como um defeito de enchimento no sistema coletor.

Pielonefrite Aguda

A pielonefrite aguda é o termo utilizado para denominar o processo inflamatório/infeccioso renal. Trata-se de uma doença comum, que acomete o parênquima, o interstício e a pelve renal. Ocorre mais comumente em mulheres jovens, com pico dos 15 aos 40 anos. O agente mais comum é a *Escherichia coli* por via ascendente, e o *Staphylococcus aureus* por disseminação hematogênica. Refluxo vesicoureteral, obstrução do trato urinário, urolitíase, diabetes, disfunção vesical, imunossupressão, gravidez e malformações congênitas são algumas condições predisponentes.

O quadro clínico-laboratorial geralmente é de dor lombar, fraqueza, calafrios, febre, podendo estar associado à leucocitose, piúria, bacteriúria, hematúria e ocasionalmente bacteriemia.

Na grande maioria das vezes o diagnóstico é clínico-laboratorial, e geralmente a utilização rotineira de métodos de imagem não é necessária. Quando necessário (dúvida diagnóstica ou eventuais complicações), a tomografia computadorizada com contraste iodado intravenoso é o exame mais recomendado. As principais complicações são abscessos renais e perirrenais, pielonefrite enfisematosa, pionefrose e alterações hepatobiliares.

Os principais achados na TC são áreas hipoatenuantes mal definidas parenquimatosas após a administração endovenosa do contraste (**nefrograma radiado**), aumento do volume renal, dilatação pielocalicinal, aumento (hemorragia) ou redução (edema) da densidade do parênquima, densificação da gordura perirrenal, espessamento da fáscia renal e presença de abscessos (Fig. 6-34).

A ultrassonografia pode demonstrar hidronefrose, urolitíase, aumento do volume renal, perda da diferenciação corticomedular e heterogeneidade do parênquima, lesão focal hipoecogênica (abscesso) e apagamento da gordura perirrenal. Porém, em cerca de 50-70% dos casos, a ultrassonografia é normal.

Carcinoma de Células Renais (CCR)

O câncer do parênquima renal em adultos corresponde de 2 a 3% de todas as neoplasias malignas, sendo mais frequente em homens. A faixa etária de maior incidência é entre os 50-70 anos. É também conhecido como **hipernefroma**.

O sintoma mais comum é a hematúria micro ou macroscópica que ocorre em aproximadamente 60% dos pacientes. A tríade clássica de hematúria, dor abdominal e massa palpável está presente em menos de 10% dos pacientes.

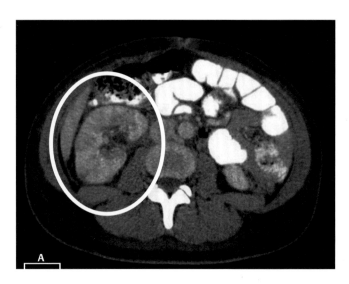

Fig. 6-34. Pielonefrite aguda. Áreas hipoatenuantes mal definidas de realce pelo contraste no rim direito (nefrograma radiado).

A ultrassonografia é o método utilizado na investigação inicial das massas renais, por causa de seu baixo custo, ampla disponibilidade e capacidade de diferenciação entre cisto renal e massa sólida. À ultrassonografia, os carcinomas de células renais são lesões primariamente sólidas, com ecogenicidade variável, podendo apresentar áreas císticas decorrentes de necrose ou hemorragia. Em alguns casos podem ser predominantemente císticos.

Os CCRs geralmente apresentam-se como nódulos renais hipervascularizados, heterogêneos, podendo haver extensão perirrenal ou para o seio renal, invasão vascular (veia renal e veia cava inferior), acometimento linfonodal ou metástases a distância (Fig. 6-35). Vale lembrar que lesões císticas com septações, contornos irregulares, nódulos murais ou paredes espessas são consideradas suspeitas para CCR.

Lesões Císticas Renais

Os cistos renais são comumente observados na população em geral e aumentam sua incidência com a idade. Os cistos simples podem ser únicos ou múltiplos e bilaterais. Geralmente são assintomáticos e ocorrem mais frequentemente em indivíduos com mais de 50 anos. Raramente evoluem para ruptura, hemorragia, dor, infecção ou causam hipertensão. O aspecto ecográfico típico do cisto simples é de lesão arredondada hipoecogênica (anecoica), de contornos regulares, paredes finas e conteúdo homogêneo (Fig. 6-36), não sendo necessário, nesses casos, nenhum acompanhamento ou exame complementar para afastar neoplasia. Na TC apresentam-se como lesões hipodensas, de contornos regulares, com densidade baixa, sem realce pelo meio de contraste (Fig. 6-37). Os cistos parapiélicos são relativamente frequentes e ocorrem no seio renal, fora do sistema pielocalicinal, sendo geralmente assintomáticos e, às vezes, confundidos com hidronefrose (Fig. 6-38).

A principal questão clínica consiste em distinguir os cistos simples dos cistos complexos. Geralmente utiliza-se a **classificação tomográfica de Bosniak** como ferramenta para diagnóstico e manejo dos cistos renais. Esta classificação tem sido utilizada por urologistas e radiologistas como uma forma eficaz de classificar de maneira clara e uniforme estas lesões (Quadro 6-5). As lesões císticas renais são classificadas em cirúrgicas (com probabilidade de serem malignas) ou não cirúrgicas (benignas).

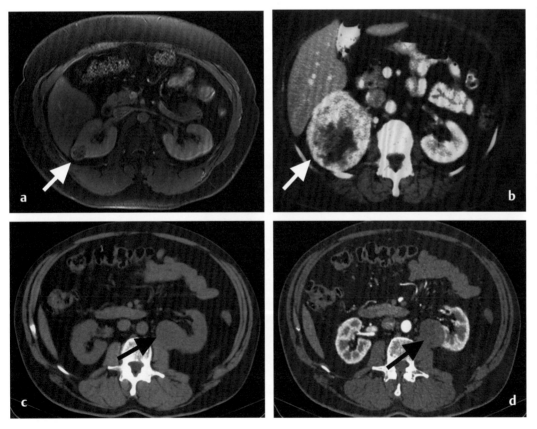

Fig. 6-35. Carcinoma de células renais. (**a**) RM ponderada em T1 demonstrando nódulo renal direito, sólido, heterogêneo. (**b**) TC evidenciando volumoso processo expansivo comprometendo o rim direito. (**c, d**) Cortes de TC de paciente com lesão focal em rim esquerdo demonstrando as fases pré (**c**) e pós (**d**) à administração endovenosa do contraste iodado.

Fig. 6-36. Ultrassonografia do rim. Cistos renais simples com reforço acústico posterior (setas).

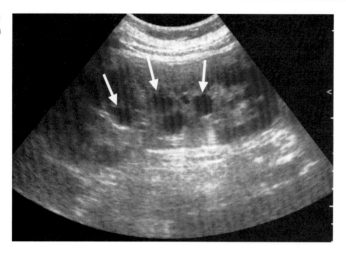

Fig. 6-37. TC *multislice* (reconstrução coronal). Cistos renais bilaterais.

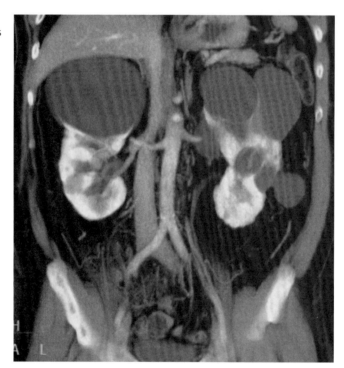

Fig. 6-38. USG evidenciando dilatação difusa da pelve renal em um paciente com hidronefrose.

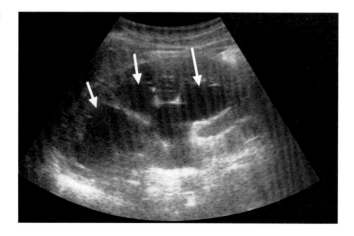

Quadro 6-5. Classificação de Bosniak para Cistos Renais

Classificação	Características	Probabilidade de malignidade (%)	Conduta proposta
I Cistos simples	Conteúdo hipoatenuante homogêneo (0-20 HU), contornos regulares, sem calcificações, septos, espessamento parietal ou realce pós-contraste	0	Não há necessidade de prosseguir investigação
II Cistos minimamente complicados	Alguns finos septos (< 1 mm), pequenas calcificações parietais ou septais, cistos hiperdensos < 3 cm, sem realce pós-contraste	Próximo a 0	Não há necessidade de prosseguir investigação
IIF (*Follow-up*) Cistos minimamente complicados que requerem acompanhamento	Maior número de septos finos, septos ou paredes minimamente espessados, porém regulares, calcificações grosseiras, espessas, cistos hiperdensos intrarrenais > 3 cm	5%	Reavaliação em 6 meses e acompanhamento anual
III Cistos indeterminados	Espessamento parietal ou septos espessos e irregulares, com realce pelo contraste, com ou sem calcificações	45-60%	Exploração cirúrgica
IV Neoplasias císticas	Espessamento parietal ou septal grosseiro, nodular, com componente sólido junto às paredes ou septos, com realce pós-contraste	90-100%	Exploração cirúrgica

Quadro 6-6. Exames de Imagem na Urolitíase

Urolitíase
TC helicoidal/multislice Padrão ouro
Rx + US Alternativa quando TC helicoidal/*multislice* indisponível
US Detecção de hidronefrose Baixa sensibilidade para cálculos < 4 mm Exame muito dependente do operador
Urografia excretora Pouco sensível para cálculos pequenos ou não obstrutivos

Angiomiolipoma Renal

Os angiomiolipomas renais são tumores benignos, compostos de tecido adiposo, vasos e músculo liso em proporções variáveis. Frequentemente são achados incidentais em exames de imagem e são bem conhecidos dos radiologistas.

A maioria é assintomática, porém, quando sintomáticos, podem causar dor no flanco e hematúria; e o tratamento cirúrgico deve ser considerado. Podem manifestar-se de duas formas: isolada (80-90%) ou associada à esclerose tuberosa (10-20%). A forma isolada, frequentemente, ocorre em pacientes de meia-idade e é mais comum em mulheres. Geralmente a lesão é pequena, arredondada, unilateral e assintomática. Quando associada à esclerose tuberosa, geralmente é bilateral e multifocal.

A ultrassonografia revela nódulo hiperecogênico, geralmente pequeno e homogêneo. Entretanto, o achado ecográfico é inespecífico, já que outras lesões podem ter aspecto semelhante (p. ex., carcinoma de células renais). A presença de gordura no interior de um nódulo renal, embora não patognomônica, virtualmente conduz ao diagnóstico de angiomiolipoma. Por isso, métodos

Fig. 6-39. (**a**, **b**) Cortes axiais de TC demostrando lesões nodulares com densidade de gordura nos rins, compatíveis com angiomiolipomas. Observar a densidade de gordura (-68 UH) (**b**).

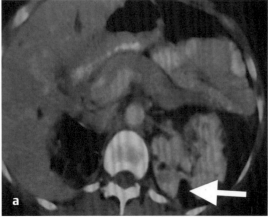
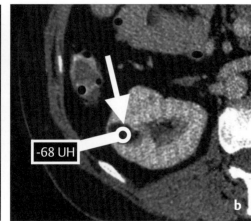

de imagem com capacidade de caracterização tecidual, como a TC e a RM, são considerados os melhores exames para o diagnóstico. A tomografia revela nódulo com conteúdo predominantemente gorduroso e atenuação de -30 a -100 UH (Fig. 6-39). Da mesma forma, a RM revela nódulo com hipersinal em T1 e supressão do sinal na sequência com saturação de gordura, demonstrando a presença de tecido adiposo na lesão.

Adenoma de Suprarrenal

O adenoma é o tumor mais comum da suprarrenal. Frequentemente são lesões não funcionantes e achados incidentais em pacientes assintomáticos. As lesões hiperfuncionantes podem causar síndrome de Cushing, hiperaldosteronismo e hiperandrogenismo.

Patologicamente, sua principal característica é conter gordura intracitoplasmática, e isto vai ser importante para o diagnóstico por meio dos métodos de imagem (TC/RM), já que este conteúdo lipídico tem alta correlação com a baixa atenuação na TC e a queda de sinal na RM com a técnica de supressão de gordura. A ultrassonografia pode eventualmente detectar lesões maiores que 2 cm, mas não é útil para definir as suas características morfológicas. A tomografia computadorizada é considerada a principal modalidade de imagem na detecção e caracterização das lesões suprarrenais. A TC tipicamente mostra nódulo hipodenso, pequeno (< 4 cm), homogêneo, bem delimitado e de contornos regulares, apresentando atenuação < 10 HU (Fig. 6-40).

Fig. 6-40. TC de abdome demonstrando um adenoma suprarrenal. Nódulo hipodenso, homogêneo e bem delimitado na suprarrenal esquerda.

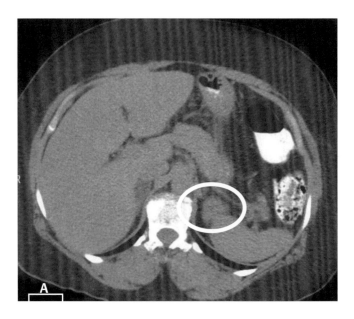

Escroto Agudo

O escroto agudo é definido como uma síndrome clínica caracterizada por um aumento súbito e doloroso da bolsa escrotal. O quadro exige diagnóstico rápido e preciso, e uma cirurgia de emergência pode ser necessária para salvar o testículo. De um modo geral, ocorre em crianças, adolescentes ou adultos jovens, e a primeira hipótese diagnóstica é a de **torção do testículo** (cordão espermático).

Outras condições também devem ser consideradas, como orquiepididimite (viral ou bacteriana), trauma escrotal, torção dos apêndices do testículo ou do epidídimo, hérnia inguinoscrotal, hidrocele e outros.

A ultrassonografia escrotal com Doppler é considerada o principal exame nesta situação. Na torção testicular, a dor é geralmente súbita, intensa, acordando o paciente. Os achados ultrassonográficos mostram testículo aumentado e hipoecogênico, decorrente do edema, podendo tornar-se heterogêneo mais tardiamente, refletindo a congestão vascular associada à hemorragia e áreas de infarto. A ausência de fluxo do lado afetado ao estudo Doppler, associado à presença de fluxo no testículo contralateral, faz o diagnóstico de torção. Em torções incompletas, o fluxo é detectado, mas está diminuído. Outros achados são hidrocele reativa e espessamento da parede escrotal.

Leiomioma Uterino

Os leiomiomas são tumores benignos do tecido muscular liso. É o tumor mais comum do útero. Acomete principalmente mulheres no período reprodutivo, mas pode ocorrer em todas as faixas etárias, com uma maior incidência na raça negra.

Podem ser únicos ou múltiplos e apresentar tamanhos variados. Macroscopicamente, são tumores bem delimitados e arredondados, envolvidos por uma pseudocápsula. A maioria das pacientes é assintomática, mas podem apresentar menorragia e dismenorreia. Dor abdominal pode ocorrer e geralmente resulta da degeneração do mioma, mais comumente observada durante a gravidez.

Os nódulos apresentam localizações variáveis: submucoso (subendometrial), intramural (completamente envolvido pelo miométrio) e subseroso (quando se desenvolve na superfície externa uterina).

A ultrassonografia pélvica transvaginal é o método mais utilizado para o diagnóstico. O aspecto ecográfico é de nódulo hipoecogênico, podendo ser heterogêneo, bem delimitado, localizado no miométrio. A RM também apresenta excelente sensibilidade para caracterização e localização precisa dos miomas, que apresenta hipossinal nas sequências em T1 e T2 (Fig. 6-41).

Cisto Ovariano

Os cistos ovarianos são lesões frequentes na população feminina. A questão clínica mais importante no diagnóstico do cisto ovariano é excluir malignidade. O risco de malignidade aumenta com a idade, e a maioria dos tumores malignos é diagnosticada em mulheres na pós-menopausa. A ultrassonografia é o método mais utilizado para o diagnóstico. A RM pode ser utilizada em casos duvidosos e na eventual caracterização dos componentes teciduais da lesão, e a TC geralmente é utilizada no estadiamento da doença maligna.

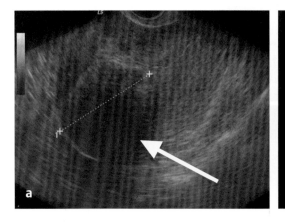
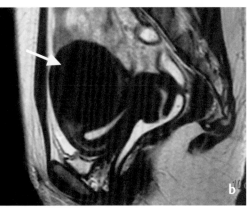

Fig. 6-41. Pacientes com leiomioma uterino. Figuras mostrando o aspecto hipoecoico na USG (**a**) e hipointenso na RM (**b**).

Os cistos não neoplásicos são mais frequentes na menacme. A maioria resolve-se espontaneamente e não há necessidade de cirurgia na ausência de complicações. Os cistos podem ser funcionais (associados à produção hormonal) ou não funcionais.

Os **cistos foliculares** são geralmente assintomáticos e constituem a forma mais comum de cisto ovariano na mulher em fase reprodutiva. Estão relacionados com a fase do ciclo, sendo a maioria unilocular, com paredes finas, conteúdo anecoico, homogêneos e, em geral, pequenos (1-3 cm).

Os **cistos de corpo lúteo** ocorrem após a ovulação e tendem a ser maiores e mais sintomáticos. O aspecto à ultrassonografia é de cisto com paredes espessadas e onduladas/irregulares e conteúdo heterogêneo, geralmente regredindo em 4-6 semanas (Fig. 6-42). Quando ocorre hemorragia interna (cisto hemorrágico), o aspecto ecográfico é variado.

Os **cistos tecaluteínicos** habitualmente são decorrentes da hiperestimulação ovariana (uso de medicamentos estimuladores dos ovários, gemelaridade, gestação molar etc.) e apresentam-se como cistos grandes multiloculados e bilaterais.

Outros cistos que ocorrem com relativa frequência nos ovários são os **cistos endometrioides** (**endometriomas**). O uso da RM pélvica tem avançado muito na caracterização de pequenos focos de endometriomas que não são diagnosticados pela USG.

Hiperplasia Prostática Benigna (HPB)

A hiperplasia prostática benigna (HPB) é a doença urológica de maior prevalência em homens com idade superior a 50 anos. Os dois fatores determinantes mais conhecidos são a idade e os andrógenos. A HPB raramente ocorre antes dos 30 anos, e sua incidência aumenta bastante com o avançar da idade.

A hiperplasia caracteriza-se pela multiplicação benigna das células prostáticas. Quando isso acontece, o aumento da próstata comprime a bexiga e a uretra, provocando os sintomas. O quadro clínico pode cursar com comprometimento do volume e da força do jato urinário, interrupção do fluxo, gotejamento terminal, noctúria, urgência, disúria e sensação de esvaziamento vesical incompleto. Pode haver elevação do PSA. O diagnóstico de HPB é eminentemente clínico.

A ultrassonografia pélvica (transabdominal) pode mostrar informações sobre o tamanho da próstata (peso) e sua configuração (Fig. 6-43). A USG e a cistografia podem fornecer dados sobre a morfologia da parede vesical, permitindo avaliar as alterações crônicas decorrentes do maior esforço da musculatura vesical para eliminar a urina (**"bexiga de esforço"**). As alterações vesicais iniciam-se com o espessamento de sua parede, trabeculações e formação de divertículos (Fig. 6-44). Outra utilidade do método é a medida do resíduo pós-miccional, que constitui mais um dado para a escolha do tratamento.

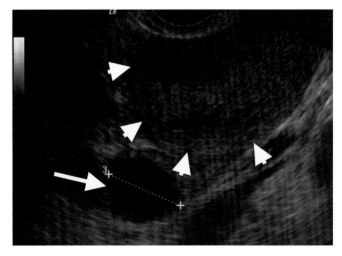

Fig. 6-42. Ultrassonografia. Cisto simples no ovário (seta) adjacente ao corpo do útero (pontas de setas).

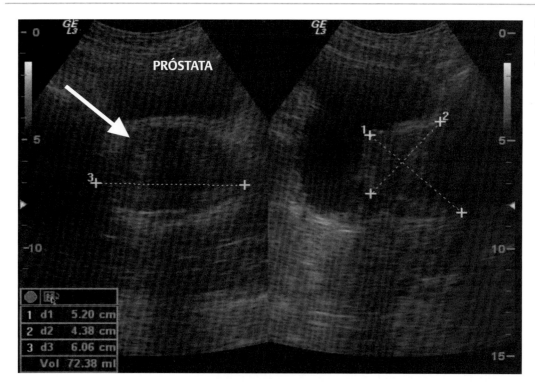

Fig. 6-43. Ultrassonografia pélvica. Próstata com dimensões aumentadas (peso = 72 g).

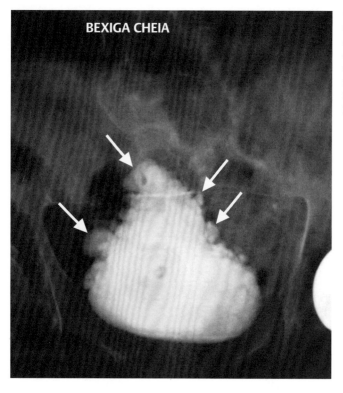

Fig. 6-44. Cistografia evidenciando uma bexiga de esforço. Observar a presença de múltiplos divertículos decorrentes da fragilidade da parede vesical em virtude do maior esforço da musculatura para eliminar a urina (setas).

Câncer de Próstata

O adenocarcinoma prostático (ADP) é o segundo tumor em incidência e mortalidade dentre as neoplasias malignas masculinas. É encontrado principalmente acima dos 50 anos. Embora o câncer de próstata tenha em geral evolução lenta, sua história natural pode ser muito variável, apresentando, por vezes, aparecimento precoce de metástases.

Alguns fatores prognósticos permitem prever o comportamento biológico mais agressivo desses tumores, como histologia desfavorável, PSA muito elevado e extensão local. Os métodos empregados no rastreamento populacional do ADP são a dosagem sérica do antígeno prostático específico (PSA) e o toque retal. A biópsia prostática guiada por ultrassonografia transretal é o método de escolha para o diagnóstico histológico da doença.

O achado ultrassonográfico mais comum é de um nódulo hipoecoico da zona periférica, podendo apresentar hipervascularização ao estudo Doppler. A TC pode ser útil na detecção de linfonodomegalias e metástases a distância. A RM endorretal da próstata pode ser utilizada para o estadiamento locorregional da doença (extensão extracapsular, invasão das vesículas seminais e detecção de linfonodomegalias).

■ DOENÇAS VASCULARES

Aneurisma da Aorta Abdominal (AAA)

A palavra aneurisma deriva do grego "aneurysma" e significa dilatação. Aneurisma da aorta é definido como dilatação permanente, localizada, maior que 50% do diâmetro normal esperado. Existem referências na literatura, que consideram o aneurisma de aorta abdominal como uma dilatação maior que 3 cm no seu maior diâmetro verdadeiro.

É uma doença de alta incidência em indivíduos acima dos 65 anos de idade. Geralmente está associado à presença de hipertensão arterial, tabagismo, doença pulmonar obstrutiva crônica. Frequentemente assintomático, sua história natural cursa com aumento progressivo do diâmetro, podendo evoluir com complicações (p. ex., dissecção) e ruptura.

É geralmente diagnosticado em exames de imagem solicitados para outros fins. O exame físico pode revelar tumoração pulsátil no abdome. O diagnóstico inicial é geralmente feito pela ultrassonografia abdominal, sendo muitas vezes achado incidental. A TC é o método mais frequentemente utilizado na avaliação dos diâmetros do aneurisma, identificando suas relações anatômicas vasculares (relação com artérias renais e vasos mesentéricos) e sendo capaz de avaliar suas características morfológicas e suas paredes (importante para o diagnóstico de aneurisma inflamatório) bem como suas complicações. A RM também pode ser utilizada para estes fins. A complicação mais temida do AAA é a ruptura.

A ruptura está mais relacionada com aneurismas grandes, de crescimento rapidamente progressivo ou com início recente de sintomas. A TC de urgência é o exame de escolha quando há dúvida sobre a integridade do aneurisma (ruptura). Os principais achados tomográficos do aneurisma roto são borramento periaórtico, hematoma retroperitoneal e extravasamento do meio de contraste (Fig. 6-45).

Síndrome Aórtica Aguda (SAA)

A dissecção aórtica, incorretamente denominada de aneurisma dissecante, é a mais comum entidade clínica aguda da aorta, exigindo pronto diagnóstico e tratamento médico. O termo SAA tem sido utilizado recentemente e inclui a dissecção aórtica clássica, o hematoma intramural e a úlcera aterosclerótica penetrante. Clinicamente as três situações se assemelham, e o diagnóstico

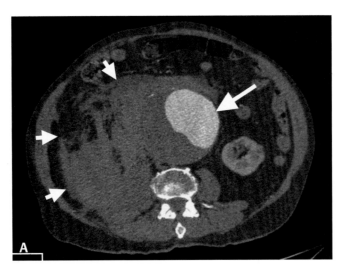

Fig. 6-45. TC *multislice*. Aneurisma de aorta abdominal roto (seta), com hematoma retroperitoneal à direita (pontas de setas).

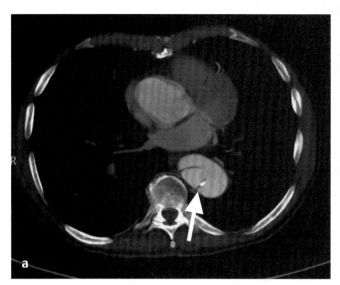
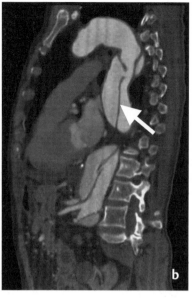

Fig. 6-46. (a, b) TC *multislice* nos planos axial e sagital. Dissecção aórtica tipo B de Stanford (não envolve a aorta ascendente).

diferencial geralmente é feito pela ecografia transesofágica ou angiotomografia. Dor é o sintoma mais frequente. As dissecções podem ser agudas (se o diagnóstico é feito dentro de duas semanas a partir do início dos sintomas) ou crônicas (diagnóstico é feito após duas semanas de evolução). O evento inicial na dissecção aórtica, na maioria das vezes, é uma fenda intimal pela qual o sangue penetra na camada média da aorta (*flap intimal*).

A dissecção pode-se originar de qualquer segmento da aorta e envolver qualquer um de seus ramos. A classificação mais empregada atualmente é a proposta por Daily *et al.* da Universidade de Stanford (tipos A e B). O que diferencia uma da outra é o envolvimento (tipo A) ou não (tipo B) da aorta torácica ascendente. Na dissecção do tipo A de Stanford, a intervenção cirúrgica deve ser imediata e tem por objetivos evitar a isquemia miocárdica ou ruptura e morte por tamponamento cardíaco.

Na urgência, a TC (AngioTC) da aorta torácica e abdominal é o método utilizado para o diagnóstico. Os achados tomográficos na dissecção clássica são identificação de "*flap* intimal" e caracterização de duas luzes (luz falsa e verdadeira), com diferentes velocidades de fluxo (Fig. 6-46). Outros achados incluem deslocamento medial da camada íntima calcificada, compressão da luz verdadeira, hematoma parietal e aumento do diâmetro da aorta.

Isquemia Mesentérica Aguda

A isquemia mesentérica aguda consiste na ausência ou diminuição acentuada do fluxo sanguíneo em determinada parte ou em todo o intestino por comprometimento arterial, venoso ou da microcirculação intestinal, podendo levar à morte tecidual e necrose. É uma condição com alta morbimortalidade e geralmente subdiagnosticada.

A doença pode ser classificada em aguda e crônica, com base na rapidez e no grau que o fluxo sanguíneo é comprometido e no quadro clínico. Dor abdominal aguda, vômitos, alteração na característica das fezes e distensão abdominal são sintomas frequentes.

A TC tem papel fundamental no diagnóstico precoce da doença decorrente de sua capacidade em demonstrar a vascularização mesentérica arterial e venosa. Os achados mais comuns são espessamento parietal de alças intestinais, geralmente circunferencial, preservando a estratificação das camadas da parede, com aspecto em "alvo". Outros achados incluem a visualização do trombo arterial ou venoso, distensão de alças intestinais, ausência ou redução do realce parietal intestinal. Também pode-se observar a presença de gás nas paredes das alças intestinais (**pneumatose intestinal**) decorrente do processo de necrose da alça (Fig. 6-3). Nas fases mais tardias da doença, esse gás pode passar da parede da alça, atingir a circulação mesentérica e ir para a veia porta.

Trombose da Veia Porta

A trombose da veia porta é a causa mais comum de hipertensão portal pré-hepática. Possui uma etiologia variada, incluindo desidratação, estados de choque, neoplasias malignas (hepatocarcinomas, metástases hepáticas, carcinoma de pâncreas, leiomiossarcoma primário da veia porta), pancreatite crônica, hepatites, esplenectomia, estados de hipercoagulabilidade, como a gravidez entre muitas outras.

Embora a trombose completa de veia porta possa cursar com hipertensão portal, tromboses parciais isoladas geralmente não cursam. A ultrassonografia com Doppler constitui-se um método de grande utilidade no diagnóstico, demonstrando ausência de fluxo no vaso. Tanto a TC quanto a RM também podem ser úteis no diagnóstico (Fig. 6-47). Nos casos de trombose crônica, pode haver **transformação cavernomatosa**, que consiste na presença de vasos tortuosos na topografia da veia porta, representando circulação colateral periportal.

■ LINFOMAS

A incidência dos linfomas de Hodgkin (LH) e não Hodgkin (LNH) é de 8% de todas as doenças malignas. A maioria dos pacientes apresenta adenopatia superficial, geralmente localizada no pescoço e com menor frequência na axila e na região inguinal. Estes linfomas são potencialmente curáveis, e a extensão da doença é o fator mais importante que influencia a remissão e a sobrevida dos pacientes.

A USG pode ser útil na avaliação das adenopatias para-aórticas e também pode detectar linfonodos aumentados em outras cadeias. Atualmente, a TC é o estudo de imagem de escolha para a detecção e estadiamento dos linfomas. O exame é útil na detecção de infiltração linfomatosa em diversos órgãos abdominais, incluindo linfonodos retroperitoneais, pélvicos, mesentéricos, assim como infiltração neoplásica do fígado, baço, rins, pâncreas, tubo digestório e outros. Linfonodomegalias e acometimentos hepático e esplênico são os achados tomográficos mais frequentes. O método tem um importante papel na avaliação da extensão da doença, estadiamento, planejamento e avaliação da resposta terapêutica e monitorização do progresso da doença.

■ CORPO ESTRANHO INTRA-ABDOMINAL

Os corpos estranhos intra-abdominais podem ser resultantes de etiologias acidentais ou propositais. Os corpos estranhos acidentais estão relacionados principalmente com procedimentos cirúrgicos ou decorrentes de trauma. Os de etiologias propositais mais usuais são crianças que engolem objetos e adultos curiosos que intencionalmente se afligem com materiais diversos (Fig. 6-48).

Aqueles decorrentes de intervenções cirúrgicas têm sido descritos mais frequentemente na literatura médica. Provavelmente por estarem relacionados com suas implicações médico-legais e consequente subnotificação.

A maior parte dos casos está relacionada com grandes cirurgias abdominais, cirurgias oncológicas, ginecológicas, cirurgias de emergência, muitas vezes com tempo cirúrgico elevado e hemorragia intraoperatória.

Os objetos mais frequentemente encontrados na cavidade abdominal são de natureza iatrogênica (compressa cirúrgica e gazes). Ao conjunto formado por este modelo de matriz e a reação tecidual formada ao seu redor é dada a denominação de **gossipiboma** ou **textiloma**.

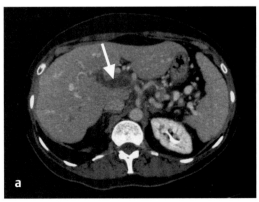 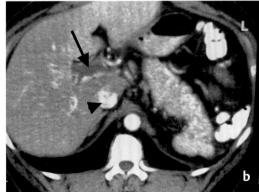

Fig. 6-47. TC de abdome. (**a**, **b**) Pacientes com trombose da veia porta. Observar a falha de enchimento pelo meio de contraste decorrente de um trombo em veia porta (setas). Comparar ao contraste opacificando normalmente a veia cava inferior (ponta de seta).

RADIOLOGIA ABDOMINAL

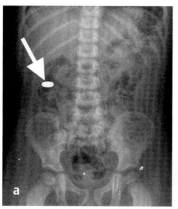
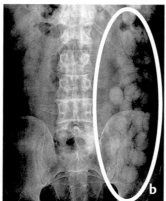
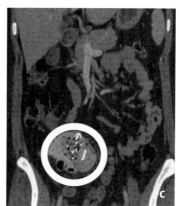
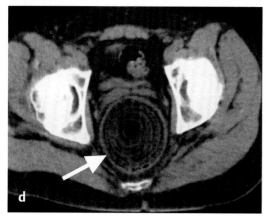

Fig. 6-48. Corpos estranhos no abdome. (**a**) Criança de 5 anos que engoliu uma moeda. (**b**) Radiografia simples do abdome evidenciando várias imagens radiopacas em cólon descendente relacionadas com pacotes de cocaína. (**c**) TC de abdome assinalando um textiloma decorrente de uma compressa cirúrgica, demonstrando o aspecto em "miolo de pão". Observar o borramento da gordura peritoneal adjacente, decorrente do processo inflamatório. (**d**) TC de abdome de um paciente com uma cebola na ampola retal.

O aspecto na imagem é variável, dependendo do tipo de objeto (têxtil ou metálico). A radiografia simples em anteroposterior e em perfil pode ser útil, principalmente nos casos de objetos metálicos (linhas ou objetos radiopacos). A ultrassonografia revela formação heterogênea com sombra acústica posterior. A tomografia computadorizada é muito útil no diagnóstico. Tipicamente revela imagem hipodensa heterogênea, com bolhas de gás no seu interior, tipo "miolo de pão", por vezes encapsulada. Os principais diagnósticos diferenciais são fecaloma, hematoma, abscesso intra-abdominal, tumores entre outros.

■ RADIOLOGIA EM OBSTETRÍCIA

Um aspecto que precisa ser destacado neste capítulo é a ultrassonografia obstétrica. Apesar do surgimento de outros métodos de diagnóstico por imagem, como a RM fetal (ver Capítulo 8), a ultrassonografia é, sem sombra de dúvida, o método de escolha para o diagnóstico e acompanhamento da gravidez. Além de um exame de fácil acesso e baixo custo, apresenta alta sensibilidade e especificidade para uma excelente análise do feto e dos anexos fetais, como a placenta, cordão umbilical e o líquido amniótico.

Novas técnicas, como o Doppler e a ultrassonografia em 3D, permitem a avaliação vascular fetal umbilical e placentária além da pesquisa de malformações congênitas. Esses avanços também têm permitido, além do acompanhamento da evolução da gestação, uma série de condutas e procedimentos terapêuticos intrauterinos nunca antes imaginados.

O protocolo para a avaliação ultrassonográfica de uma gestação normal deve incluir, pelo menos, quatro exames: um no início e um no final do primeiro trimestre, um no 2º trimestre e outro no trimestre final da gravidez. Desse modo, podemos dividir a avaliação ultrassonográfica da gestação nestes três momentos.

Ultrassonografia do 1º Trimestre (até 14 Semanas de Gestação)

A visualização do saco gestacional implantado no endométrio já pode ser caracterizada pela ultrassonografia em torno de quatro a cinco semanas pela via transvaginal e cinco a seis semanas pela via abdominal, contadas a partir do dia da última menstruação da paciente (Fig. 6-49).

Fig. 6-49. (a) Ultrassonografia pélvica via transvaginal demonstrando um saco gestacional de seis semanas implantado na cavidade uterina. (b) Imagem ampliada de uma gestação de nove semanas evidenciando o aspecto de um embrião dentro da bolsa amniótica.

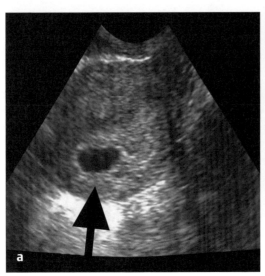
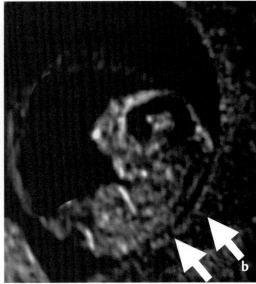

No final desse período também deve ser realizada a ultrassonografia morfológica do primeiro trimestre.

Uma série de diagnósticos pode ser feita nessa fase, como gravidez ectópica, gemelar e várias anomalias de desenvolvimento, como anencefalias ou onfaloceles.

É também nesse período que deve ser realizado o exame de **translucência nucal,** que permite caracterizar um pequeno acúmulo fisiológico de líquido na região da nuca fetal. Um aumento desse líquido representa uma elevação no fator de risco para algumas alterações fetais, como malformações cardíacas e anomalias cromossômicas, como a síndrome de Down (Fig. 6-50).

Ultrassonografia do 2° Trimestre (de 15 a 26 Semanas de Gestação)

O período ideal para a realização da ultrassonografia morfológica do 2° trimestre é em torno de 22 a 26 semanas de gestação.

Nesse período todos os órgãos e estruturas fetais já estão formados e desenvolvidos o suficiente para realizar uma análise anatômica satisfatória, permitindo uma detecção de malformações fetais superior a 70%. O exame permite caracterizar uma série de alterações, como fendas palatinas, síndromes genéticas e malformações encefálicas e cardíacas.

A análise da placenta também é bem mais detalhada, permitindo-se avaliar sua localização em relação ao colo do útero, e estabelecer seu posicionamento. Com o Doppler colorido, realiza-se a avaliação para a detecção dos fluxos sanguíneos do cordão umbilical, que deve conter uma veia e duas artérias.

Além de tudo isso, o exame ultrassonográfico para a avaliação do comprimento do colo do útero pode ajudar a prevenir o parto prematuro em gestantes com o colo curto, por meio de intervenções profiláticas durante o restante da gravidez.

Ultrassonografia do 3° Trimestre (de 27 a 38 Semanas de Gestação)

A última avaliação ultrassonográfica em uma gravidez sem intercorrências deve ser realizada preferencialmente entre 34 e 37 semanas. Seu principal objetivo é detectar as possíveis alterações mais prevalentes que ocorrem no final da gestação. Esta última avaliação vai determinar vários pontos importantes, como o volume de líquido amniótico, o crescimento e posicionamento fetal e a relação da placenta com o colo uterino, permitindo, muitas vezes, o planejamento prévio da via mais adequada para a realização do parto (normal ou cesárea).

O estudo por Doppler (Doppler obstétrico) analisa os fluxos sanguíneos do útero, feto e placenta, permitindo uma importante avaliação da função placentária, e se ela está garantindo o aporte adequado de nutrientes ao feto.

No terceiro trimestre também é realizado o **Perfil Biofísico Fetal** (PBF), que analisa o volume de líquido amniótico e as atividades respiratórias, cardíacas, movimentos corporais e o tônus fetal.

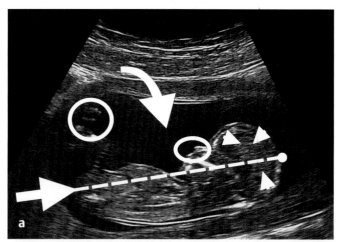
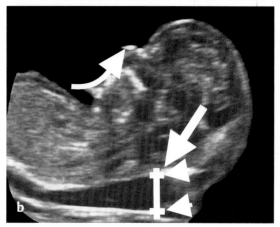
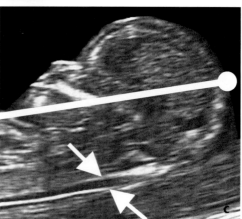

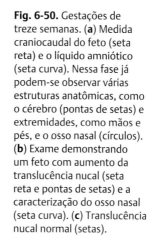

Fig. 6-50. Gestações de treze semanas. (**a**) Medida craniocaudal do feto (seta reta) e o líquido amniótico (seta curva). Nessa fase já podem-se observar várias estruturas anatômicas, como o cérebro (pontas de setas) e extremidades, como mãos e pés, e o osso nasal (círculos). (**b**) Exame demonstrando um feto com aumento da translucência nucal (seta reta e pontas de setas) e a caracterização do osso nasal (seta curva). (**c**) Translucência nucal normal (setas).

Doenças Abdominais em Gestantes

A dor abdominal aguda em gestantes é um desafio diagnóstico, principalmente por causa das alterações anatômicas e fisiológicas. Dor abdominal, náuseas e vômitos normalmente ocorrem durante a gestação. Leve leucocitose e anemia também são consideradas fisiológicas. Por isso, muitas vezes é necessária a utilização dos métodos de imagem para auxiliar na diferenciação entre condições relacionadas com a gravidez e doenças abdominais. O método de escolha para avaliação de gestantes com dor abdominal aguda também é a ultrassonografia. Se a ultrassonografia não for diagnóstica, prossegue-se a investigação com outras modalidades de imagem. A RM é preferencialmente utilizada nestes casos, entretanto, quando não disponível, poderá ser substituída pela TC, se o benefício superar o risco de exposição aos raios X. Várias patologias podem ser diagnosticadas durante a gestação, como apendicite aguda, colelitíase/colecistite, coledocolitíase, pancreatite, pielonefrite, urolitíase, doença inflamatória intestinal, leiomiomas, lesões anexiais entre outras. Em decorrência do atraso diagnóstico, a morbidade destas doenças geralmente é maior em gestantes.

■ LITERATURA SUGERIDA

Abdominal-Pelvic MRI. Radiology. 2004 Mar;230:676.

Araújo Júnior E, Zanforlin Filho S, Guimarães Filho HA, Pires CR, Nardozza LMM, Moron AF. Sonoembriology by three-dimensional ultrasonography: pictorial assay. Arch Gynecol Obstet. 2007;276:197-200.

Bickle IC, Kelly B. Abdominal x rays made easy: normal radiographs, abnormal intraluminal gas, abnormal extraluminal gas, calcification, iatrogenic, accidental, and incidental objects. Student BMJ. 2002;10:102-103, 140-141, 180-181, 272-274, 369-370.

Bipat S, Phoa SS, van Delden OM, et al. Ultrasonography, computed tomography and magnetic resonance imaging for diagnosis and determining resectability of pancreatic adenocarcinoma: a meta-analysis. J Comput Assist Tomogr. 2005;29:438-445.

Birnbaum BA, Wilson SR. Appendicitis at the millennium. Radiology. 2000;215:337-348.

Bogusevicius A, Maleckas A, Pundzius J, et al. Prospective randomised trial of computer-aided diagnosis and contrast radiography in acute small bowel obstruction. Eur J Surg. 2002;168:78-83.

Bortoff GA, Che MYM, Ott DJ, et al. Gallbladder Stones: Imaging and Intervention. Radiographics. 2000;20:751-766.

Buckley O, Geoghegan T, O'Riordain DS, et al. Computed tomography in the imaging of colonic diverticultis. Clin Radiol. 2004;59:977-83.

Chamas MC, Cerri GG. Ultrassonografia abdominal. 2. ed. Rio de Janeiro: Revinter, 2009.

Cook C, Campbell-Smith TA, Hopkins R. The abdominal radiograph: a pictorial review. Hosp Med. 2002;63:726-731.

Dujardin M, Vandenbroucke F, Boulet C, et al. Indications for body MRI Part I/II. Upper abdomen and renal imaging, retroperitoneum, intestines and pelvis. Eur J Radiol. 2008;65(2):214-227.

Dyer RB, Chen MYM, Zagoria RF. Intravenous urography: technique and interpretation. Radiographics. 2001;21:799-824.

Freeny PC. CT diagnosis and staging of pancreatic carcinoma. Eur Radiol 2005;15 (Supl. 4):D96-D99.

Gilbert TJ, MRI of the Female Pelvis. Radiology. 1995 May;195:378.

Guimarães Filho HA, Araújo Júnior E, Nardozza LMM, Costa LLD, Mattar R. Ultrasound assessment of the fetal biophysical profile: What does a radiologist need to know? Eur J Radiol. 2008;66:122-126.

Gupta AA, Kim DC, Krinsky GA, et al. CT and MRI of cirrhosis and its mimics. AJR. 2004;183:1595-1601.

Haaga JR, Dogra VS, Forsting M, Gilkeson RC, Há HK, Sundaram M. Tomografia Computadorizada e Ressonância Magnética: uma abordagem do corpo humano completo. 5. ed. Rio de Janeiro: Elsevier, 2010.

Han JK, Choi BI, Kim AY, et al. Cholangiocarcinoma: Pictorial Essay of CT and Cholangiographic Findings. Radiographics. 2002;22:173-187.

Hara AK, Leighton JA, Sharma VK, et al. Imaging of Small Bowel Disease: Comparison of Capsule Endoscopy, Standard Endoscopy, Barium Examination, and CT. Radiographics. 2005;25(3):697-711.

Horton MD, Counter SF, Florence MG, Hart MJ. A prospective trial of computed tomography and ultrasonography for diagnosing appendicitis in the atypical patient. Am J Surg. 2000;179(5):379-381.

Hussain SM, Zondervan PE, Ijzermans JNM, et al. Benign versus malignant hepatic nodules: MR imaging findings with pathologic correlation. Radiographics. 2002;22:1023-1039.

Karcaaltincaba M, Akhan O. Imaging of hepatic steatosis and fatty sparing. Eur J Radiol. 2007;61:33-43.

Karin Horsthuis K, Stokkers PCF, Stoker J. Detection of inflammatory bowel disease: diagnostic performance of cross-sectional imaging modalities. Abdom Imaging. 2008;33(4):407-416.

Kim TK, Kim BS, Kim JH, et al. Diagnosis of intrahepatic stones: superiority of MR cholangiopancreatography over endoscopic retrograde cholangiopancreatography. AJR. 2002;179:429-434.

Lee JKT, Sagel SS, Stanley RJ, Heiken JP. Computed Body Tomography with MRI Correlation. Fourth Edition. Lippincott, Williams and Wilkins; 2005.

Leschka S, Hatem Alkadhi H, Wildermuth S, et al. Multi-detector computed tomography of acute abdomen. Eur Radiol. 2005;15:2435-2447.

MacKersie AB, Lane MJ, Gerhardt RT, et al. Nontraumatic acute abdominal pain: unenhanced helical CT compared with three-view acute abdominal series. Radiology. 2005;237:114–122.

Maglinte DD, Reyes BL, Harmon BH, et al. Reliability and role of plain film radiography and CT in the diagnosis of small-bowel obstruction. AJR. 1996;167:1451-1455.

Messiou C, Chalmers AG. Imaging in acute pancreatitis. Imaging. 2004;16:314-322.

Nicolaides KN, Duarte LB, Marcolm AC, Duarte G. Rastreio para anomalias cromossômicas no primeiro trimestre da gestação. Rev Bras Ginecol Obstet. 2007;29(12):647-53.

Pathak S, Lees CC. Ultrasound structural fetal anomaly screening: an update. Arch Dis Child Fetal Neonatal Ed. 2009 Sep;94(5):F384-90.

Pickuth D, Heywang-Kobrunner SH, Spielmann RP. Suspected acute appendicitis: is ultrasonography or computed tomography the preferred imaging technique? Eur J Surg. 2000;166(4):315-319.

Planner AC, Phillips A, Bungay HK. The role of imaging in small bowel disease. Imaging 2006;18(4):228-256.

Puylaert JB, van der Zant FM, Rijke AM. Sonography and the acute abdomen: practical considerations. AJR. 1997;168:179-186.

Ralls PW, Collette PM, Lapin SA, et al. Real-time sonography in suspected acute cholecystitis: prospective evaluation of primary and secondary signs. Radiology. 1985;155:767-771.

Robinson PJA. Fat and the liver. Imaging. 2004;16(4):364-374.

Sahani DV, Kadavigere R, Saokar A, et al. Cystic Pancreatic Lesions: A Simple Imaging-based Classification System for Guiding Management. Radiographics. 2005;25:1471-1484.

Schneider G, Grazioli L, Saini S. MRI of the liver. 2nd Edition. Springer-Verlag, Milan, Italia, 2006.

Simpson WL, Beitia LG, Mester J. Hysterosalpingography: A reemerging study. Radiographics. 2006;26(2):419-431.

Smith RC, Varanelli M. Diagnosis and management of acute ureterolithiasis: CT is truth. AJR. 2000;175:3-6.

Tonni G, Martins WP, Guimarães Filho H, Araújo Júnior E. Role of 3-D ultrasound in clinical obstetric practice: evolution over 20 years Ultrasound Med Biol. 2015 May;41(5):1180-211.

Trudinger B. Doppler: more or less? Ultrasound Obstet Gynecol. 2007;29:243-246.

RADIOLOGIA MUSCULOESQUELÉTICA

Carlos Fernando de Mello Junior
Severino Aires de Araújo Neto
Rosalvo Zózimo Bispo Júnior

Embora a radiografia simples ainda seja uma ferramenta útil no diagnóstico de lesões de etiologia óssea, tanto no aspecto relacionado com o trauma, como na avaliação de doenças articulares, congênitas e neoplásicas, o surgimento da tomografia computadorizada e, principalmente, da ressonância magnética, permitiu uma avaliação minuciosa das estruturas de partes moles relacionadas com o sistema locomotor, como músculos, ligamentos, tendões e cartilagens.

Para que possamos avaliar radiologicamente as diversas entidades clínicas relacionadas com o sistema musculoesquelético, é fundamental uma noção das terminologias utilizadas para a descrição das lesões básicas. O termo **porose** está relacionado com a perda de massa óssea por desmineralização, desde modo, um osso porótico apresenta-se mais radiotransparente que um osso com mineralização normal. De modo análogo, definimos como **esclerose** quando temos uma elevação da densidade óssea em determinada região. A porose óssea geralmente está associada à não utilização do membro, alterações no metabolismo do cálcio ou a problemas nutricionais (Fig. 7-1). Enquanto a esclerose pode estar relacionada com uma sobrecarga mecânica, processos infecciosos, neoplásicos ou degenerativos (Fig. 7-2).

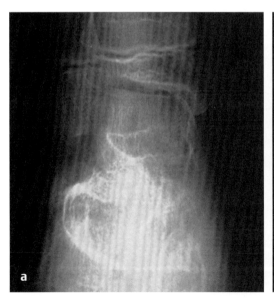
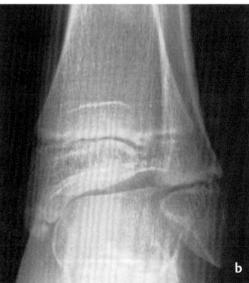

Fig. 7-1. Radiografia simples dos tornozelos de um paciente com porose óssea decorrente da imobilização do membro inferior (**a**). Comparar ao aspecto normal da densidade óssea do membro contralateral (**b**).

Fig. 7-2. Áreas de esclerose óssea nos platôs vertebrais em L5-S1 (seta) em virtude da sobrecarga mecânica decorrente da degeneração do disco intervertebral.

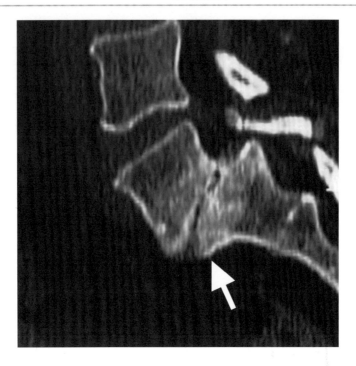

Definimos como lesões **osteolíticas** aquelas que acarretam destruição óssea, podem-se manifestar como uma lesão destrutiva, com reação periosteal ou simplesmente como uma lesão radiotransparente circunscrita (Figs. 7-3 e 7-6). As lesões **osteoblásticas** são formadoras de tecido ósseo anômalo, patológico, se apresentando como áreas de maior densidade radiográfica (Figs. 7-4 e 7-52).

Fig. 7-3. Paciente com lesão osteolítica em tíbia proximal decorrente de metástase de uma neoplasia de mama (seta).

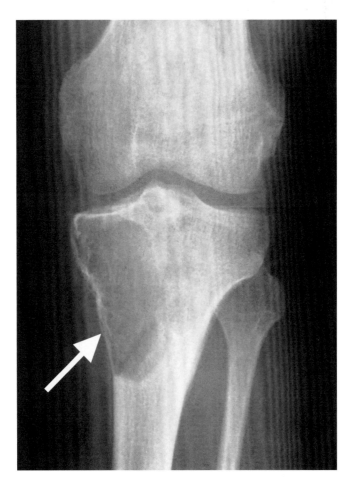

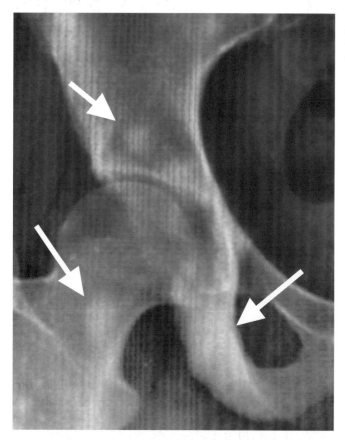

Fig. 7-4. Lesões osteoblásticas em quadril e fêmur (setas) em um paciente com neoplasia de próstata.

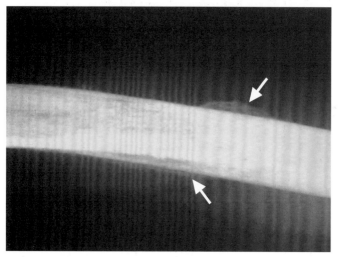

Fig. 7-5. Reação periosteal do tipo lamelar em um paciente com osteomielite do fêmur. Verificar também a extensa alteração do trabeculado ósseo em virtude do processo infeccioso crônico.

Quando um processo patológico atinge o osso, ele pode reagir a essa agressão de várias maneiras: por meio de espessamento cortical, esclerose, alteração no trabeculado ósseo e/ou por uma neo-osteogênese do periósteo, denominada **reação periosteal**. As reações periosteais podem fornecer indícios importantes sobre o grau de agressividade da lesão. Dentre os principais tipos, podemos citar:

- Reação lamelar: apenas uma camada (Fig. 7-5).
- Tipo de casca de cebola: várias camadas.
- Triângulo de Codman: reação incompleta de aspecto triangular (Fig. 7-6).
- Espessamento cortical.
- Tipo de raios de sol: perpendiculares a cortical (Fig. 7-7).

Fig. 7-6. (a) Reconstrução coronal de TC de um paciente com osteossarcoma de mandíbula exibindo extensa lesão osteolítica no ramo mandibular com reação periosteal tipo triângulo de Codman (seta). **(b)** Radiografia simples de paciente com fraturas patológicas em úmero proximal (seta) decorrentes de neoplasia óssea. Observar a reação periosteal do tipo triângulo de Codman (pontas de setas).

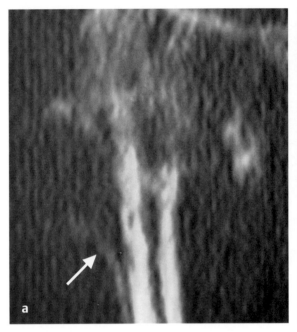
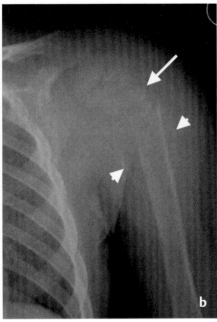

Fig. 7-7. (a, b) Reação periosteal em raios de sol em pacientes com osteossarcoma do úmero (setas). A maior densidade radiográfica na metáfise e diáfise umeral está relacionada com a matriz óssea da lesão (pontas de setas).

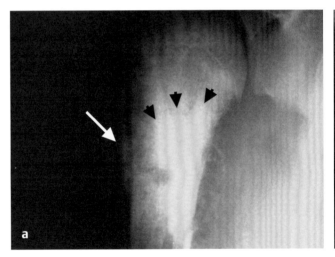
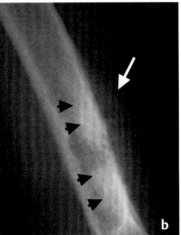

Outro aspecto importante a ser avaliado nas lesões ósseas é o comprometimento da cortical. Deve-se avaliar se ela está integra ou se há ruptura, se há abaulamentos, ou se está afilada ou espessada. O aspecto da matriz da lesão também ajuda no diagnóstico etiológico. A matriz **osteoide**, presente em lesões de etiologia óssea, apresenta uma densidade elevada, densa e amorfa (Fig. 7-7). A matriz **condroide**, decorrente de lesões de etiologia cartilaginosa, exibe um aspecto salpicado, nodulariforme e com aspecto em "pipoca" (Figs. 7-8 e 7-54).

■ TRAUMA

A avaliação radiológica é de fundamental importância para o diagnóstico, tratamento e prognóstico das diversas alterações decorrentes do trauma, como:

- Fraturas, luxações e subluxações.
- Lesões ligamentares, tendíneas e meniscais.
- Contusão óssea.
- Comprometimento das cartilagens.
- Alterações dos espaços articulares.

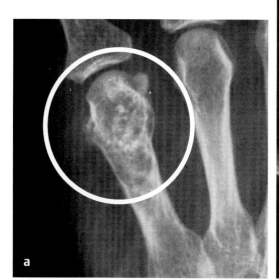
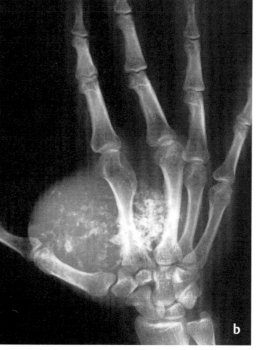

Fig. 7-8. Paciente com tumores de origem cartilaginosa. (**a**) Encondroma no segundo metacarpo. (**b**) Condrossarcoma de segundo metacarpo. Observar o aspecto da matriz condroide no interior das lesões.

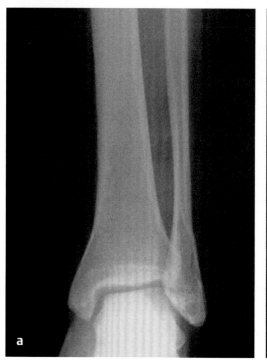
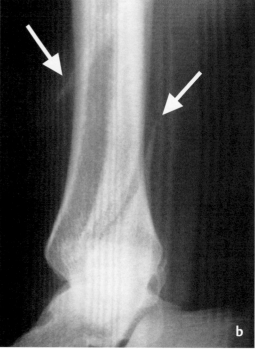

Fig. 7-9. Radiografia simples da perna evidenciando a importância da realização de duas incidências para avaliação do trauma. Verificar o exame sem alterações significativas na incidência frontal (**a**), mas que se observam fraturas na tíbia e fíbula na incidência em perfil (**b**).

O exame radiográfico simples deve sempre ser feito em pelo menos duas incidências para que não ocorra falsos negativos em virtude da não caracterização da lesão caracterizada em apenas um dos planos (Fig. 7-9). Em uma adequada análise radiológica das fraturas devemos analisar:

- Localização.
- Tipo:
  - Completa: quando atinge as duas corticais (Fig. 7-10).
  - Incompleta: atinge apenas uma cortical (Fig. 7-10).
  - Cominutiva: fratura completa, quando existem mais de dois fragmentos ósseos (Fig. 7-10).
  - Compressiva: mais frequente nos corpos vertebrais (Fig. 7-11).
  - Afundamento: principalmente nos ossos do crânio (Fig. 7-12).

Fig. 7-10. (a) Radiografia simples demonstrando uma fratura completa do maléolo medial (seta) e uma fratura incompleta da região metaepifisária da tíbia (pontas de setas). (b) Fraturas cominutivas em tíbia e fíbula. (c) Fratura completa na cabeça do úmero. (d) TC evidenciando uma fratura incompleta na diáfise tibial.

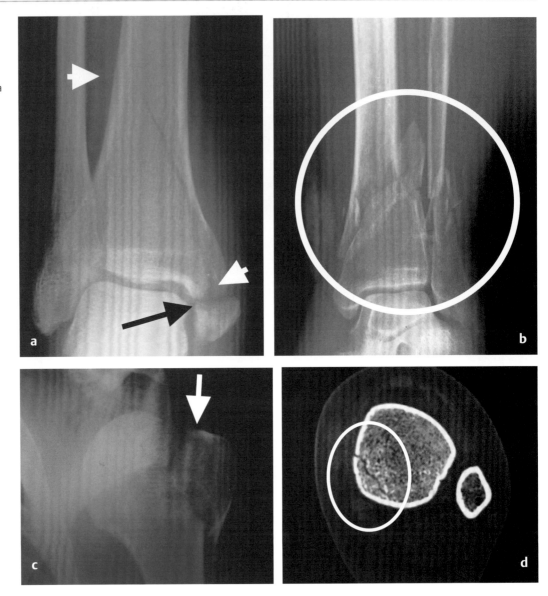

- Em galho verde: ocorre em crianças que, por causa de grande elasticidade óssea, a fratura não rompe completamente as corticais, podendo acarretar um envergamento de ossos longos (Fig. 7-12).
- Alinhamento: o exame radiológico deve ser utilizado para a avaliação do alinhamento das fraturas, devendo-se realizar uma radiografia do membro comprometido antes e após a redução.

A consolidação das fraturas pode ser caracterizada ao exame radiográfico pela visualização do "**calo ósseo**", formação osteogênica que se apresenta como uma área de densidade elevada que ocasiona abaulamento do contorno ósseo na região da fratura (Fig. 7-13). Com a evolução clínica, o calo ósseo vai se remodelando e, em alguns meses, o osso estará com um aspecto semelhante à antes do trauma.

Os métodos de diagnóstico por imagem permitem uma excelente análise das complicações decorrentes do trauma, como luxações articulares (Fig. 7-15), infecção, pseudoartrose, osteoporose pelo desuso e derrame articular. A **pseudoartrose** caracteriza-se pela não fusão dos fragmentos ósseos em uma fratura completa, geralmente com preenchimento da linha de fratura por tecido fibroso e formação de uma pseudoarticulação (Fig. 7-14). A osteoporose pelo desuso geralmente decorre da imobilização prolongada do membro, com consequente desmineralização óssea pela não utilização. O **derrame articular** está associado ao acúmulo anormal de líquido na articulação, que pode ser de origem sinovial ou hemática, no caso de traumatismo (Fig. 7-15). Os processos infecciosos ósseos são discutidos em um tópico à parte neste capítulo (osteomielites).

RADIOLOGIA MUSCULOESQUELÉTICA

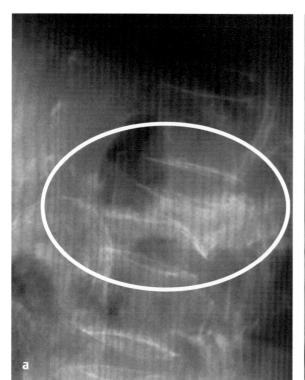
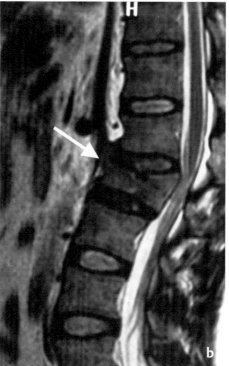

Fig. 7-11. (**a**, **b**) Fraturas compressivas de corpos vertebrais.

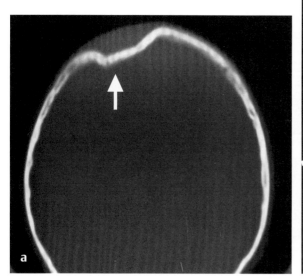
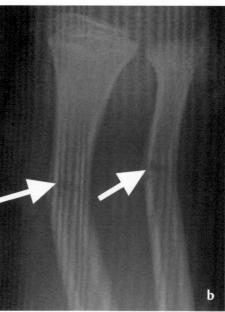

Fig. 7-12. (**a**) TC com janela óssea evidenciando uma fratura de afundamento do osso frontal. (**b**) Radiografia do antebraço de uma criança evidenciando uma "fratura em galho verde". Observar o envergamento do rádio e da ulna, decorrente do trauma.

Fig. 7-13. (a) Formação do calo ósseo em paciente com fratura completa de fíbula. (b) Consolidação inadequada de fratura antiga em úmero proximal. (c) Evolução da formação do calo ósseo em uma fratura completa de fêmur.

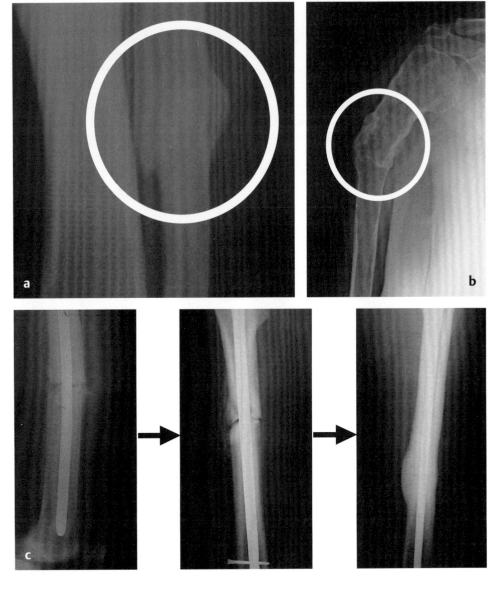

Fig. 7-14. Paciente com fratura e formação de pseudoartrose no ramo mandibular esquerdo.

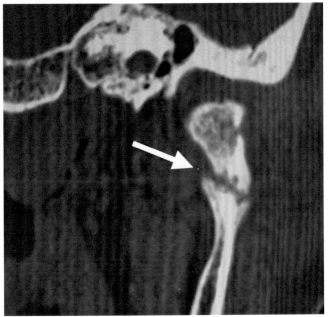

RADIOLOGIA MUSCULOESQUELÉTICA

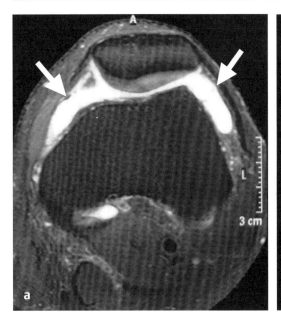
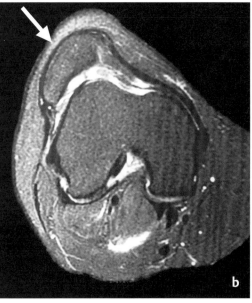

Fig. 7-15. Cortes axiais de RM ponderados em T2 do joelho evidenciando um derrame articular (**a**) e uma luxação da patela (**b**).

O advento da ressonância magnética permitiu a avaliação de muitas alterações relacionadas com as partes moles que não eram caracterizadas pela radiologia convencional, como:

- Condropatias patelares.
- Lesões meniscais.
- Lesões ligamentares.
- Lesões tendíneas.
- Edema ósseo.
- Bursites.
- Lesões císticas (Cistos de Baker).

As **condropatias patelares** caracterizam-se por um processo inflamatório seguido de amolecimento da cartilagem de revestimento da patela, que pode evoluir para um quadro grave e incapacitante do joelho. Sua etiologia não é bem esclarecida, mas pode estar relacionada com um desequilíbrio bioquímico do líquido sinovial, ou com o atrito da patela na tróclea femoral. A RM é o exame de escolha para a avaliação das lesões cartilaginosas patelares. Caracterizam-se por áreas de hipersinal em T2 associadas à irregularidade e afilamento da cartilagem. Nos casos mais avançados ocorre uma destruição completa, atingindo a cortical óssea patelar (Fig. 7-16).

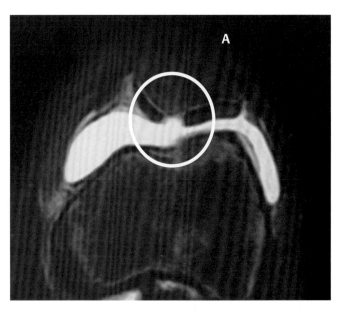

Fig. 7-16. Lesão destrutiva na cartilagem de revestimento da patela (condromalacia patelar). Observar também a presença de derrame articular.

Os ligamentos, tendões e meniscos exibem um baixo sinal na RM, como verificado nas Figuras 7-19, 7-20, 7-22. As **lesões meniscais** podem estar relacionadas com o processo degenerativo próprio do menisco (degeneração mucinoide), que se apresentam como áreas de alteração de sinal no seu interior (Fig. 7-17). Nas rupturas geralmente se verifica uma linha de hipersinal na RM que se estende para a superfície articular (Fig. 7-18).

O **trauma ligamentar** costuma estar relacionado com rupturas ou estiramentos. Nas rupturas observam-se um borramento com indefinição de suas fibras e áreas de alteração de sinal no interior e adjacente ao ligamento comprometido (Figs. 7-19 e 7-20). Nos estiramentos, podemos verificar áreas de edema ou processo inflamatório adjacentes ao ligamento, geralmente associadas a focos de hipersinal em T2 no seu interior.

As lesões tendíneas costumam estar associadas a rupturas ou tenossinovites. Nas **rupturas** os aspectos de imagem podem ser semelhantes às lesões ligamentares, com borramento e indefinição das suas fibras, mas geralmente apresentam-se como uma área de descontinuidade do tendão (Fig. 7-21). As **tenossinovites** caracterizam-se por um acúmulo de líquido na bainha tendínea e também podem apresentar espessamento do tendão e focos de alteração de sinal no seu interior (Figs. 7-22 e 7-25). A radiografia simples pode ajudar na caracterização de eventuais calcificações nos sítios de inserção tendínea, caracterizando as **tendinopatias calcáreas** (Fig. 7-23).

Com o advento da RM pode-se verificar que as estruturas ósseas, mesmo sem fratura, podem apresentar edema. O edema ósseo apresenta-se como áreas de hipersinal nas sequências ponderadas em T2 e hipossinal em T1, como pode-se observar na Figura 7-24.

O processo inflamatório das bursas articulares é denominado de **bursite**. Caracteriza-se pelo hipersinal nas sequências ponderadas em T2 na RM, podendo haver um acúmulo de líquido na topografia da bursa comprometida (Fig. 7-25).

A RM também permitiu a caracterização das lesões císticas comprometendo o sistema musculoesquelético. A mais frequente delas é o **cisto de Baker**, que corresponde a uma lesão cística localizada entre a cabeça medial do músculo gastrocnêmio e o tendão do semimembranoso na fossa poplítea, na região posterior do joelho (Fig. 7-25).

Fig. 7-17. (**a**) Aspecto habitual do menisco na RM. (**b**) Degeneração mucinoide no corno posterior do menisco.

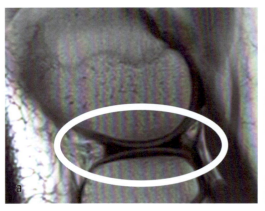
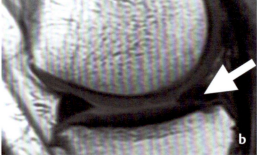

Fig. 7-18. (**a**, **b**) Rupturas meniscais. Observar a extensão das lesões de hipersinal para a superfície articular (setas).

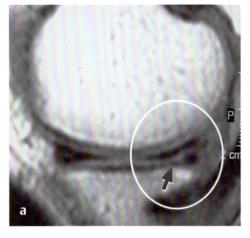
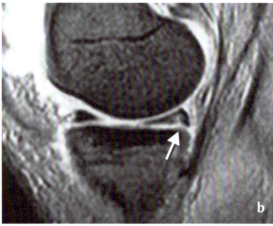

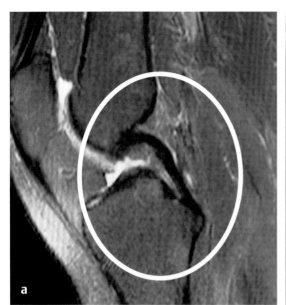
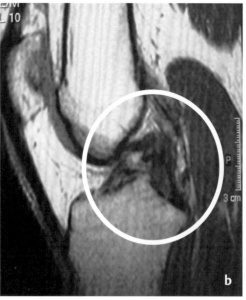

Fig. 7-19. Cortes sagitais de RM demonstrando o aspecto normal do ligamento cruzado posterior (**a**) e o aspecto de uma ruptura ligamentar (**b**).

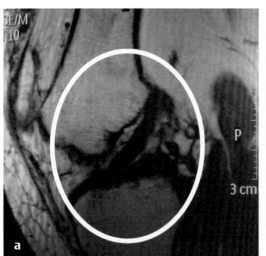
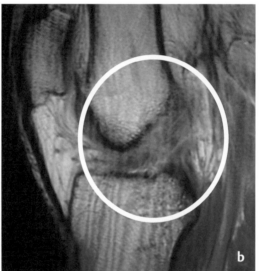

Fig. 7-20. Cortes sagitais de RM demonstrando o aspecto habitual do ligamento cruzado anterior (**a**) e o seu aspecto em um paciente com ruptura ligamentar completa (**b**).

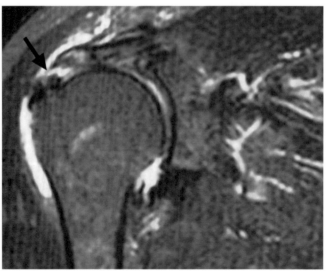

Fig. 7-21. Ruptura do tendão do supraespinhoso (seta).

Fig. 7-22. Coleção líquida peritendínea em um paciente com tenossinovite.

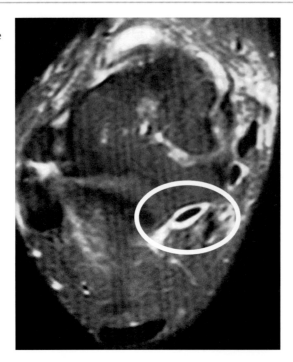

Fig. 7-23. Acentuadas calcificações na topografia da inserção do tendão do supraespinhoso na cabeça umeral, relacionadas com a tendinopatia calcária.

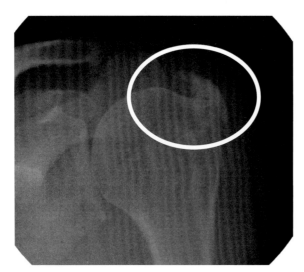

Fig. 7-24. Áreas de edema ósseo em côndilo femoral lateral e na patela. Observar as áreas de hipersinal em T2.

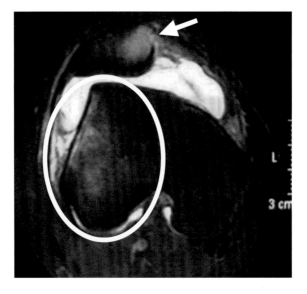

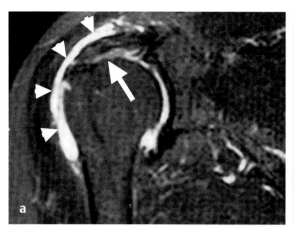 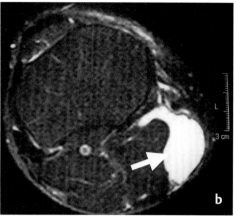

Fig. 7-25. (a) RM com corte coronal do ombro ponderado em T2, demonstrando coleção laminar na topografia da bursa subacromial-subdeltóidea compatível com bursite (pontas de setas) em um paciente com tendinopatia do supraespinhoso (seta). (b) Corte axial do joelho, evidenciando volumosa coleção líquida compatível com um cisto localizado entre a cabeça medial do músculo gastrocnêmio e o tendão do semimembranoso (Cisto de Baker).

A seguir descreveremos os principais aspectos a serem avaliados nas lesões traumáticas, por topografia.

Coluna Cervical
- Fraturas e luxações atlantoaxiais: as fraturas do atlas e do áxis apresentam aspectos diferentes das demais vértebras cervicais em virtude de suas diferentes morfologias.
- As fraturas dos corpos vertebrais de C3 a C7 são geralmente compressivas.

Colunas Torácica e Lombar
- As fraturas dos corpos vertebrais dorsais e lombares são geralmente por compressão.
- Pode acontecer o deslizamento de um corpo vertebral sobre o outro, fenômeno denominado de **espondilolistese**. A espondilolistese pode ser de causa indeterminada, mas sua principal etiologia está relacionada com a fratura das lâminas posteriores das vértebras, denominada **espondilólise** (Fig. 7-27).

Traumatismo do Joelho
- Pesquisa de lesão óssea (edema, fratura).
- Lesão ligamentar (principalmente dos ligamentos cruzados anterior, posterior e colaterais).
- Luxação patelar (Fig. 7-15).
- Lesão meniscal.
- Lesões das cartilagens de revestimento da tróclea femoral e da patela.

Traumatismo do Ombro
- Lesão óssea (edema, fratura, luxações).
- Lesões do manguito rotador. O manguito rotador é um complexo muscular responsável pela movimentação do ombro, é formado por quatro músculos: supraespinhoso, infraespinhoso, subescapular e redondo menor. As mais frequentes lesões do manguito rotador estão relacionadas com o supraespinhoso (tendinopatias ou rupturas), como evidenciado nas Figuras 7-21 e 7-25.
- Pesquisar sinais de luxação acromioclavicular e glenoumeral. Pacientes com luxação recidivante do ombro podem apresentar sinais radiográficos característicos: o **sinal de Hill-Sachs** se apresenta como uma erosão óssea na região posterior da cabeça do úmero, e o **sinal de Bankart**, caracterizado por uma lesão óssea ou no *labrum* da glenoide anterior e inferiormente (Fig. 7-28).

Traumatismo do Tornozelo
- Avaliar presença de fraturas, edema ósseo, lesões ligamentares e tendíneas. Os principais ligamentos do tornozelo são os fibulotalares anterior e posterior (lateralmente), e o ligamento deltoide (medialmente). A Figura 7-26 evidencia uma lesão no ligamento fibulotalar anterior.

Fig. 7-26. Lesão do ligamento fibulotalar anterior no tornozelo. Observar a irregularidade e as áreas de hipersinal no interior do ligamento (seta).

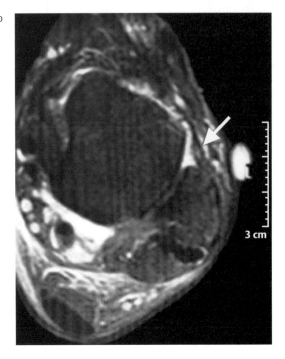

Fig. 7-27. Radiografia simples evidenciando anterolistese de L4 sobre L5 (**a**) e TC da coluna lombar de paciente com anterolistese de L5 sobre S1 (**b**). Observar a marcada redução do espaço intervertebral e as áreas de esclerose óssea nos platôs vertebrais por causa da sobrecarga mecânica em virtude da degeneração do disco intervertebral. Verificar também a fratura da lâmina posterior de L4 (seta), compatível com uma espondilólise.

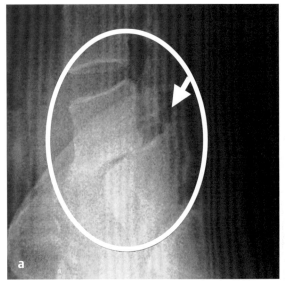 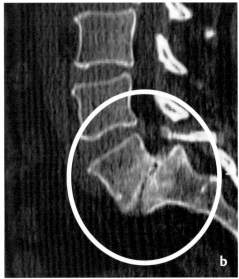

Fig. 7-28. (**a**) Corte axial de TC demonstrando uma luxação anterior do ombro. Observar a lesão óssea na região posterior da cabeça do úmero (sinal de Hill-Sachs) e da porção anterior da glenoide (sinal de Bankart). (**b**) Corte axial de RM em T2 demonstrando o edema ósseo adjacente ao sinal de Hill-Sachs (seta).

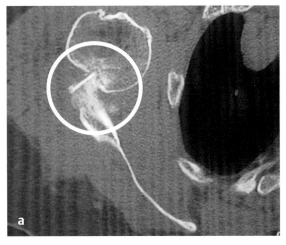 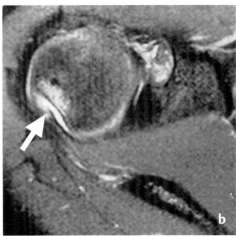

Traumatismo do Punho
- Pesquisar lesões ósseas (fratura, edema), lesões ligamentares, tendíneas e da fibrocartilagem triangular (complexo fibrocartilaginoso localizado adjacente à articulação ulnocarpal).

DOENÇAS DEGENERATIVAS
A avaliação radiológica é o principal método de diagnóstico para a avaliação das doenças degenerativas do sistema musculoesquelético. A seguir descreveremos os principais achados radiológicos gerais que devemos pesquisar em pacientes com doenças osteodegenerativas.

- Alterações ósteo-hipertróficas: a sobrecarga mecânica induz a formação óssea nas margens articulares, que são denominadas de **osteófitos** (Fig. 7-30).
- Redução do espaço articular: ocorre em virtude da degeneração das estruturas de partes moles sustentadoras das articulações, como meniscos, cartilagens e discos vertebrais (Fig. 7-31).
- Esclerose óssea: decorrente de uma maior deposição óssea em determinadas estruturas por causa da sobrecarga mecânica. Mais frequente nas articulações dos quadris, joelhos, tornozelos e coluna vertebral (Figs. 7-27 e 7-31).
- Ancilose óssea: fusão de elementos ósseos distintos decorrentes do processo degenerativo. Muito comum na artrite reumatoide (Fig. 7-36).
- Cistos subcondrais: o processo degenerativo que ocasiona a destruição da cartilagem de revestimento deixa exposto o periósteo que costuma afilar, e ocorre a formação de pequenas lesões císticas.
- Corpos livres intrarticulares: é frequente a presença de corpos livres no interior das articulações, geralmente decorrentes de fragmentos de cartilagem calcificados.
- Estenose do canal vertebral: com o processo degenerativo, pode ocorrer um espessamento dos ligamentos amarelos, que juntamente com a hipertrofia das articulações interapofisárias, podem acarretar redução da amplitude do canal vertebral, que é atualmente uma causa frequente de dor de origem espondilótica (Fig. 7-29).

Osteoartrite ou Osteoartrose
A osteoartrose, ou doença articular degenerativa, caracteriza-se pela destruição não inflamatória das articulações, decorrente do processo de envelhecimento. Compromete principalmente as articulações interfalangianas e as sustentadoras de peso, como coluna, quadris e joelhos.

As principais alterações radiológicas verificadas em pacientes com osteoartrose são: osteófitos marginais, principalmente na coluna vertebral, redução dos espaços articulares, esclerose e cistos subcondrais (Figs. 7-30 e 7-31).

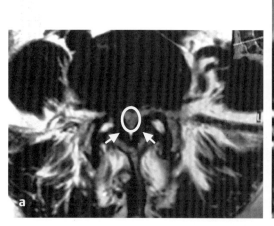
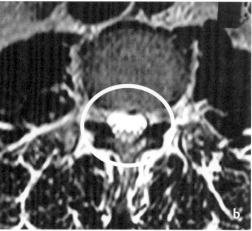

Fig. 7-29. Cortes axiais de RM da coluna vertebral de um paciente com estenose do canal vertebral (**a**). Observar o espessamento dos ligamentos amarelos (setas). (**b**) Paciente com o canal vertebral de diâmetro habitual.

Fig. 7-30. Radiografias simples da coluna vertebral de um paciente jovem (**a**) e de um idoso (**b**). Observar a porose óssea difusa e os osteófitos marginais nos corpos vertebrais (**b**). (**c**) Paciente com escoliose lombar com convexidade para a direita exibindo significativos osteófitos marginais e esclerose dos platôs vertebrais (setas). (**d**, **e**) Aspectos radiológicos de osteófitos em corpos vertebrais nos cortes axiais de TC.

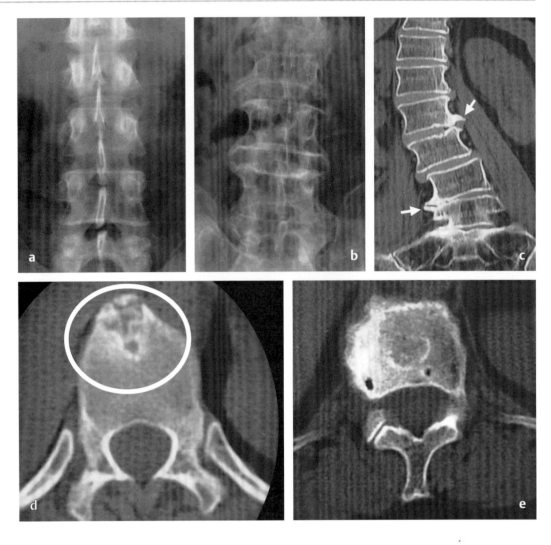

Fig. 7-31. Radiografias do joelho (**a**) e do pé (**b**) de pacientes com osteoartrose. Observar as significativas reduções dos espaços articulares tibiofemoral lateral (**a**) e metacarpo falangiano (**b**), associadas à esclerose subcondral (seta) e osteófitos marginais (pontas de setas).

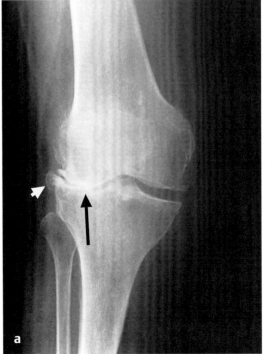
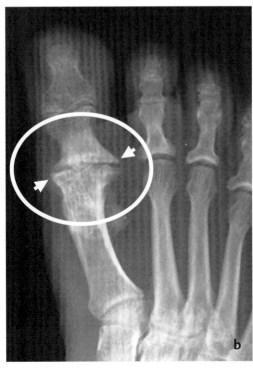

Hérnia de Disco

A hérnia de disco caracteriza-se pelo abaulamento ou protrusão posterior do disco intervertebral para o canal medular. Esta protrusão pode ser difusa ou focal, central ou lateralizada. Também pode ocorrer uma migração superior, inferior ou foraminal do disco, que pode romper e liberar fragmentos no interior do canal. O quadro doloroso ocasionado pela herniação discal é muitas vezes incapacitante e decorre da compressão do disco herniado sobre o saco dural e as raízes nervosas. Pode ocorrer ainda a herniação do disco para o interior do corpo vertebral decorrente de uma fragilidade óssea dos platôs vertebrais, são os chamados **nódulos de Schmorl** (Fig. 7-32).

A radiografia simples da coluna não evidencia a hérnia de disco, apenas sinais indiretos, como a diminuição do espaço intervertebral, nódulos de Schmorl e osteofitose (Fig. 7-27).

A ressonância magnética (RM) é o melhor exame para a avaliação da **hérnia de disco**. Ela fornece informações detalhadas das estruturas ósseas, discos intervertebrais e tecidos moles. A RM também permite caracterizar a ruptura das fibras do ânulo fibroso, bem como da caracterização da desidratação e do processo degenerativo dos discos intervertebrais que se caracteriza pela perda de seu hipersinal nas sequências ponderadas em T2 (Fig. 7-33).

A RM permite também a caracterização cronológica das alterações degenerativas dos platôs vertebrais pela **classificação de Modic** (Fig. 7-33). Quando temos um quadro agudo caracterizado pelo edema ósseo, o classificamos como **Modic tipo 1**. Quando o processo já está em sua fase subaguda, onde ocorre a substituição gordurosa da medular óssea, o classificamos como **Modic tipo 2**. E, por fim, quando o processo está cronificado e temos áreas de esclerose óssea nos platôs vertebrais, o designamos como **Modic tipo 3**.

■ DOENÇAS INFECCIOSAS

O principal agente etiológico das **osteomielites** é o *Stafilococcus Aureus*. O comprometimento pode ser decorrente de disseminação hematogênica ou por contiguidade de um processo infeccioso nas partes moles.

Os achados radiológicos nas radiografias simples geralmente só podem ser vistos após duas semanas de evolução do quadro. Os exames de TC e, principalmente a RM, permitem um diagnóstico mais precoce e preciso do processo inflamatório.

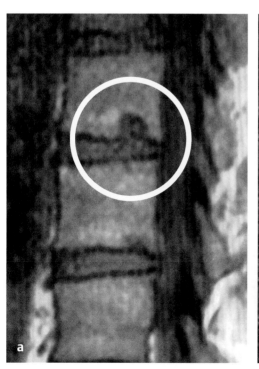
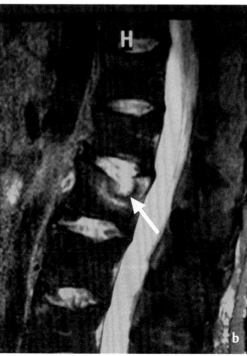

Fig. 7-32. Exames de RM da coluna ponderados em T1 (**a**) e T2 (**b**), em cortes sagitais evidenciando nódulos de Schmorl. Observar o edema ósseo (**b**), sugerindo processo agudo.

Fig. 7-33. (**a**, **b**) Cortes sagital e axial de RM evidenciando uma hérnia de disco lombar ao nível L5-S1. (**c**) Corte sagital de RM evidenciando o sinal habitual dos discos intervertebrais (pontas de setas) e o hipossinal do disco L5-S1 compatível com desidratação decorrente da degeneração discal (seta preta). (**c**) Também observamos as alterações degenerativas de Modic comprometendo o platô vertebral inferior de L5 (seta branca).

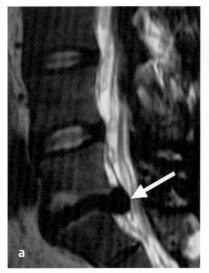
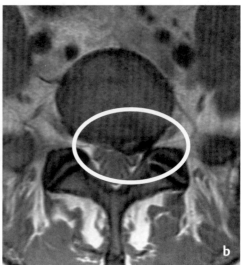
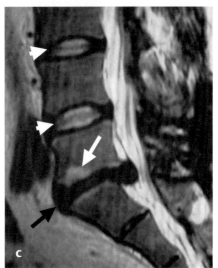

As principais alterações radiológicas nas osteomielites são descritas a seguir:

- Edema de partes moles, com obliteração dos planos adiposos.
- Edema ósseo (caracterizado na RM).
- Lesão osteolítica.
- Reação periosteal (Fig. 7-5).
- Presença de gás (bactérias produtoras de gás).
- Abscesso de Brodie: lesão osteolítica com halo esclerótico. É característico de lesões subagudas ou crônicas (Fig. 7-34).
- Alterações do trabeculado ósseo que se torna grosseiro, irregular e esclerótico (Fig. 7-5).
- Espessamento da cortical (Fig. 7-34).
- Sequestros ósseos: lesões radiodensas relacionadas com tecido ósseo avascularizado decorrente de sequela do processo inflamatório.

Existem algumas situações especiais onde há uma maior predisposição para a infecção, como nos pacientes diabéticos. O "pé diabético" é decorrente de um processo inflamatório e infeccioso crônico relacionado com alterações microcirculatórias e neurodegenerativas[7] que ocorrem nesses pacientes. É comum a presença de celulite associada à osteomielite crônica das estruturas ósseas distais, muitas vezes sendo necessária a amputação.

A etiologia dos processos infecciosos das articulações também está relacionada na maioria das vezes com o *Stafilococcus Aureus*, no entanto, microrganismos, como o *Mycobacterum tuberculosis*, podem apresentar um quadro articular. Radiologicamente, os processos infecciosos articulares

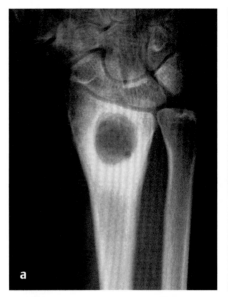
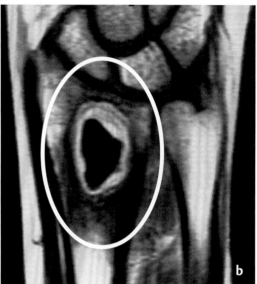
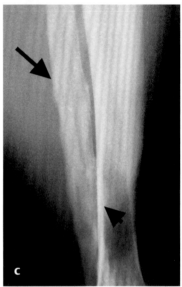

Fig. 7-34. Pacientes com osteomielite. (**a**, **b**) Observa-se lesão osteolítica em radiodistal associada a um halo esclerótico relacionada com um abscesso de Brodie (**a**). O corte coronal da RM e T1 demonstra que a lesão é cística e apresenta realce periférico pelo meio de contraste (**b**). (**c**) Radiografia da perna de um paciente com osteomielite crônica. Verificar o trabeculado ósseo grosseiro, irregular e esclerótico, associado a um espessamento da cortical (seta). Comparar à cortical óssea normal (ponta de seta).

costumam apresentar lesões líticas ósseas, redução dos espaços articulares, aumento de partes moles periarticulares e, em casos crônicos, uma osteopenia decorrente da imobilização ou pouca utilização do membro.

O processo infeccioso que acomete a coluna vertebral é denominado **espondilodiscite** e caracteriza-se radiologicamente pela destruição do disco intervertebral com envolvimento das partes moles e dos platôs vertebrais adjacentes. O comprometimento da coluna vertebral pelo bacilo da tuberculose é denominado **Mal de Pott** (Fig. 7-35).

■ DOENÇAS INFLAMATÓRIAS

Artrite Reumatoide

A artrite reumatoide é uma doença degenerativa, autoimune, onde ocorre a formação de anticorpos contra a cartilagem articular, caracterizada por uma poliartrite periférica, simétrica, que leva à deformidade e à destruição das articulações por erosões ósseas e da cartilagem de revestimento sinovial.

A doença é mais prevalente no sexo feminino, com início dos sintomas geralmente na terceira a sexta década de vida com um pico entre os 45 e 55 anos. Pode afetar qualquer articulação sinovial, mas predomina nas mãos, joelhos, pés, cotovelos e ombros.

Fig. 7-35. Corte sagital de RM ponderada em T1, pós-contraste, em paciente com espondilodiscite tuberculosa (Mal de Pott). Verificar o comprometimento dos corpos vertebrais e do disco intervertebral e a extensão posterior do processo infeccioso (abscesso) para o canal vertebral (seta).

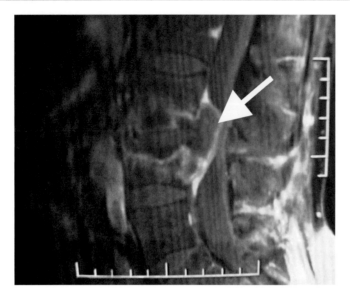

Fig. 7-36. Acentuadas erosões ósseas, associadas à ancilose dos ossos do carpo em paciente com artrite reumatoide.

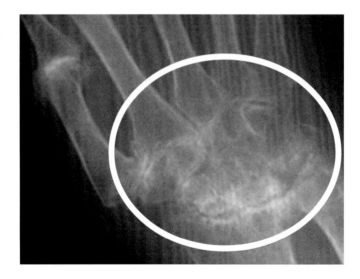

Achados radiológicos (Fig. 7-36):

- Edema de tecidos moles.
- Sinovite.
- Estreitamento simétrico dos espaços articulares.
- Osteoporose periarticular.
- Erosões ósseas marginais.
- Destruição e ancilose dos ossos do carpo.
- Luxações e subluxações articulares.
- Comprometimento simétrico das articulações

Espondiloartrites (Artropatias Soronegativas)

As espondiloartrites (artropatias soronegativas) representam um grupo de doenças inter-relacionadas que apresentam uma série de aspectos em comum, relacionados com suas características epidemiológicas, clínicas e fisiopatológicas. As principais entidades que compõem este grupo incluem a espondilite anquilosante, a síndrome de Reiter, a artrite psoriásica e as artropatias relacionadas com as doenças inflamatórias intestinais (doença de Chron e retocolite ulcerativa). Outras patologias também podem ser incluídas nesse grupo, mas suas incidências são raras, como a doença de Behçet a artrite de Marie-Strumpell. A denominação soronegativa está relacionada com a pesquisa de fator reumatoide negativo. Caracterizam-se clinicamente pelo frequente envolvimento das articulações sacroilíacas e o desenvolvimento de artropatias inflamatórias periféricas. Em 2009, especialistas do grupo ASAS *(Assessment on SpondyloArthritis International Society)* propuseram uma nova terminologia para espondiloartrites, enfatizando os componentes axial ("espôndilo") e periférico ("artrite") nas doenças do grupo.

A **espondilite ancilosante** é uma artrite inflamatória crônica, que predomina em homens jovens, de cor branca e geralmente associada ao antígeno leucocitário HLA-B27. Acomete as grandes articulações, principalmente as sacroilíacas e a coluna vertebral. Radiologicamente pode-se observar uma forma quadrangular dos corpos vertebrais associada a acentuadas calcificações dos ligamentos paravertebrais, formando as pontes ósseas entre os corpos vertebrais, denominadas sindesmófitos, dando o aspecto conhecido como "coluna em bambu", achado radiológico característico da patologia (Fig. 7-37). Essas calcificações acarretam uma acentuada limitação da movimentação da coluna, predispondo a fraturas vertebrais. Outro achado bastante frequente é uma sacroileíte simétrica, onde se observa um borramento com irregularidades e esclerose óssea, até evoluir para uma obliteração completa da articulação.

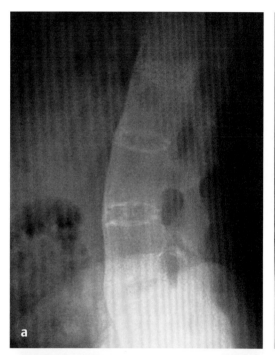
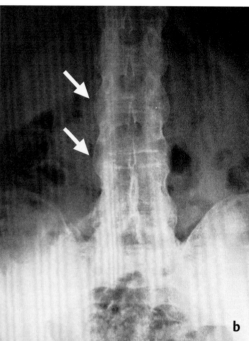
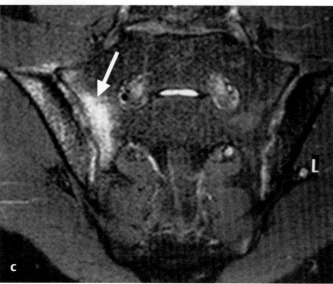

Fig. 7-37. Paciente com espondilite ancilosante. (**a, b**) Calcificações difusas dos ligamentos vertebrais com formação de sindesmófitos (setas), caracterizando a "coluna em bambu". (**c**) RM evidenciando áreas de edema ósseo em articulação sacroilíaca direita decorrente da sacroileíte.

A **artrite psoriática** ocorre em até 10% dos pacientes com psoríase. Predomina nas mãos e pés, com um comprometimento assimétrico, sem osteoporose periarticular. Também costuma evoluir com uma sacroileíte, geralmente assimétrica, uni ou bilateral. A **síndrome de Reiter** caracteriza-se pelo quadro de artrite, conjuntivite, uretrite e lesões cutâneo-mucosas, geralmente após infecções entéricas ou venéreas. Radiologicamente costuma-se observar uma sacroileíte e uma periostite com acometimento das articulações metatarsofalangianas e calcâneo. Pacientes com **doença de Crohn** e **retocolite ulcerativa** podem apresentar um comprometimento articular, geralmente caracterizado por uma sacroileíte, que pode ser uni ou bilateral.

■ DOENÇAS METABÓLICAS

Osteoporose

A diminuição da massa óssea pode estar relacionada com várias etiologias, sendo as mais frequentes a osteoporose do desuso (Fig. 7-1), a decorrente do uso crônico de esteroides e a osteoporose sistêmica, que ocorre em mulheres acima dos 50 anos em virtude das alterações hormonais e metabólicas decorrentes da menopausa.

Hiperparatireoidismo

O aumento da produção do paratormônio no hiperparatireoidismo ocasiona uma série de alterações metabólicas em virtude de sua ação calcemiante. Ele acarreta um aumento do cálcio sérico em detrimento da massa óssea, com consequente osteopenia difusa. Outros achados radiológicos encontrados nestes pacientes é uma reabsorção óssea subperiosteal e um depósito de cálcio nos tecidos moles, como meniscos e cartilagens articulares (condrocalcinose), como verificado na Figura 7-38.

Gota

A gota é uma artropatia causada pelo depósito de cristais de urato de sódio nas articulações em pacientes com elevação do ácido úrico. Embora sua etiologia ainda não seja totalmente conhecida, acredita-se que esteja ligada a alterações no metabolismo das purinas, no seu processo de metabolização em ácido úrico.

Os achados radiológicos na artrite gotosa estão relacionados com a formação dos tofos, massas de tecidos moles periarticulares em decorrência do acúmulo de cristais nas articulações, que ocasionam aumento do volume das partes moles e erosões ósseas marginais periarticulares (Fig. 7-39). A principal articulação comprometida é a do primeiro metatarso, denominada de podagra. Outras articulações acometidas são os pés, mãos, punhos, tornozelos e joelhos. Há uma relativa preservação do espaço articular e ausência de osteoporose.

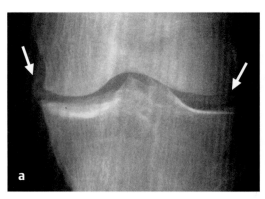
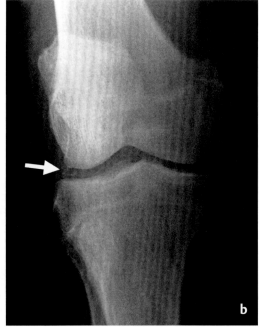

Fig. 7-38. (**a**, **b**) Calcificações nos meniscos e cartilagem articular em pacientes com condrocalcinose decorrente de hiperparatireoidismo.

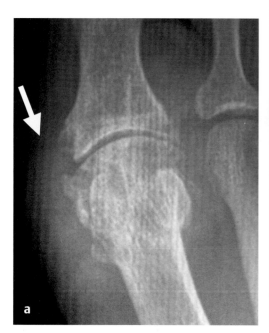 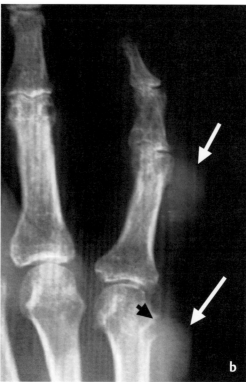

Fig. 7-39. Paciente com gota. (**a**) Lesão lítica comprometendo a articulação metatarsofalangiana do hálux associada a um aumento de partes moles periarticulares (tofo). (**b**) Radiografia da mão demonstrando tofos gotosos comprometendo as articulações metacarpofalangiana e interfalangiana proximal (setas), e significativa leão lítica comprometendo a cabeça do metacarpo (ponta de seta).

OUTRAS CONDIÇÕES PATOLÓGICAS

Doença de Paget

A doença de Paget consiste em uma doença esquelética crônica, causada por um distúrbio da remodelação óssea relacionada com alterações na atividade dos osteoblastos e osteoclastos. É um distúrbio crônico do esqueleto, onde os ossos apresentam um crescimento anormal, aumentam de volume e tornam-se frágeis. A doença pode afetar qualquer parte do esqueleto, no entanto, os ossos mais comprometidos são: fêmur, pelve, crânio, tíbia e vértebras. Tem uma maior incidência no sexo masculino na relação 3:2 com o feminino, com um pico de incidência entre os 40 e 60 anos. Estima-se que 2 a 3% da população mundial acima de 60 anos tenha a doença.

Os principais achados radiológicos caracterizam-se por um espessamento da cortical, aumento do volume do osso e um trabeculado grosseiro (Fig. 7-40). Nas lesões da calota craniana são frequentes lesões líticas circunscritas. Deformidades em curvatura nos ossos longos também podem ser verificadas.

Displasia Fibrosa

A displasia fibrosa é uma lesão óssea de etiologia desconhecida, sem predileção pelo sexo, caracterizada pelo desenvolvimento de tecido fibroso e traves osteoides que gradualmente substituem o tecido ósseo normal. O aspecto de imagem é variado, podendo se caracterizar por áreas radiotransparentes bem definidas ou por um aspecto leitoso ou em "vidro fosco" dos ossos, com espessamento cortical e obliteração de seu trabeculado (Fig. 3-14/Cap. 3). O querubismo é considerado uma forma especial de displasia fibrosa (Fig. 3-15/Cap. 3).

Osteopetrose

A osteopetrose ou doença de Albers-Schonberg é uma displasia óssea de etiologia genética de caráter dominante ou recessivo, que se caracteriza por uma esclerose óssea difusa. Apesar de mais densos, os ossos são mais frágeis e podem fraturar com facilidade. Radiologicamente verifica-se uma hiperdensidade difusa do esqueleto, com alteração difusa e obliteração do trabeculado ósseo (Fig. 7-41). Esses pacientes também apresentam uma maior predisposição a infecções (osteomielite).

Fig. 7-40. Paciente com doença de Paget (**a**). Observar o trabeculado ósseo grosseiro em relação ao osso normal (**b**).

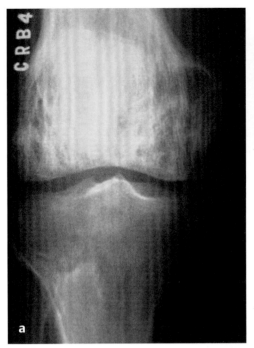
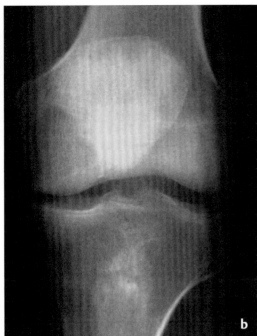

Fig. 7-41. (**a**, **b**) Paciente com osteopetrose. Verificar a esclerose difusa, com obliteração do trabeculado ósseo.

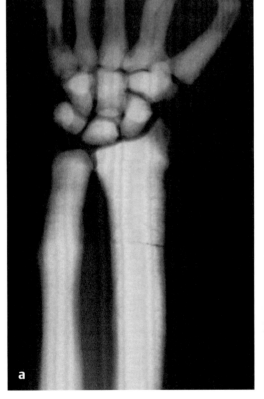
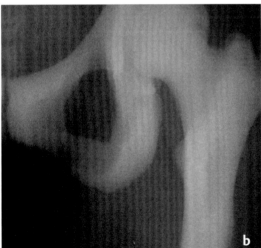

Necroses Avasculares

As necroses avasculares são também conhecidas como necroses assépticas, infartos ósseos ou osteonecroses e decorrem de alterações na circulação vascular óssea pela interrupção direta da circulação ou de circunstâncias subjacentes associadas que levam a um comprometimento vascular indireto. Os fatores de risco incluem corticoterapia, tabagismo, alcoolismo, lúpus, anemia falciforme, coagulopatias, pancreatite crônica, radioterapia entre outros. Radiologicamente as necroses avasculares caracterizam-se por redução volumétrica óssea, associada à esclerose e irregularidades corticais. Na RM verificam-se áreas de edema ósseo nas fases agudas e intenso hipossinal nas fases tardias, relacionadas com as áreas de esclerose pela morte do tecido ósseo. Os principais sítios de osteonecroses são descritos a seguir:

- Epífise da cabeça femoral ou doença de Legg-Perthes (Fig. 7-42).
- Navicular do carpo (Fig. 7-43).
- Cabeça do segundo ou terceiro metatarso ou infração de Freiberg.
- Semilunar do carpo ou doença de Kienbock.
- Tuberosidade da tíbia ou doença de Osgood-Schlater (Fig. 7-44).
- Navicular do tarso ou doença de Kohler.
- Apófise do calcâneo ou doença de Sever (Fig. 7-43).

Quando a necrose acomete a superfície articular de um osso, denomina-se osteocondrite dissecante. Os principais sítios da osteocondrite são as superfícies articulares dos côndilos femorais (Fig. 7-45), mas também costumam comprometer as superfícies do tálus e tíbia.

Cranioestenoses

O fechamento precoce das suturas do crânio pode ocasionar uma série de alterações morfológicas na caixa craniana, são as denominadas **cranioestenoses**. O fechamento precoce da sutura metópica ocasionando uma anormalidade em forma de "V" na região frontal, a trigonocefalia. A escafocefalia caracteriza-se pelo aumento do diâmetro anteroposterior do crânio em decorrência da obliteração precoce da sutura sagital (Fig. 7-46). A braquicefalia decorre do fechamento da sutura coronal, acarretando uma redução do diâmetro longitudinal, a criança apresenta uma cabeça larga e curta.

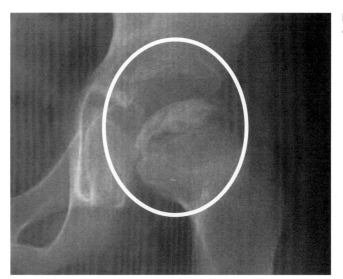

Fig. 7-42. Necrose avascular da cabeça do fêmur.

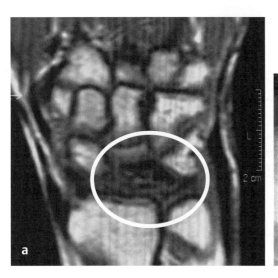

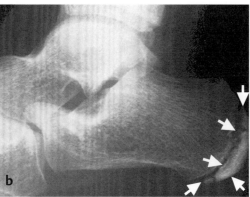

Fig. 7-43. (**a**) Corte coronal de RM de um paciente com necrose avascular do semilunar (doença de Keinbock). (**b**) Exame radiográfico de paciente com doença de Sever (necrose avascular da apófise do calcâneo).

Fig. 7-44. (**a**, **b**) Cortes sagitais de RM em um paciente com necrose avascular da tuberosidade anterior da tíbia ou doença de Osgood-Schlater.

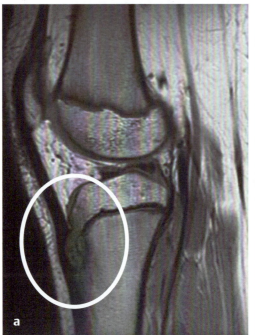
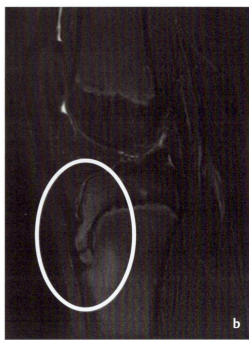

Fig. 7-45. Corte sagital de RM de paciente com uma lesão osteocondral (osteocondrite dissecante) na superfície articular do côndilo femoral.

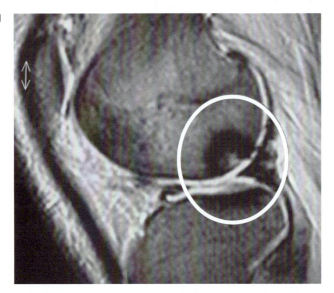

Fig. 7-46. Radiografia simples do crânio de uma criança com fusão precoce da sutura sagital (escafocefalia). Verificar o aumento do diâmetro anteroposterior do crânio.

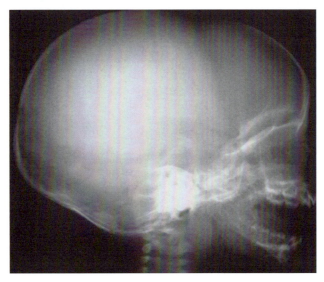

TUMORES ÓSSEOS BENIGNOS

Encondroma

Tumor de origem condroide, compromete a cavidade medular óssea e predomina em adultos entre a terceira e quarta décadas de vida. Atinge principalmente as metáfises dos ossos tubulares e caracteriza-se por uma lesão radiotransparente com uma matriz condroide em seu interior (Fig. 7-8). A presença de múltiplos encondromas distribuídos difusamente pelo esqueleto caracteriza a doença de Ollier ou encondromatose.

Osteocondroma (Exostose)

Lesão benigna, pediculada, que se origina da superfície externa do periósteo com crescimento no sentido contrário da articulação. Sua cortical é contínua com a do osso e geralmente para de crescer com a fusão das epífises (Fig. 7-47).

Osteoma Osteoide

O osteoma osteoide é uma lesão benigna formadora de osso, que acomete principalmente os ossos longos, que se caracteriza por uma lesão esclerótica com a presença de um pequeno *nidus* central radiotransparente, que exibe impregnação pelos meios de contraste (Fig. 7-48). Predomina no sexo masculino na primeira à terceira década de vida. Apresenta uma sintomatologia altamente sugestiva, caracterizada por dor noturna que alivia com salicilatos.

Fibroma Não Ossificante

O fibroma não ossificante ou defeito cortical fibroso é uma lesão benigna osteolítica, cortical, bem circunscrita, com halo de esclerose periférico, que predomina em crianças e adolescentes. Geralmente é um achado incidental quando o paciente realiza um exame radiográfico (Fig. 7-49). Com o passar da idade a tendência da lesão é desaparecer ou se tornar esclerótica.

Cisto Ósseo Simples

Lesão lítica, de contornos regulares e localização central no osso, levemente expansiva que aparece na infância e adolescência, com uma leve predileção pelo sexo masculino. Localiza-se geralmente nas metáfises dos ossos longos (Fig. 7-50).

Cisto ósseo Aneurismático

O cisto ósseo aneurismático caracteriza-se por uma lesão insuflativa, trabeculada, com níveis líquidos em seu interior, que acomete as regiões metafisárias dos ossos longos e os elementos posteriores das vértebras (Fig. 7-51). Apresenta uma pequena predominância no sexo feminino e ocorre geralmente abaixo dos 20 anos de idade.

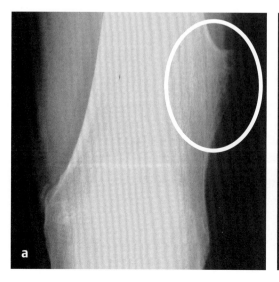
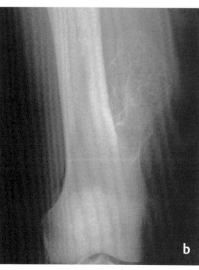

Fig. 7-47.
(**a**, **b**) Osteocondromas da metáfise distal do fêmur.

Fig. 7-48. Lesão esclerótica em colo do fêmur relacionada com um osteoma osteoide. Observar a pequena área radiotransparente no centro da lesão relacionada com seu *nidus* (seta).

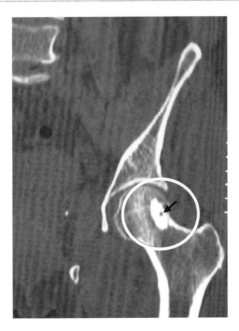

Fig. 7-49. Lesão radiotransparente com halo esclerótico relacionada com um fibroma não ossificante (defeito cortical fibroso) na tíbia distal.

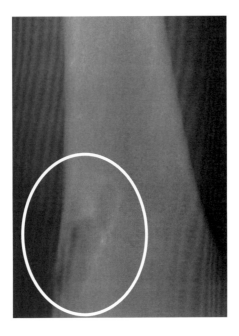

Tumor de Células Gigantes

Geralmente caracteriza-se por uma lesão lítica, destrutiva, insuflativa e expansiva, que se origina na região meta-epifisária dos ossos longos, pelve, sacro e costelas (Fig. 7-51). Geralmente ocorre em pacientes mulheres acima dos 20 anos de idade, com um predomínio na terceira e quarta décadas de vida.

TUMORES ÓSSEOS MALIGNOS

Osteossarcoma

É um tumor primário maligno do osso que predomina na segunda e terceira décadas de vida com outro pico de incidência em torno dos 60 anos de idade. Caracteriza-se por uma lesão heterogênea, com destruição óssea, ruptura de cortical, intensa reação periosteal e associada a um componente de partes moles. Embora possa afetar qualquer osso, geralmente acomete a região metafisária dos ossos longos (Figs. 7-7, 7-52 e 7-53). Pode ser primário ou secundário à degeneração sarcomatosa da doença de Paget.

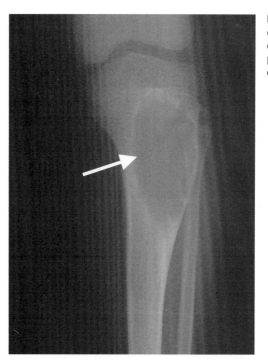

Fig. 7-50. Lesão osteolítica com discreto halo esclerótico em região metafisária proximal da tíbia relacionada com um cisto ósseo simples.

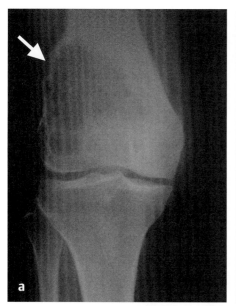
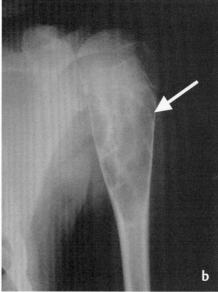

Fig. 7-51. (a) Tumor de células gigantes. Lesão osteolítica, insuflativa e expansiva na região metaepifisária do fêmur distal. (b) Leão lítica, insuflativa, trabeculada, em metáfise proximal do úmero em um paciente com cisto ósseo aneurismático.
(b) Observar que a lesão respeita o limite da linha epifisária, o que não ocorre (a).

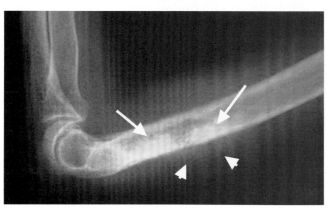

Fig. 7-52. Osteossarcoma de úmero. Observar a matriz óssea evidenciada pelas lesões osteoblásticas (setas) e a reação periosteal (pontas de setas).

Fig. 7-53. Cortes sagitais de RM em T1 pré-contraste (**a**) e pós-contraste (**b**), demonstrando volumoso processo expansivo em musculatura da coxa direita em um paciente com osteossarcoma, com grande componente de partes moles.

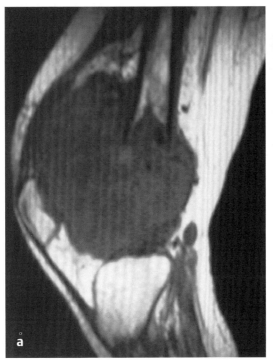
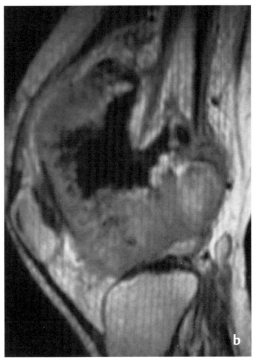

Sarcoma de Ewing
Tumor originário da medula óssea vermelha. É uma lesão extremamente agressiva com um pico de incidência entre os 10 e 25 anos de idade, com discreta dominância no sexo masculino. Predomina na região metadiafisária dos ossos longos e sacro, com destruição óssea, ruptura de cortical, reação periosteal e associado a um grande componente de partes moles. Também pode exibir um aspecto de lesão permeativa, com alteração do trabeculado ósseo, devendo-se fazer o diagnóstico diferencial com osteomielite.

Condrossarcoma
Tumor ósseo maligno de origem cartilaginosa. Pode ser primário ou secundário à degeneração sarcomatosa de um encondroma. Caracteriza-se por uma lesão expansiva, com destruição óssea, e calcificações com matriz condroide no seu interior (Figs. 7-8 e 7-54). Reações periosteais são menos frequentes. Massa de partes moles e ruptura da cortical podem ser encontradas em casos mais avançados.

Mieloma Múltiplo
É o tumor ósseo primário mais comum. O mieloma múltiplo é uma neoplasia das células da medula óssea. Seu aspecto radiológico caracteriza-se por lesões líticas, múltiplas, geralmente associadas a massas de tecidos moles adjacentes. É frequente o envolvimento da calota craniana e da coluna vertebral, ocasionando fraturas patológicas e colapsos vertebrais. Predomina em adultos do sexo masculino, acima dos 45 anos de idade (Fig. 7-55).

Linfoma
O comprometimento ósseo pelas doenças linfoproliferativas não exibe um aspecto de imagem característico. Geralmente observam-se lesões osteolíticas, heterogêneas, com realce pelos meios de contraste, associado a componente de partes moles e com uma maior incidência nas metáfises dos ossos longos, predominando o tipo não Hodgkin. O comprometimento pela doença de Hodgkin representa menos de 10% dos casos.

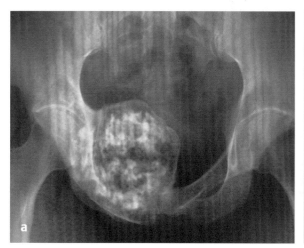
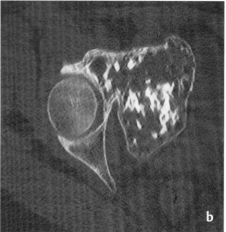

Fig. 7-54. Radiografia (**a**) e TC (**b**) de um paciente com condrossarcoma de bacia. Volumosa lesão expansiva em ramo isquiopubiano direito com calcificações de aspecto condroide no seu interior.

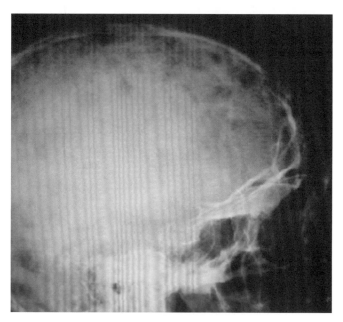

Fig. 7-55. Múltiplas lesões osteolíticas comprometendo a calota craniana em paciente com mieloma múltiplo. O diagnóstico diferencial deve ser feito com metástases ósseas.

Cordoma

Tumor originário dos remanescentes da notocorda. Caracteriza-se por uma lesão osteolítica, destrutiva, na linha media, com calcificações frequentes, associada a componente de partes moles, podendo aparecer em qualquer parte do neuroeixo, no entanto, predomina em topografia sacrococcígea e base do crânio. Ocorre em pacientes da quarta à sexta década de vida, com um pico de incidência em torno dos 40 a 45 anos (Fig. 7-56).

Metástases

As lesões metastáticas ósseas podem-se apresentar como lesões líticas, blásticas ou mistas, geralmente sem exibir reação periosteal. Os principais sítios primários decorrem de neoplasias originárias nas mamas, próstata, pulmões, rins e tireoide. As metástases ósseas de neoplasias mamárias são, de um modo geral, mistas; as de rim, tireoide e pulmão geralmente líticas, e as de adenocarcinoma de próstata, são predominantemente osteoblásticas (Figs. 7-4 e 7-57).

Fig. 7-56. (a-c) Cortes de RM de um paciente com um cordoma. Observar a volumosa lesão osteolítica, destrutiva, na linha média, em região sacrococcígea.

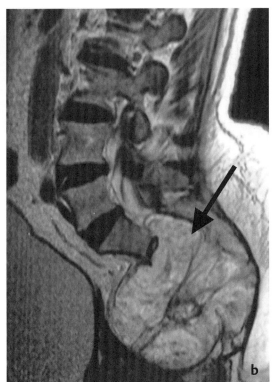
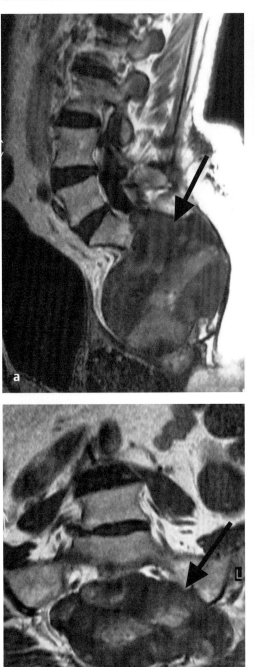

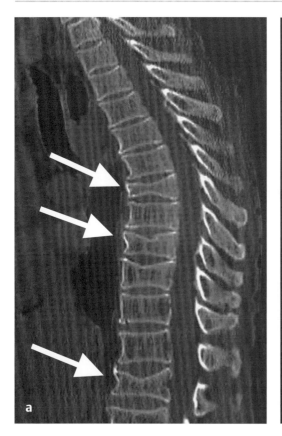 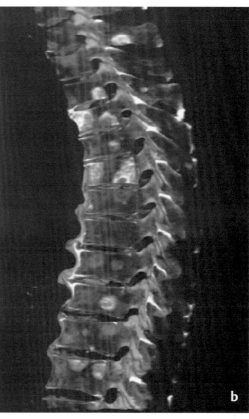

Fig. 7-57. Reconstruções sagitais de TC da coluna dorsal. (**a**) MÚLTIPLAS fraturas patológicas em paciente com metástase de neoplasia do trato gastrointestinal. (**b**) INÚMERAS lesões osteoblásticas decorrentes de metástases de câncer de próstata. (imagens cedidas pelo Dr. Marcelo Canuto – Hospital de Base de Brasília.)

O comprometimento secundário dos ossos pode ocasionar fraturas patológicas e colapsos vertebrais (Figs. 7-57 e 7-58). As lesões metastáticas na RM exibem hipersinal em T2 e hipossinal nas sequências ponderadas em T1, com realce pelo meio de contraste paramagnético (Fig. 7-59).

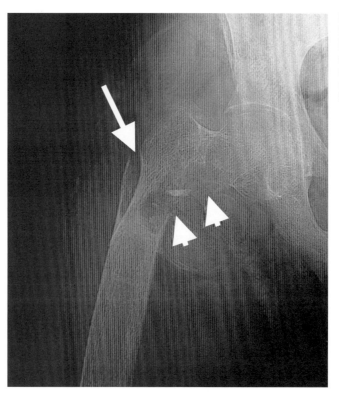

Fig. 7-58. Radiografia do fêmur evidenciando uma lesão osteolítica (pontas de setas) decorrente de metástase de neoplasia de mama, acarretando uma fratura patológica (seta).

Fig. 7-59. Metástases de carcinoma de próstata em úmero proximal e glenoide.

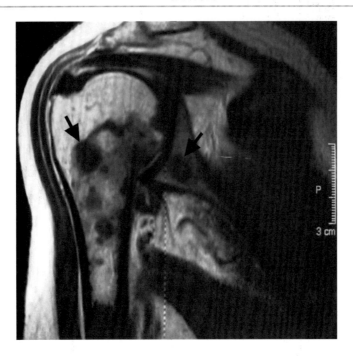

■ LITERATURA SUGERIDA

Rahmouni A, Divine M, Mathieu D, Golli M, Haioun C, Dao T, et al. MR appearance of multiple myeloma of the spine before and after treatment. Am J Roentgenol. 1993 May 160:1053-1057.

Krishnan A, Shirkhoda A, Tehranzadeh J, Armin AR, Irwin R, Kimberly L. Primary Bone Lymphoma: Radiographic-MR Imaging Correlation. Radiographics. 2003;23:1371-1383.

Bispo Júnior RZ, Mello Júnior CF. Ortopedia Básica. Rio de Janeiro: Ed. Revinter; 2013.

Braun J, Baraliakos X, Golder W, et al. Analysing chronic spinal changes in ankylosing spondylitis: a systematic comparison of conventional x rays with magnetic resonance imaging using established and new scoring systems. Ann Rheum Dis. 2004;63:1046-1055.

Dougados M, van der Linden S, Juhlin R, et al. The European Spondylarthropathy Study Group preliminary criteria for the classification of spondylarthropathy. Arthritis Rheum. 1991;34:1218-1227.

Ferris M. Hall and Takayoshi Uematsu Imaging Bone Metastases in Breast Cancer. Am J Roentgenol. 2005 Oct;185:1082-1083.

Gabriel SE. The epidemiology of rheumatoid arthritis. Rheum Dis Clin North Am. 2001;27:269-282.

Haaga JR, Dogra VS, Forsting M, Gilkeson RC, Há HK, Sundaram M. Tomografia Computadorizada e Ressonância Magnética: uma abordagem do corpo humano completo. 5 ed. Rio de Janeiro: Elsevier; 2010.

Heijde D. Ankylosing spondylitis: clinical features. Rheum Dis Clin North Am. 1998:1199-1203.

Yu JS, Chung C, Recht M, Dailiana T, Jurdi R. MR imaging of tophaceous gout. Am J Roentgenol. 1997 Feb;168:523-527.

Juhl JH, Crummy AB. Interpretação Radiológica. 7 ed. Rio de Janeiro: Guanabara Koogan; 2000.

Hermann KGA, Althoff CE, Schneider U, Zühlsdorf S, Lembcke A, Hamm B, et al. Spinal Changes in Patients with Spondyloarthritis: Comparison of MR Imaging and Radiographic Appearances. RadioGraphics. 2005;25:559-569.

Fayad LM, Carrino JA, Fishman EK. Musculoskeletal Infection: Role of CT in the Emergency Department. RadioGraphics. 2007;27:1723-1736.

Kransdorf MJ, Sweet DE. Aneurysmal bone cyst: concept, controversy, clinical presentation, and imaging. Am J Roentgenol. 1995 Mar;164:573-580.

Kransdorf MJ, Moser Jr RP, Gilkey FW. Fibrous dysplasia. RadioGraphics. 1990;10:519-537.

Sommer OJ, Kladosek A, Weiler V, Czembirek H, Boeck M, Stiskal M. Rheumatoid Arthritis: A Practical Guide to State-of-the-Art Imaging, Image Interpretation, and Clinical Implications. RadioGraphics. 2005;25:381-398.

Resnick D, Niwayama G. Osteonecrosis: diagnostic techniques, specific situations, and complications. In: Resnick D, Niwayama G, eds. Diagnosis of bone and joint disorders. Philadelphia, Pa: Saunders, 1988; 3238-3288.

Glass RBJ, Fernbach SK, Norton KI, Choi PS, Naidich TP. The Infant Skull: A Vault of Information[1.] RadioGraphics. 2004;24:507-522.

Moser Jr RP, Davis MJ, Gilkey FW, Kransdorf MJ, Rosado de Christenson ML, Kumar R, et al. Primary Ewing sarcoma of rib. RadioGraphics. 1990;10:899-914.

Moore TE, King AR, Kathol MH, el-Khoury GY, Palmer R, Downey PR. Sarcoma in Paget disease of bone: clinical, radiologic, and pathologic features in 22 cases. Am J Roentgenol. 1991 Jun;156:162.

Thomas H. Berquist. Osseous and Myotendinous Injuries About the Knee. Clin N Am. 2007;45:955-968.

Vanhoenacker FM, De Beuckeleer LH, Van Hul W, et al. Sclerosing bone dysplasias: genetic and radioclinical features. Eur Radiol. 2000;10(9):1423-33.

Morag Y, Jacobson JA, Miller B, De Maeseneer M, Girish G, Jamadar D, Imaging of Rotator Cuff Injury: What the Clinician Needs to Know. RadioGraphics. 2006;26:1045-65.

Rosenberg ZS, Javier Beltran J, Bencardino JT. MR Imaging of the Ankle and Foot. Radiographics. 2000;20:153-79.

TÉCNICAS AVANÇADAS

CAPÍTULO 8

Carlos Fernando de Mello Junior
Cláudio Campi de Castro
Sandro Santos Fenelon

Os constantes avanços tecnológicos têm permitido uma grande evolução do diagnóstico por imagem, propiciando métodos modernos, não invasivos e cada vez mais rápidos e precisos, contribuindo significativamente para o diagnóstico clínico. Entretanto, é necessário lembrar que todo exame complementar tem suas limitações e, por isso, devemos ter o devido cuidado para não negligenciarmos a história clínica e o exame físico.

Em relação aos avanços dos métodos de imagem do sistema nervoso, podemos citar os estudos de difusão e perfusão encefálica que já foram descritos no Capítulo 2, a angiorressonância cerebral (angioRM) intracraniana e a espectroscopia de prótons. No estudo das patologias do tórax podemos citar a TC e RM cardíacas além dos estudos de angioRM. Com relação ao estudo radiológico das alterações abdominais temos a colangiorressonância magnética (colangio-RM), a urorressonância magnética (UrorrM), a urotomografia computadorizada *multislice* (Uro-TC) e a colonografia por TC. Ainda temos métodos, como a angiografia por tomografia computadorizada (angioTC) e angiografia por ressonância magnética (angioRM) dos membros, além da RM fetal e do mais novo método desse arsenal, o Pet-Scan (Pet-CT).

As **angio-RM intracraniana e cervical** são utilizadas para estudo das estruturas vasculares cerebrais e do pescoço e se baseiam em sequências de RM que, pelo fluxo sanguíneo, são obtidos sinais que são transformados em imagens, onde o aparelho realiza reconstruções tridimensionais da vascularização cerebral (Fig. 8-1). A angioRM é um método não invasivo para avaliação das doenças vasculares do sistema nervoso e região cervical, apresentando excelente resolução para a detecção de aneurismas, estenoses, tromboses arteriais ou venosa e malformações vasculares.

A **espectroscopia de prótons** por RM é uma técnica que permite a obtenção de informações químicas dos tecidos cerebrais. Ela se baseia no espectro emitido pelos prótons quando excitados pelas ondas de radiofrequência do alto campo magnético do aparelho. Os prótons de hidrogênio ligados a diferentes partículas apresentam diferentes frequências de ressonância de acordo com a posição do hidrogênio na molécula avaliada.

Deste modo cada metabólito terá o que chamamos de espectro característico de acordo com as frequências de ressonância de seus prótons, e esses espectros são caracterizados por picos em um gráfico de acordo com sua concentração, que é medida em PPM (partes por milhão) (Figs. 8-2 e 8-3).

Os principais metabólitos cerebrais avaliados na espectroscopia de prótons são:

- *N-acetil-aspartato (NAA):* é um metabólito exclusivo dos neurônios, sua concentração reduz em escala proporcional ao dano celular neuronal. Está reduzido nas neoplasias e lesões isquêmicas.
- *Colina (Cho ou Co):* participa do metabolismo da síntese das membranas celulares. Sua elevação pode refletir um aumento na síntese de membranas ou aumento da população celular, como em neoplasias.

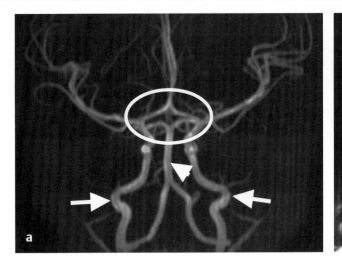

Fig. 8-1. (**a**) AngioRM intracraniana demonstrando o polígono de Willis (círculo). Observar o sifão carotídeo bilateralmente (setas) e a artéria basilar (ponta de seta). (**b**) AngioRM cervical, evidenciando as artérias carótidas (setas) e as vertebrais (pontas de setas).

- *Creatina (Cr):* seu pico é composto por substâncias do metabolismo cerebral que se mantêm estáveis na maioria das situações. Por ser um pico fixo, serve como referencial para os demais picos do gráfico.
- *Mio-inositol (Mio ou MI):* metabólito envolvido na neurorrecepção do hormônio sensível. Pode estar reduzido em pacientes com encefalopatia hepática, em pacientes maníacos, em uso de lítio e em pacientes com neuropatia diabética. Sua elevação tem sido observada em casos de neoplasias gliais de baixo grau e nas adrenoleucodistrofias (ver Capítulo 2).
- *Lactato (Lac):* os níveis de lactato cerebral geralmente são mínimos ou ausentes na espectroscopia em situações normais (exceto em recém-nascidos). Sua presença denota que está ocorrendo glicólise anaeróbica. Pode ser detectado em neoplasias com componentes necróticos, e em pacientes com lesões isquêmicas cerebrais.

Novos estudos têm utilizado a espectroscopia de prótons para a avaliação de patologias da mama, fígado e, principalmente da próstata, esta última pela caracterização dos picos de citrato do parênquima prostático, que se apresentam reduzidos nas neoplasias.

Nos últimos anos, as técnicas de TC e RM avançaram significativamente na cardiologia. A **tomografia cardíaca** é indicada quando existe necessidade de quantificar o percentual de cálcio nas artérias coronárias, para triagem e acompanhamento de pacientes coronariopatas. Ela permite a avaliação de estenoses e obstruções das coronárias além do acompanhamento de angioplastias e da avaliação das variantes da anatomia coronariana (Fig. 8-4). Como a TC é com base na emissão de raios X, a preocupação com a exposição do paciente à radiação ionizante deve ser lembrada. A exposição à radiação na angiotomografia coronária é equivalente à da cintilografia para pesquisa de isquemia, podendo ser superior à de um cateterismo diagnóstico.

Fig. 8-2. Aspecto normal de uma espectroscopia de prótons. Observar os picos habituais dos metabólitos cerebrais.

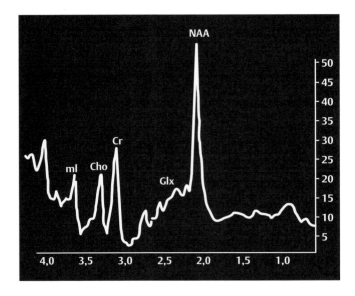

TÉCNICAS AVANÇADAS

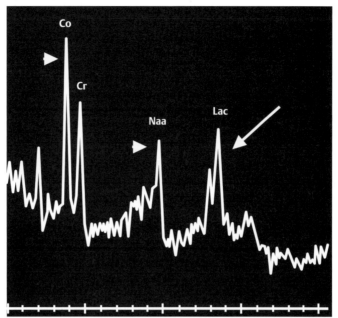

Fig. 8-3. Espectroscopia de prótons de um paciente com neoplasia glial (glioblastoma multiforme). Observar a redução do pico de N-acetil-aspartato (Naa) e a elevação do pico de colina (Co) (pontas de setas). A presença do pico de lactato (Lac) indica a presença de necrose tumoral (seta).

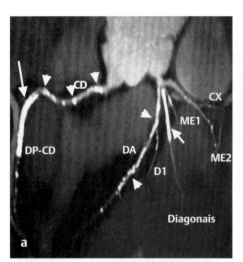
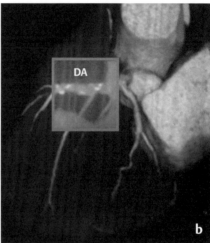
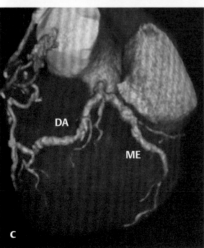

Fig. 8-4. TC cardíaca. Verificar as artérias coronárias com calcificações ateromatosas (pontas de seta) e com *stents* de angioplastia (setas) (**a**). Reconstruções tridimensionais de TC de coração. Observar a vascularização coronariana (**b**, **c**). (Ver Prancha em Cores.)

A **RM cardíaca** permite a avaliação morfológica, funcional, da perfusão miocárdica e da viabilidade cardíaca, tornando-se uma importante aliada do ecocardiograma no diagnóstico das patologias do coração. A RM permite identificar focos de fibrose com resolução espacial superior à da cintilografia. O conhecimento dos diferentes padrões de distribuição da fibrose permite ainda o diagnóstico diferencial entre cardiopatias por doenças de depósito, degenerativas, infiltrativas, miocardites, doenças do pericárdio, isquêmicas, malformações congênitas e neoplasias (Fig. 8-5).

A **colangiorressonância** magnética tem-se consolidado como importante método no diagnóstico das vias biliares, demonstrando acurácia comparável à CPRE na avaliação da coledocolitíase, obstrução maligna dos ductos biliares e pancreático, e na detecção das variações anatômicas (Fig. 8-6). A **urotomografia** computadorizada *multislice* ultimamente tem-se destacado no diagnóstico das lesões do sistema urinário. A **urorressonância** magnética (UrorrM) é um método capaz de demonstrar o sistema coletor dilatado (por provável obstrução), sem a necessidade de utilização dos meios de contraste ou radiação ionizante, embora apresente limitações para a detecção da litíase renal (Figs. 8-7 e 8-8).

Fig. 8-5. RM cardíaca. Observar o miocárdio em sístole (**a**) e em diástole (**b**).

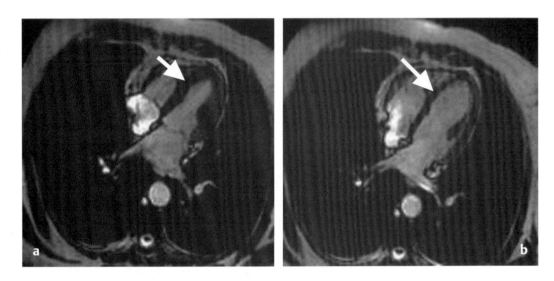

Fig. 8-6. Colangio-RM. (**a**) Exame normal. Observar o colédoco (pontas de setas) e a vesícula biliar (seta). (**b**) Exame de um paciente com colelitíase (setas).

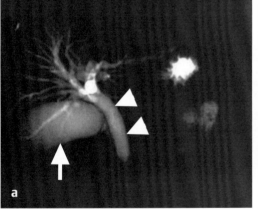 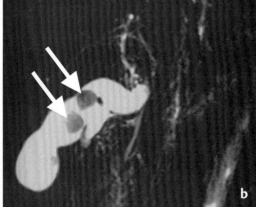

TÉCNICAS AVANÇADAS

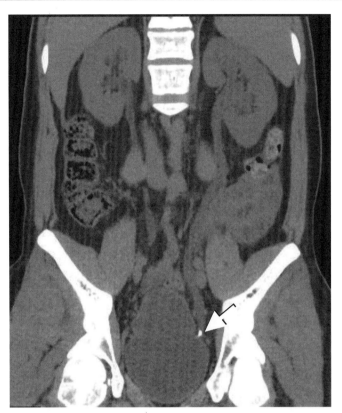

Fig. 8-7. Urotomografia evidenciando cálculo em ureter distal.

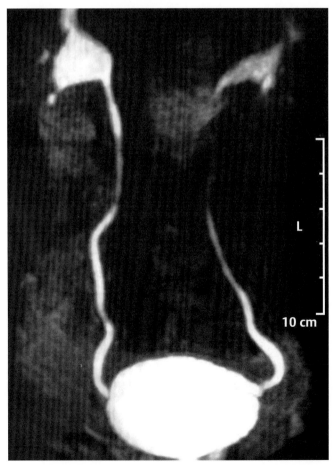

Fig. 8-8. Uro-RM normal evidenciando o sistema coletor, ureteres e bexiga.

Tanto a angiografia por tomografia computadorizada como a por ressonância magnética têm substituído a angiografia diagnóstica. As suas principais aplicações são no estudo da aorta, ilíacas e artérias dos membros inferiores, artérias pulmonares, renais, vascularização mesentérica e sistema porta. São métodos excelentes e não invasivos para caracterização de aneurismas, placas calcificadas, avaliação pós-operatória etc. (Figs. 8-9 a 8-13). A angio-TC tem-se mostrado mais útil que a RM na avaliação de vasos de menor calibre. A **colonografia por TC**, também conhecida por colonoscopia virtual, tem sido avaliada como método de investigação do intestino grosso (detecção de pólipos e câncer colorretal), podendo ser útil nos casos de colonoscopias incompletas.

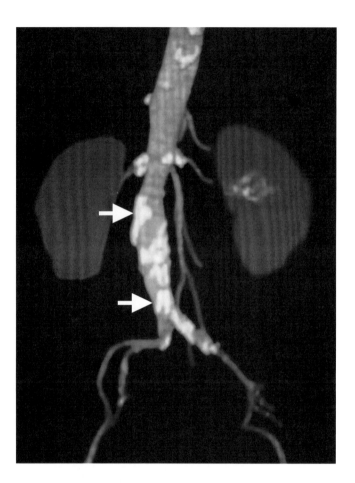

Fig. 8-9. AngioTC de aorta abdominal. Observar as calcificações ateromatosas difusas (setas).

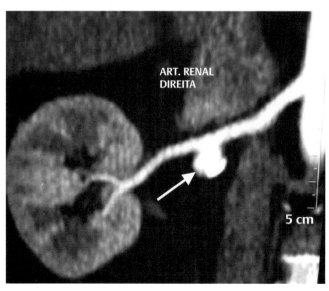

Fig. 8-10. Reconstrução coronal de angioTC demonstrando presença de aneurisma em artéria renal direita (seta).

TÉCNICAS AVANÇADAS

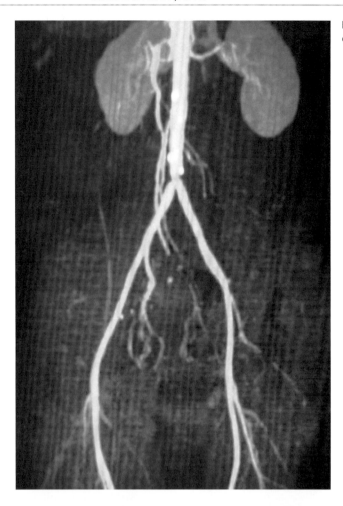

Fig. 8-11. AngioRM de aorta e artérias ilíacas.

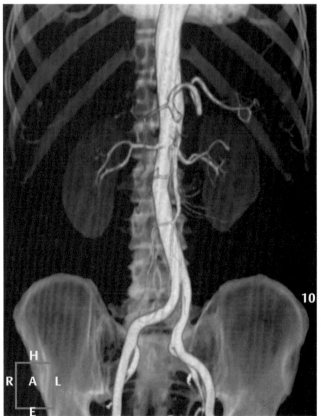

Fig. 8-12. Reconstrução tridimensional de uma angiotomografia da aorta abdominal e seus ramos.

Fig. 8-13. Reconstrução tridimensional de uma angiotomografia da aorta para caracterização pós-cirúrgica de prótese endovascular (seta). (Ver Prancha em Cores.)

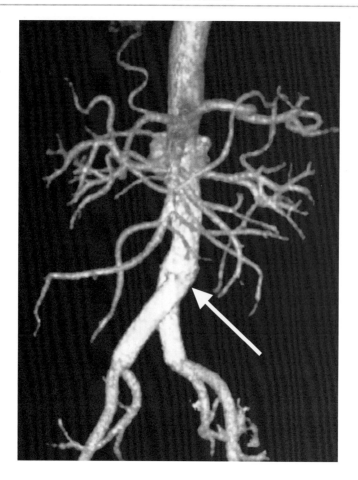

Apesar de a ultrassonografia ser o exame de escolha para a avaliação obstétrica, o surgimento de outros métodos de diagnóstico por imagem, como a **RM fetal,** tem sido utilizado com grande eficiência para o diagnóstico de enfermidades do feto. Sua utilização para a avaliação da placenta e dos órgãos maternos é descrita desde a década de 1980. No entanto, o estudo do feto não era realizado em virtude do volume de artefatos decorrentes da movimentação fetal durante a aquisição das imagens, o que limitava sua adequada avaliação. Atualmente, equipamentos que permitem uma rápida aquisição de imagens, praticamente, eliminaram esses artefatos, permitindo a realização de excelentes protocolos para a avaliação de patologias fetais (Fig. 8-14).

A **tomografia computadorizada por emissão de pósitrons (Pet-CT ou Pet-Scan)** tem-se destacado muito com relação aos avanços no diagnóstico por imagem. Ela baseia-se na união de duas modalidades diagnósticas: a tomografia computadorizada e a medicina nuclear. O aparelho é capaz de combinar as excelentes imagens anatômicas da TC com a emissão de pósitrons da medicina nuclear, sendo possível detectar a atividade metabólica das células de nosso organismo, permitindo, assim, um estudo anatômico e funcional de todo o corpo humano.

Ela utiliza como meio de contraste a **fluordesoxiglicose ou FGV**, uma glicose marcada com o radioisótopo flúor-18. O método permite a detecção de alterações funcionais, metabólicas e até bioquímicas dos vários órgãos ou tecidos, mesmo antes que alterações anatômicas se manifestem (Fig. 8-15).

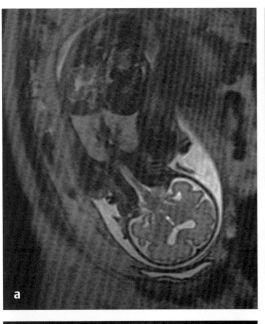
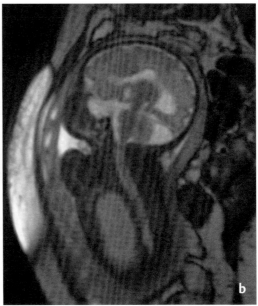
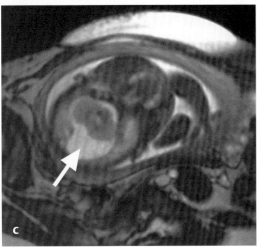

Fig. 8-14. RM fetal. Cortes coronal (**a**) e sagital (**b**) do feto, demonstrando a excelente resolução do método para a caracterização da anatomia fetal.
(**c**) Corte axial do crânio fetal evidenciando um cisto aracnoide (seta).

Fig. 8-15. Exame de Pet-Scan de um paciente com neoplasia pulmonar. Verificar as áreas de realce pelo FGV na lesão pulmonar primária (**a**) e a presença de linfonodos metastáticos em região cervical (**b**).

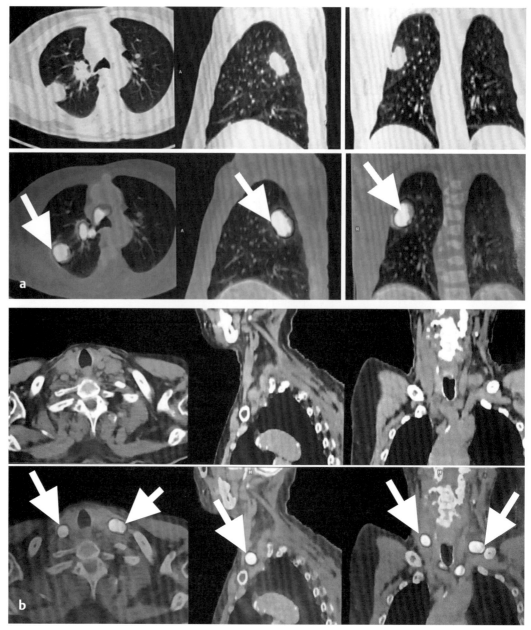

LITERATURA SUGERIDA

Al-Okaili RN, Krejza J, Wang S, Woo JH, Melhem ER. Advanced MR Imaging Techniques in the Diagnosis of Intraaxial Brain Tumors in Adults. Radiographics. 2005 October;26:173-189.

Camargo EE. Experiência inicial dom PET-CT. Radiol Bras (São Paulo). 2005 Jan/Feb;38(1).

Choi YJ, Kim JK, Kim M, Kim KW, Choi EK, Cho K. Functional MR Imaging of Prostate Cancer Radiographics. 2007 January;27:63-75.

Coakley FV, Qayyum A, Kurhanewicz J. Magnetic resonance imaging and spectroscopic imaging of prostate cancer. J Urol. 2003;170:S69-S75;discussion S75-S76.

Dujardin M, Vandenbroucke F, Boulet C, et al. Indications for body MRI Part I/II. Upper abdomen and renal imaging, retroperitoneum, intestines and pelvis. Eur J Radiol. 2008;65(2):214-227.

I Diretriz de Ressonância e Tomografia Cardiovascular da Sociedade Brasileira de Cardiologia Sumário Executivo. Arq Bras Cardiol (São Paulo) 2006 Oct;87(3).

Kocakoc E, Bhatt S, Dogra VS. Renal Multidector Row CT. Radiol Clin N Am. 2005;43:1021-1047.

Levine D, Barnes PD, Edelman RR. Obstetric MR imaging. Radiology. 1999;211:609-17.

Levine D, Hatabu H, Gaa J, et al. Fetal anatomy revealed with fast MR sequences. AJR Am J Roentgenol. 1996;167:905-8.

Leyendecker JR, Barnes CE, Zagoria RJ. Education: MR Urography: Techniques and Clinical Applications Radiographics. 2008 January;28:23-46.

Miyazaki M, Lee V. Nonenhanced MR angiography. Radiology. 2008;248(1):20-43.

Robilotta CC. A tomografia por emissão de pósitrons: uma nova modalidade na medicina nuclear brasileira. Rev Panam Salud Publica. 2006;20(2/3):134-42.

Romagnuolo J, Bardou M, Rahme E, Joseph L, Reinhold C, Barkun AN. Magnetic resonance cholangiopancreatography: a meta-analysis of test performance in suspected biliary disease. Ann Intern Med. 2003;139:547-557.

Yeh BM, Liu PS, Soto JA, Corvera CA, Hussain HK. MR Imaging and CT of the Biliary Tract Radiographics. 2009 Oct;29:1669-1688.

ÍNDICE REMISSIVO

Entradas acompanhadas por um *f* em itálico ou **q** em negrito
indicam figuras e quadros, respectivamente.

A

Abdome
  radiografia
    simples de, 140
Abscesso(s), 107
  cerebral, 44
    aspectos de imagem, 44
    definição, 44
    história clínica, 44
  hepático, 151
    etiologia, 151
    quadro clínico, 151
    ultrassonografia, 151
Achados
  radiológicos, 16
Adenocarcinoma
  de cólon, 163
    complicações, 163
      principais, 163
    diagnóstico, 163
    etiologia, 163
    fatores, 163
    metástase, 163
      sítio de, 163
    sinais e sintomas, 163
    tomografia
      computadorizada, 163
  do pâncreas, 158, *158f*
    apresentação clínica, 158
    diagnóstico
      inicial, 158
    sintomas, 158
  prostático, 173
    biópsia, 174
    fatores prognósticos, 173
Adenoma
  de suprarrenal, 170
    achados incidentais, 170
    características, 170
    definição, 170
    lesões, 170
  hipofisário, 30
    exame de RM, 30
    lesões, 30

Adrenoleucodistrofia (ALD), 49
  definição, 49
  na radiologia, 49
Aerobilia, 142
Alterações
  vasculares, 15
    relação com, 15
Aneurisma
  da aorta
    abdominal, 174
      complicação, 174
      definição, 174
      diagnóstico, 174
      exame físico, 174
      incidência, 174
      ruptura, 174
Angiomiolipoma
  renal, 169
    achados incidentais, 169
    definição, 169
    forma, 169
    sintomas, 169
Angio-RM
  cervical, 217
  intracraniana, 217
    indicações, 217
Apendicite
  aguda, 160
    achados de imagem, 160
    achados laboratoriais, 160
    diagnóstico, 160
Aplasia
  de Michel, 75
Área
  de penumbra, 17
Articulações
  temporomandibulares, 71
  apresentação, 71
  diagnóstico, 71
  etiologias, 71
  exames, 72
Artrite
  psoriática, 202
  reumatoide, 199

achados radiológicos, 200
  características, 199
  definição, 199
Asbestose, 99
Aspergilose, 111
  definição, 111
  manifestações radiológicas, 111
    formas, 111
Astrocitomas, 30
  subgrupos, 30
Atelectasia, 92
  definição, 92
Avaliação
  radiológica, 10

B

Baker
  cisto de, 190
Bário, 13
Bell
  paralisia de, 76
Bexiga
  de esforço, 172
Biópsia(s)
  assistida, 136
  de fragmentos, 136
BIRADS, 119, **132q**, 135
Bócio
  da tireoide, 116
Bolha
  gástrica, 85
Bosniak
  classificação
    tomográfica de, 167
      para cistos renais, **169q**
Broncograma
  aéreo, 92
Broncopneumonia107
  aspecto radiológico, 107
  características, 107
  patógeno mais comum, 107
Bronquiectasias, 93
  características, 93

ÍNDICE REMISSIVO

Bursite, 190
  definição, 190

■ C

Calcificações
  abdominais, 142
Cálculos
  renais
    detecção de, 165
  urinários, 166
Calo
  ósseo, 186
    formação do, *188f*
Câncer
  de mama, 119
  de próstata, 173
Candidíase, 112
  causas, 112
Carcinoma
  de células renais (CCR), 166
  de pulmão, 114
    achados, 114
    metástase, 114
    tipos de, 114
  hepatocelular, 152
    apresentação, 152
    avaliação
      por imagem, 152
    definição, 152
    incidência, 152
Chiari
  malformação de, 35
    características, 35
    definição, 35
Chumbo, 1
  capotes de, 11
Cirrose
  hepática, 153
    causas, 153
    complicações, 154
    definição, 153
    diagnóstico definitivo, 153
    diagnóstico diferencial, 154
    métodos de imagem, 153
Cisticercose, 42
  causa, 42
  classificação, 42
  definição, 42
  fases, 42
  prevalência, 42
Cisto(s), 104
  aracnoide, 36
    definição, 36
    diagnóstico diferencial, 36
    lesão, 36
    localização, 36
    patogênese, 36
  broncogênicos, 116
  coloide, 29
    características, 29
    evolução, 29
    localização, 29
  de Baker, 190
  dermoide, 28
    definição, 28

do corpo lúteo, 172
endometrioides, 172
epidermoide, 28
  definição, 28
foliculares, 172
hepático(s), 150
  aspecto de imagem, 150
  assintomáticos, 150
  definições, 150
  lesões císticas, 150
mais comuns, 104
ósseo
  aneurismático, 207
  simples, 207
ovariano, 171
  definição, 171
  malignidade, 171
  questão clínica, 171
tecaluteínicos, 172
Classificação
  de Modic, 197
Colangiocarcinoma, 156
  achados de imagem, 157
  definição, 156
  diagnóstico, 156
  fatores de risco, 156
  localização, 156
Colangiorressonância
  magnética, 220
    indicação, 220
Colecistite(s), 155
  achados ecográficos, 156
  aguda, 155
  causa, 155
  quadro clínico, 156
Colelitíase, 155
  achados característicos, 155
  definição, 155
  diagnóstico, 155
Colesteatoma, 75
  definição, 75
  desenvolvimento, 75
Cólon
  adenocarcinoma de, 163
Colonografia
  por TC, 222
    indicações, 222
Coluna
  cervical
    fraturas da, 193
  lombar, 193
  torácica, 193
Condropatias
  patelares, 189
    características, 189
    casos avançados, 189
    etiologia, 189
Condrossarcoma, 210
  características, 210
  definição, 210
  reações periosteais, 210
Contusão
  cerebral, 53
Cordoma, 211
  características, 211
  definição, 211
  ocorrência, 211

Corpo caloso
  anomalias de, 37
    associação, 37
Corpo estranho
  intra-abdominal, 176
    etiologia, 176
    localização, 176
    objetos encontrados, 176
COVID-19, 112
  doença pulmonar
    causada por, 112
Cranioestenoses, 205
  definição, 205
Craniofaringioma, 28
  apresentação, 28
  origem, 28
Criptococos, 46
  causa, 46
  manifestação, 46
Crohn
  doença de, 146
Cúpulas
  diafragmáticas, 141

■ D

Dandy-Walker
  malformação de, 35
    características, 35
Densidades
  radiográficas, **4q**
Derrame
  pleural, 103
Descolamento
  de retina, 77
Derrame
  pleural, 99
    definição, 99
Deslocamentos
  discais, 72
Disco
  hérnia de, 197
Displasia
  fibrosa, 203
    aspecto de imagem, 203
    características, 203
    definição, 203
Diverticulite
  aguda, 160
    causa, 160
    diagnóstico, 161
      diferencial, 161
    incidência, 160
    sintomas, 160
Doença(s)
  abdominais, 179
    em gestantes, 179
  de Crohn, 146, 163, 202
  de Graves, 79
  de Paget, 144, 203
  inflamatórias, 163
    intestinais, 163
  intersticiais, 94
  sistêmica, 22
    vascular, 15
      hemorrágica, 22
        classificação, 22

ÍNDICE REMISSIVO

Doppler
efeito, 8
descrição do, 8
ondas sonoras, 8
sinal obtido, 8
velocidade do movimento, 8
módulo da, 8
Dosímetros, 11

E

Edema
cerebral, 50
apresentação, 50
pulmonar, 93
Efeito
Doppler, 8
colorido, 8
descrição do, 8
fluxo sanguíneo pelo, *9f*
piezoelétrico, 7
Eklund
manobra de,122
Elastografia, 131
Encefalite
por HIV, 47
estudos de imagem, 47
Encefalomielite
disseminada, 49
aguda, 49
definição, 49
ferramenta diagnóstica, 49
sintomas, 49
Encondroma, 207
característica, 207
definição, 207
Enema
opaco
duplo
contraste, 146
no diagnóstico da doença diverticular, 146
uso, 146
Enfisema
lobar, 105
congênito, 105
pulmonar, 93
Ependimoma, 32
apresentação, 32
definição, 32
origem, 32
Escala
Hounsfield, 89
Esclerose
múltipla, 48
definição, 48
predominância, 48
sintomas, 48
tuberosa, 41
características, 41
definição, 41
na radiologia, 41
Escroto
agudo, 171
achados
ultrassonográficos, 171

definição, 171
diagnóstico, 171
ultrassonografia, 171
Esôfago
estômago, 145
duodenografia, 145
princípio básico, 145
utilização, 145
Esofagograma, 144
definição, 144
método, 144
normal, *145f*
Espectroscopia
de prótons, 217
Espondilite
acometimento, 201
ancilosante, 201
Espondiloartrites, 200
características, 200
definição, 200,
entidades, 200
Espondilodiscite, 199
Espondilolistese, 193
etiologia da, 193
Esquizencefalia, 39
características, 39
quadro clínico, 39
Esteatose
hepática, 154
definição, 154
incidência, 154
prevalência, 154
ultrassonografia, 154
Ewing
sarcoma de, 21
Exames de imagem
informações clínicas, 14
importância das, 14
Exames radiológicos
contrastados, 144

F

Face
seios da, 55
Faveolamento, 95
definição, 95
Fibroma
não ossificante, 207
definição, 207
Fibrose
pulmonar, 95
Filme
na radiologia, 1
FLAIR
sequência, 17
Fluordesoxiglicose, 224
indicações, 225

G

Gadolínio, 13
Gases
intestinais, 141
distribuição dos, 141
bolha gástrica, 141
Gestantes
doenças abdominais em, 179

Glioblastoma, 32
definição, 32
Gossipiboma, 176
Gota, 202
achados radiológicos, 202
definição, 202
Granulomas
residuais, 113
Graves
doença de, 79

H

Hamartomas
pulmonares, 113
Hemangioblastoma, 27
apresentação, 27
definição, 27
Hemangioma
capilar, 76
cavernoso, 76
hepático, 151
definição, 151
frequência, 151
incidência, 151
limites, 151
tamanho, 151
Hematoma
subgaleal, 50
definição, 50
Hemorragia, 50
intraparenquimatosa, 22
achados radiológicos, 24
na ressonância magnética, 24
na tomografia computadorizada, 24
causas da, 22
intraventricular, 25
causas, 25
subaracnoide, 25
características, 25
causas, 25
subdural, 24
e extradural, 24
características, 24
fases, **24q**
Hemotórax, 103
Hérnia(s)
de disco, 197
características, 197
quadro, 197
ressonância magnética, 197
de hiato, 164
características, 164
diafragmática, 104
características, 104
tipos, 104
Herniações
cerebrais, 51
características, 51
tipos, 51
Herpes, 45
encefalite herpética, 45
comprometimento, 45
exame, 45
na radiologia, 45
primoinfecção, 45

Heterotopias, 40
  definição, 40
Hidrocefalia, 38
  causas, 38
Hipernefroma, 166
Hiperparatireoidismo, 202
  definição, 202
Hiperplasia
  prostática
    benigna (HPB), 172
      características, 172
      definição, 172
      diagnóstico, 172
      incidência, 172
      prevalência, 172
      quadro clínico, 172
Histerossalpingografia (HSG), 147
  uso, 147
    para avaliação
      das tubas uterinas, 147
Histoplasmose, 111
  definição, 111
HIV
  encefalite por, 47
  lesões, 47
Holoprosencefalia, 39
  apresentação, 40
  causa, 39
  classificação, 39
  na criança, 40
Hounsfield
  escala, 89
  unidades, 4

I

Incidência
  ápico-lordótica, 88
  em Laurell, 88
Infarto(s)
  esplênico, 160
    aspecto tomográfico, 160
    em idosos, 160
    manifestações clínicas, 160
    sintomas, 160
  lacunar, 20
    apresentação, 20
    características, 20
    definição, 20
  venosos, 22
Infecção(ções)
  fúngicas, 111
  miliar, 107
    aspectos por imagem, 107
    causas, 107
  ósseas, 112
  virais, 112
Instituto Nacional de Câncer
  (INCA), 119
Iodo, 13
Isquemia
  mesentérica
    aguda, 175
      classificação, 175
      definição, 175
      diagnóstico, 175
      sintomas, 175

J

Janelas
  técnica das, 5
Joelho
  traumatismo do, 193

K

Klatskin
  tumor de, 156
Klebisella pneumoniae, 107
K. pneumoniae, 106

L

Laurell
  incidência em, 88
Leiomioma
  uterino, 171
    acometimento, 171
    definição, 171
Lesão(ões)
  axonal
    difusa, 51
  císticas
    do pâncreas, 159
      diagnóstico
        diferencial, **159q**
  renais, 167
  meniscais, 190
  osteoblásticas, 182
  osteolíticas, 182
Leucoencefalopatia
  multifocal
    progressiva, 48
      características, 48
      definição, 48
      lesões, 48
Leucopatias, 48
  adrenoleucodistrofia, 49
  encefalomielite disseminada
    aguda, 49
  esclerose múltipla, 48
  leucoencefalopatia multifocal
    progressiva, 48
  mielinólise pontina, 49
Linfangioleiomiomatose, 105
Linfangite
  carcinomatosa, 114
Linfoma(s), 32, 210
  definição, 32
  incidência de, 176
  lesões, 32
Linfonodo(s)
  aumentado, 71
  cervicais, 70
    definição, 70
Litíase
  urinária, 164
    diagnósticos
      alternativos, 164
    exame de imagem, 164
    locais
      de obstrução, 164
    métodos de imagem, 164

M

Mal
  de Pott, 199
Malformações
  congênitas, 35
    anomalias do corpo
      caloso, 36
    cistos aracnoides, 36
    esclerose tuberosa, 41
    esquizencefalia, 39
    heterotopias, 40
    hidrocefalia, 38
    holoprosencefalia, 39
    malformação de Chiari, 35
    malformação de Dandy-
      Walker, 35
    neurofibromatose, 40
    tuberculose, 45
Mama
  definição, 119
  densidade da, 121
  irrigação, 119
  radiologia da, 119
    anatomia, 119
    mamografia, 122
      descrição de uma, **125q**
    procedimentos
      intervencionistas
        das mamas, 135
    ressonância magnética
      (RM), 135
    ultrassonografia, 131, *120f*
Mamografia, 119
  convencional, 123
  implantes mamários, 122
  incidências
    básicas, 122
  método de imagem, 119
  distorções, 131
Mandíbula
  e maxila, 60
    principais lesões, 60
      ameloblastomas, 61
      odontomas, 61
      querubismo, 61
Manobra
  de Eklund, 122
Material
  ferromagnético, 12
Mediastino, 85
  anterior, 85
  médio, 85
  superior, 85
Meduloblastoma, 32
  apresentação, 32
  definição, 32
  diagnóstico diferencial, 32
Meningioma, 76
  aspecto do, 76
Meningite, 44
  causa, 44
  definição, 44
  diagnóstico, 44
  exames, 44
Meios de contraste, 13
  definição, 13

ÍNDICE REMISSIVO

substâncias utilizadas, 13
  bário, 13
  iodo, 13
Metástases, 211
  principais sítios, 211
Mielinólise
  pontina, 49
    características, 49
    definição, 49
Meningioma, 26
  definição, 26
  localização, 26
Mesotelioma
  de pleura, 99
Metástases
  hepáticas, 152
    tumores primários, 152
Michel
  aplasia de, 75
Microangiopatia, 20
  apresentação, 20
  características, 20
  definição, 20
  manifestações, 21
Mieloma
  múltiplo, 210
    definição, 210
    predominância, 210
Modic
  classificação de, 197
Mondini
  malformação de, 75
Mosaico
  perfusão em, 98
Mycoplasma pneumoniae, 107

N

Necroses
  avasculares, 204
    definição, 204
    sítios, 204
Nefrocalcinose, 164
Nefrograma
  radiado, 166
Neurofibromatose, 40
  definição, 40
  manifestações clínicas, 40
  tipos de, 40
Neurorradiologia, 15
  alterações vasculares, 15
    doença vascular
      isquêmica, 15
      achados radiológicos, 15
      hemorragia
        intraparenquimatosa, 22
        intraventricular, 25
        subaracnoide, 25
        subdural e extradural, 24
      infarto lacunar, 20
      infartos venosos, 22
      microangiopatia, 20
    leucopatias, 48
    malformações congênitas, 35
      malformação de Chiari, 35
    processos inflamatórios
      e infecciosos, 42

traumatismo
  cranioencefálico, 50
tumores intracranianos, 26
  benignos, 26
    hemangioblastoma, 27
    meningioma, 26
  malignos, 30
    astrocitomas, 30
    ependimoma, 32
Nódulo(s), 96, 126
  apresentação, 96
  densos, *129f*
  de Schmori, 197
  pulmonar
    solitário, 113
  redondos, 128
Nomenclatura radiológica
  princípios técnicos e, 1
    importância das informações
      clínicas ao solicitar
      exames de imagem, 14
    meios de contraste, 13
    proteção radiológica, 11
    radiografia, 1
    ressonância magnética, 10
    tomografia
      computadorizada, 3
    ultrassonografia, 7

O

Obstetrícia
  radiologia em, 177
Obstrução
  intestinal, 162
    achados radiológicos, 162
    achados tomográficos, 162
    aspecto de imagem, 162
    causas
      principais, 162
    definição, 162
Óculos
  plumbíferos, 11
Oligodendroglioma, 32
  definição, 32
  frequência, 32
  predominância, 32
Ombro
  traumatismo do, 193
Opacidades
  nodulares, 96
  reticulares, 94
Órbitas, 76
  divisão das, 76
Orelhas, 73
  externa, 73
  interna, 74
  média, 73
  otites, 74
    crônicas, 74
Osteoartrite
  ou osteoartrose, 195
    alterações radiológicas, 195
    características, 195
Osteocondroma, 207
  definição, 207

Osteoma
  osteoide, 207
    definição, 207
    sintomatologia, 207
Osteomielite, 197
Osteopetrose, 203
  definição, 203
Osteoporose, 202
  definição, 202
Osteossarcoma, 208
  características, 208
  definição, 208
  tipos, 208
Otoesclerose, 75
Otomastoidite, 74

P

Paget
  doença de, 144, 203
    achados radiológicos, 203
    definição, 203
Pâncreas
  adenocarcinoma do, 158
  lesões císticas do, 159
Pancreatite
  aguda, 157
    apresentação clínica, 157
    causas, 157
    definição, 157
    ultrassonografia, 157
  crônica, 157
    achados característicos, 158
    causas, 157
    definição, 157
Paracoccidioidomicose, 47
  forma
    meníngea, 47
  lesões, 47
  manifestações, 47
Paralisia
  de Bell, 76
Perfusão
  em mosaico, 98
Pescoço, 62
  análise radiológica do, 62
    espaços anatômicos, 62-63
Pielonefrite
  aguda, 166
    achados
      principais
        na TC, 166
    agente, 166
    definição, 166
    diagnóstico, 166
    ocorrência, 166
    quadro clínico
      laboratorial, 166
    ultrassonografia, 166
Pineal
  tumores da, 28
Plexo coroide
  papiloma de, 29
Pneumatose
  intestinal, 142, 175
Pneumocistose, 112
  definição, 112

ÍNDICE REMISSIVO

Pneumoencéfalo, 51
  características, 51
Pneumomediastino, 103
Pneumonia
  intersticial, 107
    aspecto radiológico, 107
    definição, 107
    lobar, 106
Pneumotórax, 99
  hipertensivo, 99
Pott
  mal de, 112, 199
Processos inflamatórios
  e infecciosos, 42
    abscesso cerebral, 44
    cisticercose, 42
    criptococos, 46
    encefalite
      por HIV, 47
    herpes, 45
    meningite, 44
    paracoccidioidomicose, 47
    toxoplasmose, 47
Proteção radiológica, 11
Prótons
  espectroscopia de, 217
    técnica, 217
Pseudoartrose, 186
Pseudomonas aeruginosa, 107
Pseudotumor
  orbitário, 76
Pulmões, 87
  análise dos, 91
  divisão dos, 88
  formação dos, 87
  vasos , 87
Punho
  traumatismo do, 195

▨ R

Radiação
  ionizante, 11
Radiografia
  simples, 88
Radiologia, 1
  abdominal, 139
    corpo estranho
      intra-abdominal, 176
    doenças vasculares, 174
      aneurisma da aorta
        abdominal, 174
      isquemia mesentérica
        aguda, 175
      síndrome aórtica
        aguda, 174
      trombose da
        veia porta, 176
    exames radiológicos
      contrastados, 144
      edema opaco
        duplo contraste, 146
      esôfago-estômago-
        duodenografia
        (EED), 145
      esofagograma, 144
      histerossalpingografia
        (HSG), 147

trânsito intestinal, 146
uretrocistografia
  miccional (UCG), 148
uretrografia
  retrógada, 148
urografia excretora, 146
fígado, vesícula biliar e
  vias biliares, 150
  abscesso hepático, 151
  carcinoma
    hepatocelular, 152
  cirrose hepática, 153
  cisto hepático, 150
  colangiocarcinoma, 156
  colecistites, 155
  colelitíase, 155
  esteatose hepática, 154
  hemangioma
    hepático, 151
  metástases
    hepáticas, 152
  trauma hepático, 154
linfomas, 176
pâncreas e baço, 157
  adenocarcinoma do
    pâncreas, 158
  infarto esplênico, 160
  lesões císticas
    do pâncreas, 159
  pancreatite aguda, 157
  pancreatite crônica, 157
  trauma esplênico, 160
ressonância magnética, 149
  meios de contraste, 149
tomografia
  computadorizada, 149
trato gastrointestinal, 160
  adenocarcinoma de
    cólon, 163
  apendicite aguda, 160
  diverticulite aguda, 160
  doenças inflamatórias
    intestinais, 163
  hérnia de hiato, 164
  obstrução intestinal, 162
trato geniturinário, 164
  adenoma de
    suprarrenal, 170
  angiomiolipoma
    renal, 169
  câncer de próstata, 173
  carcinoma de células
    renais, 166
  cisto ovariano, 171
  escroto agudo, 171
  hiperplasia prostática
    benigna, 172
  leiomioma uterino, 171
  lesões císticas
    renais, 167
  litíase urinária, 164
  pielonefrite aguda, 166
ultrassonografia (US), 148
simples, 140
calcificações
  abdominais, 142
cúpulas
  diafragmáticas, 141

distribuição dos gases
  intestinais, 141
ossos, 144
tecidos moles, 141
da cabeça e pescoço, 55
  articulações
    temporomandibulares
      (ATM), 71
  mandíbula
    e maxila, 60
  órbitas, 76
  orelhas, 73
  pescoço, 62
  seios da face, 55
da mama, 119
definição, 1
descoberta, 1
descrição das imagens, 2
desvantagem, 2
em obstetrícia, 177
  doenças abdominais em, 179
  ultrassonografia, 177-178
estruturas
  radiopacas, 2
  radiotransparentes, 2
evolução, 1
método diagnóstico, 1
musculoesquelética, 181
  doenças degenerativas, 195
  doenças infecciosas, 197
  doenças inflamatórias, 199
  doenças metabólicas, 202
  outras condições
    patológicas, 203
  trauma, 184
  tumores ósseos
    benignos, 207
    malignos, 208
neoplasias
  pulmonares, 112
    patologias
      mediastinais, 115
princípio básico, 1
raios X, 1
  descoberta dos, 1
  produção dos, 1
simples
  do joelho, *3f*
semiologia radiológica, 91-101
  básica, 91
    do espaço aéreo, 92
  cardíaca, 101
  das doenças intersticiais, 94
  pleural, 99
torácica, 83
  anatomia radiológica
    do tórax, 83
      estruturas ósseas, 83
      mediastino, 85
      partes moles, 85
      vias aéreas
        e pulmões, 87
  métodos diagnósticos, 88
    análise
      dos pulmões, 91
    qualidade
      do exame
        radiológico, 89

ÍNDICE REMISSIVO

radiografia
simples, 88
tomografia
computadorizada, 89
patologias, 102
doenças infecciosas, 105
infecções
ósseas, 112
virais, 112
trauma, 102
Raios
catódicos, 1
X, 11
intoxicação por, 11
Ranke
complexo de, 108
Reação
periosteal, 183
grau de agressividade, 183
Reforço
acústico, 8
Reiter
síndrome de, 202
Ressonância magnética (RM), 10,
135, 149
avaliação radiológica, 10
BIRADS, 135
campo magnético, 10
características, 11
cardíaca, 220
contraindicações, 149
das mamas, 135
espectro eletromagnético, 10
frequência do, 10
indicações, 149
método diagnóstico, 10
princípio básico, 10
tempo de eco, 10
tempos de sequência, 10
Retina
descolamento de, 77
Retocolite
ulcerativa, 202
idiopática, 163
diagnóstico, 163
fases, 163
manifestações clínicas, 163

■ S

Sarcoma
de Ewing, 210
definição, 210
diagnóstico diferencial, 210
predominância, 210
Schmorl
nódulos de, 19
definição, 197
Seios
costofrênicos, 85
da face, 55
avaliação radiológica, 55
formação dos, 55
Sialoadenites, 65
Sinal
da silhueta, 92
da vela de navio, 86

Síndrome
aórtica, 174
aguda, 174
achados
tomográficos, 175
classificação, 175
diagnóstico, 174
evento inicial, 175
sintomas, 175
tratamento, 174
de Reiter, 202
Sociedade Brasileira de
Mastologia, 119
Sombra
acústica, 8
S. pneumoniae, 106

■ T

Tecidos
moles
radiografia dos, 141
Técnica(s)
avançadas, 217
das janelas, 5
Tendinopatias
calcáreas, 190
Tenossinovites, 190
Teratoma, 116
Territórios
de fronteira, 20
Timo
carcinoma de, 115
Tireoide
bócio da, 116
causa, 116
Tomografia
cardíaca, 218
indicação, 218
Tomografia computadorizada
(TC), 2, 149
aparelho de, 5f
características, 2
de alta resolução, 83, 89
em urgências, 149
estudo tomográfico, 4
por emissão de pósitrons, 224
princípio básico, 2
unidades Hounsfield, 4
usos, 149
vantagem, 2
Tórax
anatomia radiológica do, 83
estruturas ósseas, 83
mediastino, 85
partes moles, 85
vias aéreas
e pulmões, 87
semiologia
radiológica
básica do, 91
espaço aéreo, 92
Toxoplasmose, 47
características, 47
lesões, 47
tratamento
clínico, 47

Trânsito
intestinal, 146
procedimento radiológico,
146
vantagem, 146
Trauma, 184
avaliação radiológica do, 184
diagnóstico, 184
esplênico, 160
achados tomográficos, 160
manejo, 160
mecanismo da lesão, 160
hepático, 154
ultrassonografia, 154
torácico, 102
tratamento, 43
Traumatismo
do joelho, 193
do ombro, 193
do punho, 195
do tornozelo, 193
Traumatismo cranioencefálico, 50
contusão cerebral, 53
edema cerebral, 50
hematoma subgaleal, 50
herniações cerebrais, 51
hemorragias, 50
lesão axonal difusa, 51
lesões vasculares, 51
pneumoencéfalo, 51
Trombose
da veia porta, 17
Tuberculose, 45
causa, 45
incidência, 45
na radiologia, 45
pulmonar, 108
Tumor(es)
da pineal, 28
apresentação, 28
de Klatskin, 156
de Warthin, 66
epidermoide, 28
definição, 28
origem, 28
intracranianos, 26
benignos, 26
malignos, 30
astrocitomas, 30
ependimona, 32
linfoma, 32
metástases, 34
oligodendroglioma, 32
neurogênicos, 116

■ U

Ultrassonografia, 7, 131, 148
achados
associados, 134
casos especiais, 135
composição mamária, 131
da mama, 132
do primeiro trimestre
de gestação, 177
do segundo trimestre
de gestação, 178

do terceiro trimestre
de gestação, 178
efeito Doppler, 8
efeito piezoelétrico, 7
em pacientes obesos, 148
frequências, 7
indicações, 148
método diagnóstico, 7
nódulos, 132
princípio básico da, 7
transdutores, 7
Unidades
Hounsfield, 4
Uretrocistografia
miccional (UCG), 148, *148f*
uso, 148

Uretrografia
retrógrada, 148, *149f*
indicação, 148
Urografia
excretora, 146
indicações, 146
método de imagem, 146
Urolitíase
exame de imagem na, **169q**
Urorressonância
magnética, 220
indicações, 220
Urotomografia
computadorizada, 220
indicações, 220

V

Veia
porta
trombose da, 176
etiologia, 176
Vias
aéreas, 87
Vidro
fosco
opacidade em, 96

W

Warthin
tumor de, 66